The End of Mental Illness

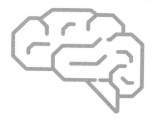

重塑脑健康

告别精神疾病的革命指南

［美］丹尼尔·亚蒙 著　　魏玉保 译
Daniel G. Amen

U0325265

CTS | K 湖南科学技术出版社
·长沙·

推荐语 ●————

　　我们现在比以往任何时候都需要这本书。丹尼尔·亚蒙博士将精神健康问题转变为脑健康问题，从而破除了精神健康问题是某人自身过错的刻板印象，人们应该像对待感冒或者骨折等生理疾病一样对待精神疾病。最重要的是，亚蒙博士给了人们治愈精神疾病的信心和希望。

　　——达里娅·朗·吉莱斯皮，医学博士，美国电视台医学专家和主持人，畅销书《正面教养》作者

　　本书提供了一种精神病学的全新视角，基于神经影像的证据，综合考虑患者身心的整体情况。我的家人曾经受益于亚蒙博士的工作，希望你也能受益。

　　——马克·海曼，医学博士，克利夫兰医学中心功能医学中心主任，克利夫兰诊所勒纳医学院普利兹克功能医学基金会主席

　　亚蒙博士的方法从根本上改变了我们对精神病病因的理解，因此也改变了治疗精神疾病的策略。

　　——戴维·珀尔马特，医学博士，《纽约时报》超级畅销书《谷物大脑》作者

　　这本书写得非常棒。它呈现了当今精神病学面临的严峻挑战，以及临床治疗的历史变革。亚蒙博士致力于维护患者的健康权益，密切关注着领域进展而规避了（危害越来越大的）学术政治的干扰，后者往往使有效的诊疗手段无法推行。

　　——曼努埃尔·特鲁吉洛，医学博士，精神科临床教授，纽约大学医学院公共精神病学研究项目主任

借助神经影像方面的丰富经验，亚蒙博士认识到我们大脑中的"连线（神经元连接）"不是固化的，而是随着我们的生活选择、环境因素和人生经历而不断变化。在生命的 4 个维度即生物（饮食和锻炼）、心理（压力控制）、社会（关系）和灵性上，他建议我们维持均衡，并提供了切实可行的健脑方案，最大化地优化我们的脑健康，从而预防或逆转多种流行性精神疾病。这些疾病往往在当今的医疗系统中无法得到很好的治疗。

——**约瑟夫·马龙**，医学博士，匹兹堡大学医学中心神经外科副主任，匹兹堡钢人队随队神经外科医生，《平衡生活的简便指南》作者

一部革命性的作品，至少我希望如此！诸如此类的书籍挑战并改变了脑健康和心理健康的诊疗范式。对于患者和医生而言，它提供了一些奇妙而综合的策略。

——**安德鲁·纽伯格**，医学博士，宾夕法尼亚大学医学院心理系教授，托马斯·杰斐逊大学医院马库斯综合健康研究所主任，畅销书《和大脑谈天说地》作者

让人迫不及待地想阅读，读后你就改变了对脑健康的看法。

——**迈克·道**，博士，《纽约时报》畅销书《糖脑修复》作者

精神疾病领域是一个复杂且令人困惑的世界。患者哪里出了问题以及如何诊疗，往往并不容易确定。亚蒙博士的新贡献是，用一种深刻、系统的方法将脑健康视为维持人的情感、人际关系和职业生涯的基础。

——**约翰·汤森德**，博士，汤森德领导力与咨询研究所创始人，心理学专家，领导力咨询师，《纽约时报》畅销书《让肠道更健康》和《为生活加油》作者

丹尼尔·亚蒙，坚定的精神健康倡导者，当今最重要的神经精神病学专家之一，对精神疾病领域提出了本质性的挑战：去关注脑健康而不是疾病本身！请仔细阅读这本书。恢复你的脑健康，恢复你的生活。

——**杰弗瑞·萨德，**博士，米尔顿·艾瑞克森基金会会长

《重塑脑健康》是一本有影响力的新书，抨击了过时的心理健康范式——即根据症状群进行诊断而不依赖任何检验结果。亚蒙博士用简单明了的语言，向读者展示了如何优化大脑的生理功能来改善心理功能。写得很棒，我强烈推荐它！

——**史蒂文·马斯利，**医学博士，《地中海饮食法》作者

丹尼尔·亚蒙是使用影像技术将脑血流量（和脑活动模式）与各种心理健康问题相关联的先驱者之一。更重要的是，他开发了新的饮食方式和生活方式，可以极大地改善脑活动模式或改善患者的病情。《重塑脑健康》体现了亚蒙博士在脑健康领域的引领作用。如果你想让体内最复杂的器官（大脑）保持最佳状态，那么本书就是实践指南。我强烈推荐它。

——**巴瑞·西尔斯，**博士，《体重区间》和《解决炎症》作者

亚蒙博士的著作《重塑脑健康》无疑是精神病学史上的一个重要标志。科学研究结果已经消除了营养缺乏及营养补充是替代医学的观念。我们从事整合医学多年的人知道，有客观的生物检测就是一种好医学。目前精神病学领域的对症治疗模式（头痛医头，脚痛医脚）还不足以解决患者的健康问题。亚蒙博士将精神疾病的模型转换为脑健康模型，从而抓住了诊疗的精髓，带来了治愈的希望。请阅读《重塑脑健康》，确保你的精神科医生知晓神经科学将如何重塑当前的治疗模式。

——**詹姆斯·格林布拉特**，医学博士，新式精神病学创始人，沃尔登行为护理中心首席医疗官

《重塑脑健康》提供了许多重要的信息，包括有趣的SPECT 成像结果，如何到达最佳的身心健康状态，克服"精神病"的污名等。如何创造健康的大脑和快乐的生活，亚蒙博士提供了很多建议。

——**朱迪斯·欧洛芙**，美国南加州大学医学院博士，精神科医生，《情感自由》《臣服的力量》作者

本书综述了亚蒙和他的同事发表在同行评议期刊上的多篇论文，并通过大量的治疗案例加以说明。他提供了一些乐观、实用的生活策略，这些生活策略可以明显地改善脑健康。他有先见之明地建立了最大的脑部影像与行为、认知、情感数据库，期待在不久的将来可以看到更多的科学证据，更全面的生活方式建议和医疗策略。

——**盖伦·巴克沃尔特**，博士，心理学研究者，psyML 首席执行官

亚蒙博士将精神健康转变为脑健康，引导人们将精神疾病患者的问题视为医学问题而非道德问题。这种新视角减轻了患者的耻辱感和内疚感，增加了亲属的宽容、耐心和同情心。《重塑脑健康》提供了一种全新的思考方式，有助于焦虑症、抑郁症、双相情感障碍、多动症、成瘾、强迫症、创伤后应激障碍、精神分裂症、人格障碍等病症的治疗。感谢亚蒙博士！

——**德文·格瑞**，博士，美国橄榄球联盟退役球员

当某人的脚踝骨折时，我们不会称其为"运动病"；可悲的是，当某人大脑有病时，我们用了带偏见和羞辱感的术语"精

神病"。丹尼尔·亚蒙博士去掉了这个不合时宜的标签,引导人们观察大脑的功能而不仅仅是症状,将焦点放在了受伤或受损的器官(脑)上。亚蒙博士的策略让我们不再关注疾病本身,而是开始关注症状背后的脑健康,这是他给我的启示。

——**斯蒂芬·阿特伯恩**, 教育学硕士,《纽约时报》畅销书《开启新生活》作者

从精神科医生到脑影像研究者,再到神经内分泌学家,丹尼尔·亚蒙博士在职业生涯中逐步加深了对人七情六欲与精神创伤关系的理解。例如,处理这些创伤引起的炎症可以恢复大脑的正常功能,使患者恢复到无精神疾病的生活。亚蒙博士解密了如何从疾病状态恢复到健康生活的方法。

——**马克·戈登**, 医学博士,神经内分泌专家

我与丹尼尔·亚蒙认识多年,一起做了多年研究。《重塑脑健康》是一本振奋人心的关于脑健康的杰作。这本书将引导人们更好地认识自己的大脑,认识当前的精神病治疗状况,激励患者改进生活方式,从而让大脑更健康。

——**西奥多·亨德森**, 医学博士,青少年和成人精神科医生,Neuro-Luminance 脑健康中心联合创始人,国际应用神经成像学会主席

《重塑脑健康》将脑科学前沿与再生医学进展相结合,为患者提供了全新的治疗策略。治疗很有效——我目睹了我的家人和其他患者的康复过程。感谢你,亚蒙博士!让我们知道如何更好地呵护宝贵的大脑。

——**马克·卡拉科**, 博士,美国临床诊断与成瘾实验室医学总监

我的想法是,见到了这么多的心理健康方面的悲剧之后,

在未来一些年我们不用再说，"当初我们应该听取丹尼尔·亚蒙博士转变精神病治疗范式的呼吁。在他的科学引领下本来可以预防非常多的精神疾病"。亚蒙博士在他的《重塑脑健康》一书中提出了科学可靠的解决方案。

——吉姆·法伊，《爱与逻辑》作者之一

大胆的主张和革命性的思想来自像丹尼尔·亚蒙博士这样"打开黑箱"的思想家。他在终结精神疾病的斗争中处于领先地位，有着扎实的科学知识和丰富的临床经验。

——威廉姆·哈里斯，博士，南达科他州立大学医学教授，欧米茄定量分析有限责任公司总裁

像以前一样，亚蒙博士非常关注精神疾病以及如何用先进技术来诊疗精神疾病。我赞赏亚蒙博士对 SPECT 扫描、遗传学、QEEG 和其他现代技术的重视，将它们作为医生的常规诊疗工具。那一天终将到来：除却使用不当，如果不使用这些技术就不合乎诊疗规范。

——丹尼尔·霍夫曼，医学博士，精神病科医生

《重塑脑健康》用鼓舞人心、基于科学的方法来应对社会中最紧迫的心理健康问题。每天我们都会读到自杀、毒品成瘾、行为异常乃至恐怖犯罪的新闻。本书帮助我们理解这些疑难杂症背后的机制，最重要的是，提供了一些清晰的解决方案。这本书通俗易懂，标题非常恰当。

——安德鲁·坎贝尔，医学博士，《健康与医学替代疗法》主编，《身心医学进展》主编，《整合医学：临床医师杂志》主编

亚蒙博士把功能医学方法引入心理健康领域，你可以从书

中学到如何维护脑健康、如何恢复心情、如何用简单易行的办法来照料自己。通过科普大脑的运行原理以及我们需要做什么来维护它，亚蒙博士希望结束对心理健康问题的污名化，代之以同情和理解。

——**阿莉莎·维蒂**，《释放激素的力量》作者，FLOliving.com 网站创立者

我的一个兄弟自杀了，每年我还要负责学校 14 000 多名学生的身心健康。在《重塑脑健康》这本书中，我找到了勇往直前的动力，不再受精神健康问题相关的耻辱和污名化的困扰。亚蒙博士凭借坚实的神经科学知识为我们提供了很多宝贵信息，他还是一位出色的讲故事者，使得这本书很能打动人。除了切实可行的建议之外，《重塑脑健康》还给了人们生活的希望，这是当今精神病学领域很少提供的一种"商品"。

——**温恩·克莱博**，保罗·米切尔学院联合创始人兼院长，《不吃亏心理学》作者

这本有见解、令人信服的综合性专著，再次使亚蒙博士走在了领域前列。对于想要清楚地认识脑健康与幸福生活关系的个人或专业人士来说，这本书不容错过。亚蒙博士用生物学和脑科学的证据来更新我们对脑健康问题的认识及诊疗，有着革新精神健康行业的力量。

——**克里斯蒂·霍德森**，教育学博士

开卷前的话

医学博士丹尼尔·亚蒙认为，大脑健康是每个人身心健康与事业发展的关键。当你的大脑正常运转时，你的状态就正常；当你的大脑出现问题时，你的生活就会遇到麻烦。他致力于帮助人们拥有更健康的大脑和更好的生活。

Sharecare.com 网站称他为网络上最具影响力的心理健康专家和行业推动者，《华盛顿邮报》称他为美国最知名的精神科医生。

他是一名受过军事训练的精神科医生，在美军中服役了 10 年，最初是步兵军医和 X 射线技术员，后来在医疗队担任军官。他获得过儿童与青少年精神病学和普通精神病学的专家认证，在 9 个州执业开展精神病医疗业务。

他因在自杀方面的研究而被美国精神病学协会授予玛丽·埃尔德里奇研究奖，他还获得过美国精神病学协会的杰出会员奖（最高奖项）。在包括哈佛大学的"学习与大脑"会议和美国国家科学基金会在内的多场学术会议上，他报告了自己的研究成果和临床经验。

《发现》杂志将他开发的用单光子发射计算机体层摄影（SPECT）脑成像技术精确区分创伤后应激障碍和创伤性脑损伤的研究，列为 2015 年"百佳科学故事"。

他开展了针对现役和退役的美国职业橄榄球大联盟（NFL）运动员的首个也是最大的大脑成像和康复研究，结果显示这些运动员出现过较高的脑损伤，但可以用本书中的原理让许多人康复。2015 年他曾担任威尔·史密斯主演的电影《脑震荡》的顾问。

他在 1989 年成立了亚蒙诊所，这里积累了世界上最大的与行为有关的功能性脑部扫描（SPECT 和 QEEG）数据库，患者来自 121 个国家，总计 17 万余次扫描结果。亚蒙诊所发表了不少关于复杂性精神病患者的论文。平均而言，这些患者来到亚蒙诊所前有 4.2 个诊断，经历过 3.3 次咨询和 5 种药物治疗失败。而在亚蒙诊所治疗 6 个月后，75％的人表示情况好转；若他们在亚蒙诊所持续地接受治疗，84％的人发生了好转。

亚蒙博士主持过 14 个关于大脑健康的电视专题节目。在过去的 12 年中这些节目在北美各地电视台播出了 11 万余次。他对脑健康的科普教育充满了热情。

与里克·沃伦和马克·海曼博士一起，亚蒙博士还是"丹尼尔计划"的发起人之一。该计划旨在通过宗教的力量，帮助世界各地的人们获得心理健康。

亚蒙博士和杰西·佩恩教授在 25 年前创立了高中和大学课程"大脑成长 25"，学生来自美国以及其他 7 个国家。一项独立研究发现，该课程减少了学生对毒品、酒精和烟草的使用；降低了抑郁症的发生比例；提高了青少年的自尊心。

2017 年 11 月，一个关于亚蒙博士的 6 分钟励志视频上线，目前观看次数超过了 4000 万。

毫无疑问，亚蒙博士与亚蒙诊所的同事们正在打破精神病学的沉疴，一个几乎从未认真对待过所治器官（大脑）的医学专科。

亚蒙博士已发表 70 多篇同行评议论文，其中一些关于脑成像研究的论文中有数以万计的 SPECT 结果分析。如果你在美国家医学图书馆网站中检索"brain SPECT"，可以发现目前已经有 14 000 条论文摘要了。

超过 1 万名的心理健康和医学专家曾将患者转诊至亚蒙诊所，其中有 3000 多位专家接受过亚蒙诊所的脑健康教练认证课程的培训。

加拿大的科学家复制了他的大脑成像研究，发表的论文表明大脑成像有助于改善精神疾病的诊断和预后。

为保持利益中立，亚蒙博士没有在任何制药公司工作或持有股份，但他相信在有必要时医生才可以使用精神类药物。但是，这通常不是他的首选，因为一旦用上就很难戒除。

文中的三类图标

当你阅读本书时，请留意以下三类图标。

1. 明智贴士：通常强调一些重要的信息。

2. 爱脑故事：当一个人善待自己的大脑并改善其功能时，往往会带动其他人来关爱自己的大脑并获得一连串的抚慰。当"爱脑故事"传播开时，家庭、企业和社区的运转都会得到改善。因此称之为"爱脑故事"。

3. 小习惯：亚蒙博士40多年来一直帮助人们做出改变，他曾与斯坦福大学谈判技术实验室主任 B. J. 福克及其妹妹琳达·福克合作，掌握了最新的心理健康优化技术。他们相信"小习惯"是促成大变革的最有效的方法：不断做出小的、渐进的改变，最终实现大的改观。

致我的侄女艾丽兹和艾米丽。

你们的过去决定不了你们的命运。

让精神疾病在你们这一代终结吧!

目 录

导 言
为什么我们应该摒弃精神病这个词

> 在剧变时代，善于学习的人将继承未来。有学问的人为生存其中而进行了精细准备，但却发现旧世界不复存在了。
>
> ——埃里克·霍弗

中午时分，好莱坞大道与藤街的交通有点小堵。我开车去那儿附近进行"播客"录制，互动嘉宾是脱口秀与社交明星杰伊·谢蒂。这时我看到一个 30 多岁的男人，大约身高一米八，脏脏的金发，衣衫褴褛，一脸血迹，一边自言自语，一边对着天空夸张地打着手势。街上的行人避之不及，没有人理会他的存在。毕竟，这里是明星云集的好莱坞。我诊所里的多数同事，大概都会诊断出他患有精神分裂症或病情不稳的双相情感障碍（又称躁郁症），并且想知道为什么他不服用药物来消除幻听或幻视。当我第一眼看到他时，猜测着他上次在哪儿伤及了脑部，他是否曾暴露于霉菌或有毒环境，是否患有严重的肠道疾病，是否患有诸如莱姆病或弓形虫病等侵蚀大脑的传染病。

我们正处于一个精神医学大变革的浪潮中。本书抛弃了那种过时的、带有污名化的范式。这种范式用着让人汗颜的、贬低患者的标签，阻碍患者获得所需的帮助。而我们用具备现代脑科学和珍视人的尊严的治疗项目取而代之，带给患者最新的进展和希望。没有人会因为患上癌症、糖尿病或心脏病而感到羞耻，即使他们的生活方式是主要的病因。同样，任何人都不应因为患上了抑郁症、惊恐症、双相情感障碍、成瘾、精神分裂症或其他心理疾病而感到羞耻。

在过去的 30 年中，我和我的同事建立了世界上最大的与行为相关的功能性脑部扫描数据库。患者来自 121 个国家，年龄介于 9 个月至 105 岁。数据库包含了 16 万多个脑 SPECT 扫描结果。SPECT 测量的是大脑的血流和活动模式。我们同时还有 1 万多个 QEEG（定量脑电图）测量结果，QEEG 测量的是脑电活动。这些大脑成像结果完全改变了我们诊疗患者的方式。另外，脑成像结果也可以帮助到健康的你，虽然你之前可能没有关注到它。像你的心脏和所有其他器官一样，大脑就是一个器官，心理健康就是保持大脑功能的正常与健康。

我们清楚地知道，作为精神科医生不是在处理心理健康问题，而是在处理大脑健康的问题。这个思路改变了我们诊疗患者的方方面面。在此强调一下：

我们不是在处理心理健康问题，而是在处理大脑健康问题，这个理念将改变一切。

我开始厌弃"心理疾病"和"精神疾病"这两类名词，你也应该如此。因为这些名词误导我们只去关注患者的心智和精神，而脑成像结果让我们必须关注大脑。"心理疾病"和"精神疾病"这类名词强化了对疯癫的、受困扰的、心智不平衡或不稳定的人的污名化，尽管这些形容词仅适用于少数脑健康/心理健康有问题的人。

被诊断出患有"心理疾病"或"精神疾病"的人，通常饱受他人的污名化，只能独自在心理问题中挣扎，使得他们不太可能去寻求帮助，因为他们担心自己会受到别人的轻视。我们来看看 1972 年美国副总统候选人托马斯·伊格尔顿的经历。这位崭露头角的参议员来自密苏里州，是位虔诚的天主教徒和越南战争的激烈反对者，曾是该州最年轻的司法部部长。他被推举为总统候选人乔治·麦戈文的竞选伙伴，他们是完美的搭档。但是，当人们发现他正在接受抑郁症治疗时，他被迫退出与麦戈文的竞选组合，这时离他被提名仅 18 天。这种让人倍感黑暗的政治事件非常多，心理健康问题一直被政治界视为致命的问题。

然而，根据传记作者约书亚·沃尔夫·申克的说法，亚伯拉罕·林肯"一生都在与抑郁症作斗争"，如果他今天还活着，他的疾病将被视为"性格问题"——即能否承担作为总统的政治责任。他的病确实"影响"到了性格：成就了林肯拯救国家的使命。申克认为，由于抑郁症，林肯知道如何忍受自己的不良情绪并在困境中振作起来。值得注意的是，林肯在 10 岁时被一匹马踢到，当时头部严重受伤而失去了知觉。你会发现，头部受伤其实非常普遍，是情绪和行为问题经常被忽略的病因。

"林肯的抑郁症"确实是一个性格问题：它成就了林肯拯救国家的力量。

通过将这些问题归类为心理问题或精神疾病而非大脑问题，患者心中会充满耻辱感而不得不闷在心里。考虑一下那些由于尴尬或羞愧而不愿去寻求帮助的名人，他们往往因为过量用药而自杀或致死，从欧内斯特·海明威、朱迪·加兰、朱莉娅·西乌到罗宾·威廉姆斯、明迪·麦克莱迪、菲利普·西摩·霍夫曼、安东尼·布尔登和凯特·斯佩德，等等。从表面看来他们似乎拥有一切名利，然而内心却饱受煎熬。

如果我们不消除（或至少降低）这些大脑健康问题的污名化，那么越来越多的人将无法获得救治，从而遭受不必要的痛苦甚至死亡。我们必须做得更好，因为：

- 在美国，平均每 14 分钟就有 1 人自杀。自杀在全体美国人死亡原因中排名第十，但在 10～34 岁人群中排名第二。自 1999 年以来，美国自杀率增加了 33%，降低了总体的寿命预期；要知道同期癌症的发病率下降了27%。美国上一次预期寿命大降低是在 20 世纪初，当时西班牙流感和第一次世界大战造成了近 100 万人丧生。我对自杀感同身受：我的一个姨妈自杀了，我养子的生父自杀了，我继子的父亲也自杀了。自杀给亲人带来的心理创伤不同于其他损失，因为人们认为自杀是一种迫不得已的选择，而不是疾病造成的后果。

- 平均每 8 分钟就有 1 人死于药物滥用。近年来美国的鸦片制剂越来越泛滥。2017 年，有 7 万余件药物滥用事件，其中 67% 来自阿片类药物，比 2016 年增加了 45%。
- 2017 年统计表明，与千禧一代的同龄人相比，美国当今的青少年更容易发生抑郁、焦虑和自杀。
- 36% 的女孩患有临床症状明确的抑郁症，而在同龄的男孩中这一数字仅为 13%。这两个数字都让人难以接受。
- 40～59 岁的女性中有 23% 在使用抗抑郁药。
- 根据一项大样本的流行病学研究，美国 50% 的人在生活中的某个时刻会遭遇精神健康问题。焦虑症（28%）、抑郁症（21%）、冲动（25%）、药物滥用（15%）是最常见的类型。一半的病例从 14 岁就开始了，而到 24 岁时患病比例增加至 75%。
- 根据世界卫生组织统计，在所有因病致残的病例中，有 25% 是由于心理健康问题和药物滥用引起，这是心脏病引发的残障的 8 倍，癌症所致残障的 40 倍。

羞耻感使人们不愿去寻求帮助。 没有人会因为癌症、糖尿病或心脏病而感到羞耻；同样，任何人都不该因为患上抑郁症、惊恐症、双相情感障碍或其他心理疾病而感到羞耻。

作为一名精神科医生，40年来我一直都很喜欢自己的专业，但我并不喜欢自己专业的标签。因为精神科医生常常被医学中的其他专业人士鄙视为不科学，并且经常遭到他们或公众的嘲笑。我的父亲是一个非常聪明和成功的企业家，1980年当我告诉他我想成为一名精神科医生时，他问我："你为什么不想成为'真正的'医生？你为什么要当'呆瓜'医生，整日和'呆瓜'混在一起？"当时，他的话令我很沮丧。但40年后，对于他当年的担忧，我有了深深的理解。我听到非常多的患者说："我不会变疯，所以我不需要去看心理医生。"污名化笼罩着这个专业，我更喜欢"临床神经科学家"而不是"精神病学家"。

重塑心理健康，因为脑健康会改变一切

在我职业生涯的早期，我了解到很少人愿意去看心理医生。没有人愿意被别人称为有缺陷或异常。但是一旦人们了解了脑健康的重要性，每个人都想保持一个更健康的大脑。精神健康其实就是脑健康，知道这一点后你会怎么办？这就是我们每天在亚蒙诊所开展影像检查的原因。我们要改变诊疗理念：人的大脑就像心脏一样会发生健康问题。但是，大多数人去找心脏专家时还未发作过心脏病，他们之所以去是因为他们有风险因素，如家族性心脏病、高血压或腹部肥胖等，他们希望自己能够预防心脏病的发作。要防治精神疾病，我们要有类似的思维方式。

从精神健康到脑健康，诊疗范式的转变会改变一切。人们会将他们的问题视为医学的而非道德的。这有助于降低耻辱感和内疚，并增加家人对他们的宽容和同情心。脑健康的理念将更加优越，也带来了希望——增加了患者求医的意愿，也增加

了患者改变生活方式的依从性。一旦人们了解了其实是大脑控制着自己全部的所作所为，他们就会保持一个健康的大脑，以拥有更好的生活。

将关注的重心从心理健康转移到大脑健康改变了一切

- 人们认为他们的问题是医学上的，而非道德上的。
- 这减少了污名化、羞耻和内疚感。
- 这增加了家庭成员的同情和包容。
- 这是对心理疾病病理的更准确描述。
- 提高了治愈的希望。
- 患者对治疗的依从性增加了。

本书将为你提供一个全新的治疗脑健康/心理健康问题的思路，例如焦虑症、抑郁症、双相情感障碍、注意障碍/注意缺陷多动障碍（ADD/ADHD）、成瘾、强迫症（OCD）、创伤后应激障碍（PTSD）、精神分裂症、人格障碍等。这基于一个非常简单的前提：大脑表现正常，心智就会相随。一项项研究表明，改善大脑的生理功能，就可以改善人的心智或精神面貌。

你的大脑病史不是你的命运

我将本书献给两个侄女，15 岁的艾丽兹和 10 岁的艾米丽。原因是她们出生在一个饱受精神病困扰的家庭——多次自杀、严重抑郁、精神分裂症、药物滥用、躁狂行为、强迫症、焦虑和惊恐症、ADD/ADHD、身体发育不良和犯罪行为。出生之前，她们在精神疾病的遗传易感性方面就很高。她们在混乱的生活状况中出生了，她们的父母受困于成瘾、抑郁、行为异常。2016 年，当地的儿童保护组织认为她们的成长环境充满了危险，因此将她们从父母身边带走。两个女孩仍然清晰地记得警察把她们从母亲身边带走时的恐慌和害怕。

那时候，我的妻子塔娜与她同父异母的妹妹塔玛拉联系不多。当发现塔玛拉的孩子（艾丽兹、艾米丽）被寄养时，我和妻子坐不住了。我们对塔玛拉进行了脑健康治疗，可惜两个孩子的父亲拒绝治疗。塔玛拉的病情比较复杂：成瘾、抑郁、多动症和 19 次车祸造成的颅脑外伤。经过治疗病情得以控制，2017 年母亲节她可以与孩子团聚了。从那时起，塔玛拉、艾丽兹和艾米丽用本书中的原理逐步恢复了心理健康。像所有经历过这种迷乱的人一样，她们经历了太多的风风雨雨。但塔玛拉现在从事着自己热爱的工作，两个女孩都是学习优秀的好学生，她们生活幸福，社交正常，对未来充满希望。在撰写本书时，艾丽兹已经是学校优等生，参加了当地的越野和田径比赛，并被授予语言艺术、生命科学和"年度最佳自动化与机器人"项目的学生奖。

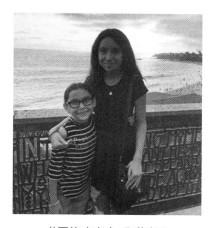

艾丽兹（右）和艾米丽

塔娜、塔玛拉和我致力于终结她们的精神疾病的代际循环。本书就是我们的蓝图，这也可以成为你的脑健康蓝图。精神病的终结，始于你和身边人的参与。

这本书是人们的脑健康蓝图

本书第一章简要介绍了精神病学和心理治疗的历史。为此以我的一位长期患者杰瑞特（Jarrett）为例，阐述了他多年来的一些令人惊奇的治疗效果。我会让你重新认识精神疾病。我们将放弃只依据症状群的过时诊断范式，而将其替换为以脑健康/心理健康为中心的范式，这个新范式基于疾病症状、神经影像学、遗传学和个性化医疗方面的理念与技术。然后，我将分享从脑成像工作中学到的 12 个经验教训，这些经验教训彻底改变了我们的认识，以及对待患者的方式。你将会认识到亚蒙诊所用以终结精神疾病的 4 个环与 BRIGHT MINDS 计划，该计划揭示了一个简单而高效的概念，即若想拥有健康的心智，必须先拥有健康的大脑。为此，你必须优化生命中的 4 个环：生物、心理、社会和灵性，并防止 11 个主要损害大脑和心智的风险因素（简写为 BRIGHT MINDS）。

第二章，将介绍精神疾病的病因以及如何消除它们。如果你知道它们是如何产生的，那么就知道避免或治疗它们的处方。你会发现美国爆炸性增长的脑健康/心理健康问题与现代生活的关系。本节还将探讨 11 种影响心智的风险因素，并向你展示如何避免这些风险，这些风险因素会让人失去自我。我之前在《拯救记忆力》一书中曾介绍过这些风险因素，但仅深入阐述了它们与记忆力的关系。这些因素极大地影响了各种脑健康/心理健康问题。BRIGHT MINDS 中每个字母的含义：

B（Blood）代表血液循环

R（Retirement）代表退休和衰老

I（Inflammation）代表炎症

G（Genetics）代表遗传

H（Head Trauma）代表脑损伤

T（Toxins）代表毒素

M（Mind Storms）代表精神风暴（异常的脑电活动）

I（Immunity/Infections）代表免疫和感染

N（Neurohormone Issues）代表神经激素问题

D（Diabesity）代表糖尿病

S（Sleep）代表睡眠

因此你看到了，一旦降低这些风险因素，你的大脑或者心理就会更加健康。

第三章，我将分享一些提升大脑功能和优化心理能力的实战策略，包括如何看待精神医学与膳食补充剂，每年都要关注哪些健康数字，以及日常饮食的重要性。

明智贴士

保持大脑健康，心智就会健康。现在应该重新出发，放弃那些过时的、侮辱性的、不科学的诊疗范式。

这里有一个例子，说明我们为什么要放弃过时的范式而采用新范式。

蔡斯如何通过康复治疗消除了精神疾病

蔡斯是一个聪明、有为的年轻人。他刚大学毕业，工作还算出色，但是内心很痛苦，非常焦虑，无法控制情绪波动，思维模式消极，时常感到恐慌，脾气暴躁，睡眠不足。因此，他与同事关系不好，也没什么朋友。他不善于和别人交流，心情总是不好，在生活上也缺乏任何明确的目标。

十几岁的时候，他看过一位精神科医生。医生让他填写一份心理问卷后，诊断他为双相情感障碍。双相情感障碍是一种严重的情绪障碍，患者的症状在抑郁症和躁狂症之间循环，有时还有多动症和间歇性暴发性障碍（IED）。蔡斯有抑郁症和成瘾的家族史。

多年来，他从一种药换到另一种药，试图找到有效的药物。但副作用使他的情况越来越糟，体重增加了 35 kg。这个年轻人之前已经有了社交焦虑，现在因为肥胖而更加地孤立自己。蔡斯从头到脚都在自暴自弃，他神经衰弱，甚至无法正常上班。

蔡斯的继母特里建议他到我们在纽约的诊所看病。特里的女儿之前一直存在学习障碍和焦虑症，到我们诊所就诊后情况大为改观。看到疗效后，特里也来过我们诊所看病，从而消除了大脑疾病的困扰，她的商业项目也得以成功。随后，特里推荐了不少亲戚朋友到我们诊所看病。

像治疗其他患者那样，我们对蔡斯进行了全面的身体检查。作为治疗过程的一部分，我们详细地记录了他的病史，进行了神经心理学测试，进行了实验室检查（显示维生素 D 和睾酮水平较低），并扫描了他的大脑以评估大脑的血流和活动模式。SPECT 扫描可以看出大脑的活动模式。它与 CAT 扫描和 MRI 检查不同，后两者在评估大脑的解剖结构异常时常被使用。SPECT 着眼于大脑功能，在我看来 SPECT 检查对于患有复杂的脑健康/心理健康问题的人（如 ADD/ADHD、双相情感障碍等）非常有帮助。在本书第二章和第三章有很多 SPECT 结果展示。

蔡斯的 SPECT 扫描结果（见下图与健康人的比较）显示，他的大脑尤其是前额叶皮层（关乎专注、预见、判断、计划、同情、冲动控制）和颞叶（关乎情绪稳定、学习、记忆、脾气控制）的血流量显著较少。扫描结果反映了他过去遭受的颅脑外伤和药物滥用问题，基于这些结果，我们提了一些针对性的问题，试图了解他的大脑发生异常的原因。

原来他的家人之前开了一家纳斯卡赛车场，蔡斯当时还是一名儿童。小时候他经常在赛车场里玩耍，呼吸了不少有毒的汽车尾气。他的大脑后来发生了数次脑震荡，其中有一次就源于赛车比赛。严重的脑震荡会影响到前额叶皮层和颞叶，许多患有严重脑震荡（这是大脑疾病）的人往往被误诊为双相情感障碍（这是精神疾病）。

许多人发生严重脑震荡后被误诊为双相情感障碍。正确的诊断对于有效的治疗至关重要。

明智
贴士

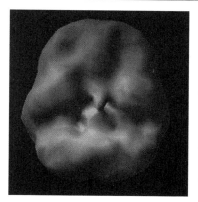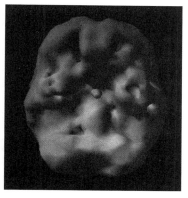

充分、均匀、对称的大脑活动　　　较低的大脑活动（凹陷的地方），

尤其是在前额叶和颞叶

健康人的 SPECT 结果和蔡斯的 SPECT 结果对比图

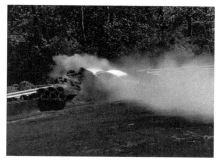

蔡斯随赛车撞入护栏

查看了他的大脑图像并了解了蔡斯的病史后，我们知道他

没有双相情感障碍、ADD/ADHD 和易怒症，而是脑震荡和汽车尾气的长期侵害使他出现了这些症状。我们让他停了之前别处开的药，给他开了一些营养大脑的膳食补充剂。用亚蒙诊所开发的BRIGHT MINDS 计划去康复他的大脑。BRIGHT MINDS 计划将在以后的章节中详细介绍。蔡斯作为该计划的参与者，我们彻底改变了他的饮食习惯，鼓励他只吃有益于脑健康的食品，而不是损害脑健康的食物。另外，他开始每天锻炼身体。蔡斯遵照我们的治疗建议一一做了。

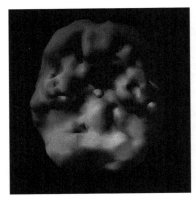

低活性，特别是在前额叶和颞叶 整体有所改善

蔡斯治疗前和治疗后的脑成像对比图

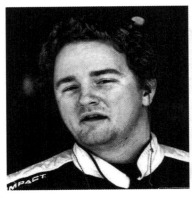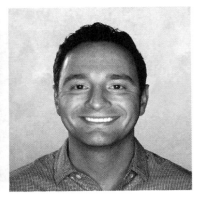

治疗前 治疗后

蔡斯治疗前后对比图

蔡斯在治疗后的几个月内恢复了对生活的信心。他的大脑成像结果显示出了明显的改善。他的皮肤也变得光洁了，体重减轻了 35 kg，各种迹象表明他的大脑较之前健康。现在，他的工作状态变好了，与同事关系融洽，认识了一些其他部门的朋友。他喜欢尝试新事物，也有了女朋友。在了解了自己的大脑之后，蔡斯依然喜欢观看赛车比赛，但他表示自己不会再参加比赛了。不仅是因为脑震荡的风险，还因为他不想再吸入毒物：天然气、石油、燃烧的橡胶以及其他会毒害身体的化合物。

蔡斯迫切需要一种全新的治疗策略。之前的治疗办法并不能解决他身心健康方面的问题。

蔡斯曾被他的精神科主治医生诊断患有 3 种精神疾病：双相情感障碍、ADD/ADHD、易怒症。这位医生使用了美国精神医学学会《精神疾病诊断与统计手册》（DSM）中的疾病清单和相关症状群，给他的治疗方案弊大于利。是的，表面上看治疗起来挺容易，不必改变患者的生活方式，只需让患者尝试不同的药物，希望有一种能够快速治好患者的精神疾病。但是，我们在精神科中使用的药物通常药效有限，并且一旦开始使用就很难停药。它们会改变大脑功能让患者感觉"正常"了，但同时往往让人对药物成瘾。长远来看，轻症患者可以通过改变生活习惯等办法来减少药物使用，在某些情况下甚至不需要服药。

明智贴士

医生让患者尝试不同的药物希望快速解决精神问题，从表面上看这个做法比较容易，患者也没有改变生活方式的烦恼。但是精神类药物往往有成瘾性，这意味着一旦你开始使用它们，就很难停用。它们会改变大脑让人不断地渴求它们，借以维持患者"正常"的感觉。

我们评估和治疗蔡斯的方式，与大多数人经受的"精神疾病"诊疗方式大不相同。在 2020 年，如果你怀疑自己有精神健康问题，可能会先去看心理医生或社区医生（85％的精神类药物由他们开出）。这时候他们会让你描述下自己的症状。多数情况下，医生听你描述完病情，做或者不做检查，然后对照手册寻找症状群。这样的话，他们为你提供的诊断和治疗计划通常会涉及一种或多种精神类药物。

例如，如果你感到焦虑，通常会被诊断为"焦虑症"，并最终得到医生开出的抗焦虑处方药。一些研究发现这类药物会增加痴呆的发病率。若你有注意力问题，可能最终会被诊断为多动症，医生会开利他林（Ritalin）或阿德拉（Adderall）等刺激神经的药物。这些药物对一些人比较对症，但也会使一部分人病情变得更糟。

假若你对医生说："我很抑郁。"医生就会为你"贴上"与症状同名的诊断"标签"，即抑郁症，这没有给出任何病理信息。医生对应的治疗通常是抗抑郁药。

美国国立精神卫生研究所（NIMH）前任主任、精神科医生托马斯·英塞尔表示："抗抑郁药……起效慢、有效性低。迄今为止，在最大的抑郁症药物有效性研究中，400 多名有严重抑郁症的患者参与了测试。他们经过 14 周的药物治疗后，只有31％的患者病情得到了缓解……在大多数抗抑郁药物的双盲实验中，安慰剂的有效性在 30％左右……不幸的是，当前的药物治疗只能让很少一部分人症状减轻，而更少的人可以康复。"这与英塞尔的前任领导史蒂夫·海曼的说法类似，他在 2018 年写道：半个世纪以来，我们在治疗精神疾病的药物研发方面一直没有显著进展。

这种过时的诊疗方法常常用于治疗那些有情绪问题的人，例如蔡斯。他们会间歇性地大发脾气，然后就被诊断患有间歇性暴怒症。这些家庭医生或社区医生的处方常常是情绪管理课程或一些药物。

根据亚蒙诊所治疗成千上万名患者的经验以及 40 年的临床实践，我深信，诊断仅基于《精神疾病诊断与统计手册》中的症状群，例如焦虑、抑郁、脾气暴发或注意力不集中，对患者而言是不充分且有失尊重的。这些症状描述没有告诉我们患者所患疾病的病理上的原因。所有其他的医学专业都要求认真对待他们所治疗的器官，但精神科医生无须检查患者大脑，就开始假设生物学机制下是什么疾病（如抑郁症、ADD/ADHD、双相情感障碍和成瘾等），即使患者的病情可能与心脏病、糖尿病或癌症患者的一样严重。

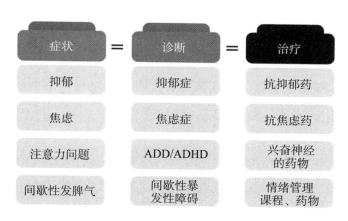

当前的精神病诊断模式

仅基于《精神疾病诊断与统计手册》中的症状群（如焦虑、抑郁、发脾气或注意力不集中等）进行诊断是不够的。

2019 年《精神病学研究》中一项研究证实了我数十年来一直在说的话：仅根据症状群进行精神病学诊断在科学上毫无意义且显得虚假。这项由利物浦大学研究人员领衔的研究，精心分析了《精神疾病诊断与统计手册》第五版中的 5 个章节：焦虑症、抑郁症、心理创伤相关疾病、双相情感障碍和精神分裂症。论文结果凸显了当前诊断范式的许多缺点：

- 用于诊断的症状之间有非常大的重叠。
- 许多诊疗忽略了心理创伤和头部创伤的影响。
- 当前的诊疗策略很少考虑到个性化医疗。

这项研究深刻地反映了当前诊断模型是多么的模糊和标准不一。例如，《精神疾病诊断与统计手册》第五版中惊恐症几乎有 24 000 种症状组合，而社交恐惧症只对应一种组合。同样令人担忧的是，论文作者发现"两个人可以在没有任何共同症状的情况下得到相同的诊断"。而且，症状组合的数量庞大，几乎不可能实现准确诊断。令人震惊的事实是，在《精神疾病诊断与统计手册》第五版中，有 2.7 亿种症状组合符合创伤后应激障碍和重度抑郁症的标准，若同时考虑另外五种常见的诊断，症状组合的数目上升到 500 亿个，超过银河系中星星的数量。研究人员得出结论，采用其他方法可能比继续用这个所谓的"离散分类系统"更有效。

请放心，不需要旧调重弹。将"精神疾病"视为"脑健康问题"就可以更准确地诊治疾病。基于这一创见，彻底改变了亚蒙诊所的诊疗策略。这也是为什么亚蒙诊所治疗疑难杂症成功率较高的原因之一。患者来我们这里之前，他们平均看过 3.3 名医生，服用过 5 种药物。实际上，那些病情复杂、病情不断反复的患者，来亚蒙诊所接受治疗 6 个月后有 84% 出现了好转。

本书将分享一些患者的故事，并提供一些终结精神疾病的策略。这不仅改变了我的侄女艾丽兹和艾米丽的生活，也将改变你的生活以及子孙后代的生活。

1. 抛弃"精神疾病"一词，用术语"脑健康/心理健康问题"代替。

2. 放弃仅基于症状群的过时的诊疗范式，改换成根据疾病症状、大脑影像、遗传学证据和个体化医疗为主的脑健康（身体健康）范式（第一～三章）。

3. 在生物、心理、社会、灵性四个环中对每个患者进行评估和治疗（第四章）。

4. 预防或消除 11 种危害脑健康的"BRIGHT MINDS"风险因素（第五～十五章）。

5. "最重要的是，不能伤害患者。"了解"精神药物"和膳食补充剂背后的科学证据。膳食补充剂的科学证据比多数人了解的要多，而且通常可以基于证据进行选择（第十六章）。

6. 知道较为重要的健康数字，并每年体检一次，以预防脑健康/心理健康问题（第十七章）。

7. 吃那些能够促进脑健康的食物，而不是诱发脑健康/心理健康问题的食物（第十八章）。

8. 在学校、企业或其他任何团体中，提供脑健康/心理健康教育（第十九章）。

第一部分

恢复心理健康，脑健康决定一切

Reframing Mental Health As Brain Health Changes Everything

1

第一章

从恶魔附体到 15 分钟医学检查：
精神病的诊断和治疗简史

1950 年 11 月 27 日，《时代》周刊首次采用了 "headshrinker（缩头者）" 这个俚语称呼心理治疗师。那篇文章中声称谁若预测到了电视节目 Western Hopalong Cassidy 的热播，那么就会被邀请到心理治疗师那里接受问询。文中的脚注解释说，"headshrinker" 是好莱坞对精神科医生的称呼，这个比喻反映了历史上这个职业令人恐惧、神秘和敌意的一面。另一种解释是，它暗含了要缩减患者的自恋及膨胀的自我意识。尽管现在许多从事心理健康专业的人接受这种自嘲式的幽默，但也有人批评它是过时了的治疗方法。这些方法将人的健康仅仅看作病因和症状，而没有看到具有七情六欲的人。

当一个人变得优秀时，他会让几代人从中受益。当我在 2006 年第一次见到塔娜即我未来的妻子时，我一下子就喜欢上了她。那时我已经离婚 6 年了。我告诉自己，在我再次结婚之前，我要先看看对方的脑部扫描，免得重蹈覆辙。初次见面大约 3 周后，我邀请塔娜去我的诊所。她是一名神经外科的重症监护护士，对大脑科学的热爱让我们走到了一起。她的大脑扫描结果没有问题，两年半后我们结婚了。一次脑部扫描可能会

改变许多人的生活。

　　塔娜做了大脑扫描几个月后，一位神经科医生诊断出塔娜的父亲患有阿尔茨海默病。他与塔娜的关系并不好。当我对她的父亲进行扫描时，SPECT 扫描结果显示他没有阿尔茨海默病，而是患有抑郁症。我们为他开了膳食补充剂。几个月后他就恢复了正常，能够在当地教堂跟人交流 6 个小时。塔娜的母亲和叔叔曾在上班时与人冲突，我评估了他们的精神状态并做了脑部扫描。原来他俩都患有严重的 ADHD。服用我开的药物之后，他们相处和谐，生意也得到了改善。那时候，塔娜 20 多岁就认识的一位朋友在电视上看到了我们的节目，就与塔娜取得了联系，期待我们能够救治他的儿子杰瑞特。

🐑 杰瑞特

　　在学龄前，杰瑞特被诊断患有 ADHD。他的母亲说他体内像有一个高速运转的电机。他精力充沛，言语活跃，躁动不安，做事冲动，无法专心。他感觉自己休息不好，还一直在打扰别人。他没有朋友，同学们躲着他，家长们不让自己的孩子接近他。他三年级的老师说，他很难在学业上表现出色，父母最好降低对他的期望。那时候他看过了 5 位心理医生，因为多动症服用着 5 种中枢兴奋药。这些药物使杰瑞特情况变得越来越糟糕，情绪时好时坏，经常暴怒不已。他在家里的墙上打了个洞，吓到了兄弟姐妹们。他的行为变得如此糟糕，以至于最后那位医生想让他服用抗精神病药。这就是他母亲带他见我们时的情况。杰瑞特的 SPECT 扫描结果明显地有一种称为"火环"的过度脑活动。难怪中枢兴奋药没有用；用中枢兴奋药简直是火上浇油。我们发表的研究表明，在 80％的时间内，中枢兴奋药将使这种患者的病情变得更糟。

　　通过一组健脑的膳食补充剂，加上父母对他的训练，以及养成了一些有益脑健康的习惯，杰瑞特的行为得到了显著改善。他的成绩提高了，脾气止住了，开始有了新朋友。现在他已经连续 8 个学年进入荣誉榜。经过漫长的试错过程，他的父母终于为他找到了正确的治疗方案。他的生活改变了。如果没有得到好的治疗，很难想象杰瑞特能否健康地生活下去。

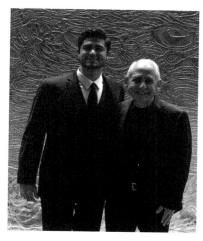

杰瑞特和亚蒙博士

杰瑞特如何被历史上的疗法折腾？

精神病学（psychiatry）这个术语起源于中世纪的拉丁语"psychiatria"一词，意思是"灵魂的治愈"。之前许多地方都将精神疾病视为神的惩罚或恶魔附身。本章将带你回顾历史，展示一下面对杰瑞特的症状，可能会有哪些稀奇古怪、令人不安的疗法。

古代文明

在古代印度、埃及、希腊和罗马的著作中，精神疾病常被视为得罪了神灵或个人失意的结果。早在公元前 6500 年，史前的颅骨样本和洞穴壁画就有关于开颅术的描绘。这可能是最早的外科手术，在颅骨上钻或刮一个洞以释放困在其中的邪灵。

治疗假设：部落的宗教首领可能会对杰瑞特进行驱魔，或在其头骨上钻一个洞以释放邪灵。

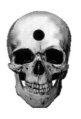

在头骨上开孔以释放邪灵

希波克拉底

古希腊医生希波克拉底（Hippocrates，公元前460年—前370年）相信所有精神疾病都源于大脑。他写道："人们应该知道，大脑并且仅有大脑才会产生我们的快乐、喜悦、笑声和幽默，以及我们的悲伤、痛苦、抑郁和眼

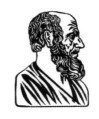

泪……通过同一个器官，人们变得疯狂而精神错乱，经受着恐惧和恐怖……当大脑生病时我们不得不忍受着这些情况。"

希波克拉底是公认的"医学之父"。他提出了最早的精神疾病分类，里面包括躁狂、忧郁、发热谵妄、精神错乱、不服从、偏执、恐慌、癫痫和歇斯底里等。这些术语有些今天仍在使用。这位医学之父并不认为精神疾病是可耻的。他认为精神病患者对其反常行为不应承担任何责任，并主张家庭成员在家中照顾他们。他是理性运用医学技术治疗心理疾病的先驱，期待通过改变病人的饮食、环境或职业，加上医药、锻炼、音乐、艺术疗法，甚至是祭献求神来治愈疾病。

令人难以置信的是，将近2500年前希波克拉底就已经建议将精神疾病视为身体疾病，并通过改变生活方式来治疗，这也是本书的重点。他认为，身体上的疾病是由四种基本的体液

（血液、黄胆汁、黑胆汁和黏液）失衡引起的，这是后世医生进行放血疗法和灌肠疗法（类似于服用泻药来排空肠道）的原因。

治疗假设：希波克拉底可能会让杰瑞特锻炼、听音乐、作画，去从事一种适合他躁动不安状态的职业。可能还会给他放血以释放"过多"的血液，并请他服用一些天然补充剂。

盖伦

盖伦（Galen，公元 130 年—201 年）是另一位古希腊名医，生活在罗马帝国时期。他是历史上最有影响力的医生之一。他同意希波克拉底的四种体液学说，并将其与四种气质联系在一起：

- 多血质（代表血液：性格外向、爱好社交、愿意冒险）
- 黏液质（代表黏液：放松、安宁、随和）
- 胆汁质（代表黄胆汁：领导力、果断、以目标为导向）
- 忧郁质（代表黑胆汁：富有创造力、善良、内向）

像希波克拉底一样，盖伦认为精神疾病和身体疾病之间没有明显的界线，并指出精神压力可能会导致心理健康问题。他因提出了灵魂的三元理论而著称，试图把精神定位于体内三个地方：理性来自大脑，精神源于心脏，食欲来自肝脏。他在《关于灵魂激情的诊断和治疗》一书中讨论了如何治疗心理疾病，有人认为这是人类心理治疗的早期尝试。他建议有心理疾病的人分享他们心灵深处的激情和秘密，这样做可以让患者恢复自信。

治疗假设：盖伦可能会给杰瑞特制订类似于希波克拉底的治疗计划，并增加谈话治疗。

中世纪

中世纪的欧洲，重新出现了关于心理疾病的超自然解释，自然灾害如瘟疫和饥荒被认为是神灵的惩罚。13世纪的精神病患者尤其是女性往往被当作妖魔附体的女巫。16世纪荷兰医生约翰·魏尔和英国人雷金纳德·斯科特试图说服自己的乡邻：那些被指控使用了巫术的人实际上是需要大家帮助的精神病患者。但是天主教会的宗教裁判所查禁了他们的著作。直到17世纪和18世纪，审判女巫的习俗才有所减少。1692年2月至1693年5月，美国进行了最大规模的女巫审判，在马萨诸塞州塞勒姆，有200多人被指控为女巫，其中20人被处决（14名女性和6名男性），其他人则在监狱中被迫害致死。

16～17世纪，西欧建立了很多疯人院来强制收容精神病患者。许多精神病患者被囚禁和殴打，居住的地方卫生条件极差。有时，他们甚至像动物一样被展示和收费。他们还被迫接受了许多不可思议的医疗操作，例如泻药排毒、拔罐或放血。

治疗假设：宗教领袖可能对杰瑞特进行驱魔，医生可能将他遣送到疯人院。在那儿他可能得接受拔罐、放血或催泻等疗法。

18世纪和19世纪

1789年，英格兰国王乔治三世出现了精神错乱。他的医生无法预测他是否会康复，或者是否应该由他人继承他的王位。这场危机促使英格兰疯人院里的医生开始研究精神疾病的遗传模式。早在DNA（脱氧核糖核酸）被发现之前，这里的医生就为了"弱智"儿童的教育问题，在疯人院、监狱和学校中收集疯子、罪犯和智力障碍者的病史。当时，专门研究精神疾病的医生被称为异类，因为他们接触的都是社会边缘人。一些医生认为压力会导致精神疾病，但大多数医生认为精神疾病可以通过遗传一代代传下去。

疯人院的管理者开始使用家谱和调查表来追踪和研究患者

的亲属，并动用国家力量对他们进行监控，认为这些人不应该生育。疯人院管理者、立法者和社会改革者当时发起了一项误导社会的优生运动，期待通过一项由美国最高法院通过的绝育法案来改良人口素质（1927 年，巴克对贝尔的诉讼案）。法案在 32 个州得到了通过，同时期的德国纳粹也曾实施这一暴行。这一运动一直持续到 20 世纪 60 年代，超过 6 万名美国人被迫接受了绝育手术。

18 世纪的欧洲，曾爆发要求改善疯人院生活条件的抗议活动，旨在结束种种虐待行为。抗议者将患者从囚室中放出来，要求配备卫生和娱乐设施，另外要对患者进行职业培训。在美国，《独立宣言》的签署者之一、美国精神病学之父本杰明·拉什医生建立了一种更人道的方法。他当时致力于解放精神病患者，禁止殴打、囚禁患者，并游说国会改善宾夕法尼亚州精神病患者的生活条件。

这并非意味着拉什提出的所有疗法都是有益的。在他的《精神疾病的医学问诊和观察》一书中，他写道，疑病症是抑郁症的一个表现，需要通过"直接、深度的干预"来治疗，其中包括"打击患者的身心"以重塑患者的体质。他建议医生通过放血、发泡拔罐或普通的拔罐来"侵入"患者的身体（2016 年奥运会中，游泳运动员迈克尔·菲尔普斯的背上就有由于拔罐治疗而出现的紫色斑块）。拉什还用处方药如汞、砷和马钱子碱（已知剧毒）来引发患者呕吐和腹泻，或者建议患者禁食两三天。身体被清洗后，他建议患者使用刺激物如大量的茶和咖啡、生姜、黑胡椒粉、氧化镁、芥末酱以及热水澡发汗后洗冷水澡、运动等方式来做治疗。

当亚伯拉罕·林肯于 1841 年 1 月遭受了严重的抑郁时，认同拉什的激进理论的医生安森·亨利博士有可能使这位未来的总统吃了不少苦头。林肯在亨利博士给他看病一个星期后形容自己"是世界上最悲惨的人"。

拉什还认为，许多精神疾病是血液循环受阻的结果。因此为了改善精神分裂症患者的脑血流，拉什将患者固定在一种名为"旋转椅"的装置上，直到他们变得头晕目眩为止。但这并不管用。

18世纪70年代，德国医生弗朗兹·安东·梅斯默的想法在欧洲产生了影响。他认为"能量障碍"是精神疾病的根源并试图加以治疗。他认为所有疾病可以归因于所谓的"动物磁性"不足。因此他的做法是将患者带入昏睡状态，然后针刺某些身体部位以恢复能量流。梅斯默的患者没有恢复健康反而更严重了，进入了谵妄或癫痫状态。但是一些患者的症状在干预后奇迹般地消失了，梅斯默一举成名。1843年，苏格兰医生詹姆士·布雷德提出了"催眠"（hypnosis）一词，意指用"动物磁性"来诱发患者昏睡的做法。

治疗假设：杰瑞特可能被送进疯人院并做了绝育手术，甚至可能被安乐死；他的家人也饱受歧视。美国医生拉什可能给他拔罐或开些如砷这样有毒的药物，然后再让他交替洗个冷热水澡。德国的梅斯默可能会催眠杰瑞特，以释放他体内的能量。

弗洛伊德与心理分析

19世纪下半叶，维也纳医生西格蒙德·弗洛伊德去了巴黎的萨尔贝提耶尔医院进修，在那里他与让·马丁·夏科特一起做研究。夏科特是现代神经病学的创始人，以研究歇斯底里症和催眠术而闻名。夏科特把催眠当作释放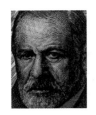人体能量的"泻药"，试图以此治疗精神病。弗洛伊德后来放弃了催眠，转而使用心理分析。心理分析其实是一种谈话疗法，在20世纪上半叶主导了精神病学领域。

神经病学家弗洛伊德的宏愿是深入了解人类的思想。他试图从神经科学或大脑的角度切入，但 1895 年他放弃了。他的结论是，那个时代的科学还做不到可以科学地解释患者的症状。最终，他开始相信潜意识的力量。潜意识在清醒时无法获得，但可以通过催眠后的心理分析得以呈现。对于弗洛伊德来说，头脑就像冰山一样，最大的一块儿隐藏不见让人无法感知。他认为人的心智包含 3 个部分：①本我，即孩子式的自我，包含自私的欲望、本能；②自我，成人式的自我，控制本我从而做出更理性的选择；③超我，道德自我，让人的行为符合社会的伦理道德。

他开发了心理分析的"谈话疗法"来帮助患者摆脱精神病中本我、自我和超我之间的冲突。他认为这些冲突是许多精神疾病的病因。例如，如果一个男人想偷自己老板的钱（本我），他可能会通过撰写犯罪小说或完全否认这种欲望来压抑这种欲望。但是，如果这些防御机制（压抑和拒绝）不够强大怎么办？弗洛伊德假设该人可能会患上精神病。通过鼓励人们谈论他们隐藏的恐惧和欲望，弗洛伊德相信自己可以治愈他们。他鼓励患者谈论头脑中涌现的所有事情，包括他们的梦想，然后他会对这些事情进行心理分析。他认为许多冲突通常始于童年。心理分析依然是当今数百所心理治疗学校的主要课程，"谈话疗法"目前还在广泛地应用。其他疗法还包括行为疗法，认知行为疗法，心理动力疗法，以及婚姻、家庭和团体治疗。

治疗假设：弗洛伊德可能每周会对杰瑞特催眠 4～5 次，试图通过心理分析解决他的内在冲突。

克雷佩林与精神疾病的生物学原因

与弗洛伊德同时代的一位德国精神病学家埃米尔·克雷佩林认为，精神疾病的病因主要是生物学方面的，特别是遗传因素。他的理论在 20 世纪初期颇具影响力，并在 20 世纪末精神分析学失宠时重获关注。他将精神病学作为医学的一个分支，研究精神疾病的现代分类系统。他还抗议精神病院的不人道待遇，反对酗酒和死刑。他倡导对精神病患者进行治疗而不是监禁。他认为弗洛伊德的心理分析理论不科学，特别是那些暗示童年期的性冲动是精神疾病病因的理论。

治疗假设：克雷佩林会认为杰瑞特的大脑出了问题，并试图找到一种生物疗法。

20 世纪早期

发热、胰岛素冲击、电休克疗法、额叶切除术

奥地利医生朱利叶斯·瓦格纳·贾雷格通过诱发发热来治疗精神病。他毫无根据地用结核分枝杆菌来感染患者以治疗精神疾病，这并没有效果。无人阻止他的疯狂，1917 年他开始用疟原虫来治疗有梅毒的精神病患者。当时 15% 的患者出现了死亡，其余的患者感染了疟疾，但发热确实暂时地减轻了部分患者的症状。贾雷格因这项研究获得了 1927 年的诺贝尔生理学或医学奖。

1927 年，另一位奥地利精神科医生曼弗雷德·萨克尔让患者服用了大剂量的胰岛素，故意引起精神病患者的癫痫发作。研究人员发现，如果血糖水平过低，人们会陷入昏迷或发生癫痫，这可以暂时缓解精神病的症状。不过这种疗法副作用很明显，例如肥胖，以及更严重的后果（如脑损伤甚至死亡）。

1938 年，意大利神经学家乌戈·塞莱蒂和卢西诺·比尼首次对精神病患者施加电击以诱发癫痫。他们发现电休克疗法（ECT）的效果比胰岛素冲击疗法更持久，副作用也较小。如今，电休克疗法依然用于治疗严重的精神分裂症、抑郁症、躁狂症和执意自杀者。结合麻醉、肌肉松弛药和对特定脑区的电击，效果会比较明显，但也会引起记忆力减退、精神错乱、头痛和肌肉酸痛。

1935 年，葡萄牙神经病学家安东尼奥·埃加斯·莫尼兹在

20名精神错乱患者的头骨上钻了孔，并用金属丝切断了其中13名患者的大脑额叶连接。莫尼兹希望这种称为额叶切除术的手术能够使焦虑症、抑郁症和精神分裂症患者平静下来。这果然有效！患者手术后变得顺从了。随后越来越多的医院采用了这一疗法，在数千名患者身上进行了手术。但是，随着时间流逝，疗效并不乐观，它消除了人的性情，使患者变成了毫无生机的"僵尸"。尽管存在这些令人震惊的副作用，但莫尼兹也获得了诺贝尔生理学或医学奖。

治疗假设：贾雷格试图让杰瑞特感染疟疾来治疗他。萨克尔会在杰瑞特身上尝试胰岛素冲击疗法。塞莱蒂和比尼可能会对杰瑞特进行电击以"重启"他的大脑。莫尼兹将对杰瑞特进行额叶切除术来平复他的暴脾气，但却不可逆地破坏了他的真实性情。

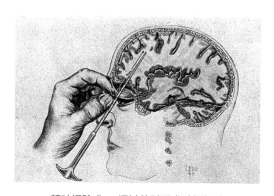

额叶切除术：通过外科手术破坏额叶

如今，用外科手术来治疗精神疾病正在复兴，但是它们与旧的额叶切除术有很大的不同。目前可以做到用非常精确的微创外科手术来关闭或打开大脑中的某些脑区，这种方法对帕金森病有效，并且对强迫症和某些难治的抑郁症也有一定的疗效。

20 世纪晚期

精神药物的革命

尽管有精神分析和上述种种疗法，治疗严重精神疾病的希望几乎没有。直到 20 世纪 50 年代，精神科的医生和患者才有了多种精神类药物。第一种有效的药物是 1951 年研发出来的氯丙嗪（商标名是 Thorazine），该药一开始用于治疗恶心、过敏症，或用于术前患者的镇静，后来发现它对精神分裂症有效。当时一名年轻的有暴力倾向的住院患者服用该药后，立即平静下来了，行为不再暴力，几周后他出院了。氯丙嗪和随后其他的抗精神病药物会阻断大脑中过量的多巴胺，使得许多精神病患者的病情显著改善，大大减少了公立医院精神科的住院人数。

20 世纪 50 年代还出现了利他林（哌甲酯），该药很快被用于治疗儿童多动症。苯二氮䓬类首个药物利眠宁（氯氮䓬）用于治疗焦虑症；丙米嗪（一种抗抑郁药）治疗重度抑郁症。心理药理学的时代来临了，用于治疗双相情感障碍、强迫症和其他精神疾病的药物在随后的几十年中陆续上市。

当我在医学院上学的时候，用于治疗惊恐症的药物赞安诺（Xanax）上市了。当时认为它比氯二氮䓬和其他苯二氮䓬类药物的成瘾性低，现在看来是错误的。由于它是新上市的，精神科医生经常开这个药。后来当我看到患者服药后的 SPECT 结果，我觉得其副作用的问题很严重，并为此感到懊悔。另外，患者服用之后很容易成瘾。

1987 年，在 FDA（美国食品药品监督管理局）批准了重磅抗抑郁药百忧解（氟西汀）后，精神药物革命开始了。据报道，百忧解的副作用比丙米嗪及类似药物小，自从引入百忧解以来，美国的抗抑郁药使用量增加了 400%。现在十分之一的美国人在服用抗抑郁药。在美国，抗抑郁药的用量仅次于降低胆固醇的药物。

百忧解获得全球性的成功后，精神疾病的"药物失衡"（太重视药物而忽视其他疗法）开始引起公众的注意。许多人开始主动要求他们的医生开药以解决情绪低落问题。著名的案例是女演员凯莉·费舍尔被火化后，她的骨灰按照遗嘱被放入了半绿半白的百忧解药丸形状的骨灰盒中。

自从百忧解问世以来，美国的抗抑郁药用量增加了 400%，现在，十分之一的美国人在服用抗抑郁药。

养成有助于脑健康的生活习惯，学习新技能，改变不良习惯，这都需要花费时间和精力。而服用药丸似乎是一种更轻松、更便捷地解决心理问题的办法。然而，精神类药物鲜为人知的副作用往往被人忽视。已经有成千上万的诉讼控告百忧解和其他精神药物增加了暴力或自杀行为。实际上，所有抗抑郁药和抗精神病药包装上都贴有"黑匣子警告"，这意味着 FDA 会以最强烈的措辞告诫患者要密切关注药物对身心健康的危害。

1991 年，就在我开始使用脑部 SPECT 成像技术时，有报道称百忧解会增加暴力行为。当我的一位患者真的发生这种情况时，我感到非常震惊。我们开始审视患者的扫描结果，看患者的脑部成像是否能够反映患者用了恶化病情的药物，就像杰瑞特对多种兴奋类药物会有不良反应那样。我们已经发表了关于 ADD/ADHD 和抑郁症的论文，揭示了药物阳性和阴性反应相关的 SPECT 模式。

尽管存在上述问题，但在向医生和公众推销精神药物方面，制药行业取得了令人难以置信的成功。从 1997 年到 2016 年，非处方精神药的广告额从 13 亿美元增加到 60 亿美元。处方药广告通常不会详述副作用，而且由于反复接触广告信息，许多人无视电视广告末尾语速飞快的副作用论述，例如"这种药物可能会导致永久性肝损伤、癫痫发作，过敏反应包括致命的喉咙肿胀和自杀倾向"。与加拿大禁止非处方药做广告相比，美国并无严格的管控，美国患者看到药物广告的可能性是加拿大人的 2 倍。

毫无疑问，精神药物可以挽救生命，特别是对于那些患有严重的脑健康/心理健康疾病（如双相情感障碍和精神分裂症）的人而言。然而，我们都应该对此类药物保持警惕，因为一旦用上了就很难戒除。而且它们并不能"重启"你的大脑，它们是在改变你的大脑。牛津大学的一项研究发现，大多数的 5 - 羟色胺选择性重摄取抑制剂（SSRI）类药物，例如氟西汀、帕罗西汀、舍曲林和来士普不仅减少了负面情绪，而且减少了所有情感体验。这包括爱、幸福和快乐。服药者感到与周围的环境疏离了，对日常生活中的重要事物不再在意。他们觉得自己像换了个性格。

治疗假设：即使杰瑞特在来我们诊所之前已经服用过 5 种没有疗效的处方药，其他医生仍将尝试继续开其他药物，他的症状可能继续恶化或得到控制。

《精神疾病诊断与统计手册》：更科学的方法？

为了提高精神病专业的信誉，需要采取更加客观和科学的方法来进行诊疗的标准化。1952 年美国精神医学学会（APA）发布了《精神疾病诊断与统计手册》的第一版（DSM-Ⅰ），将所有的精神疾病进行了归类。初版《精神疾病诊断与统计手册》以军事和退伍军人管理局使用的诊断工具为模型，此后进行了数次修订，产生了 5 个修订版本（DSM-Ⅱ 1968，DSM-Ⅲ 1980，DSM-ⅢR 1987，DSM-Ⅳ 1994 和 DSM-Ⅴ 2013）。《精神疾病诊断与统计手册》无疑取得了巨大的成功，美国和世界各地的许多精神卫生专业人员都在使用它。但这并非没有争议。

在 2005 年 APA 年会上，时任美国国家心理健康研究所所长托马斯·英塞尔——世界上最权威的精神科医生之一，在演讲中宣布《精神疾病诊断与统计手册》百分百可靠但有效性为零。这引起了轩然大波……也就是说，如果你今天根据某种疾病（例如抑郁症）的标准进行诊断，明天虽然可以再次这么诊断，但是没有任何作用。因为它不基于任何神经科学病理方面的证据。

2013 年《精神疾病诊断与统计手册》第五版发布后，英塞尔发布了一条博客：与以前的所有版本一样，此版手册的目标是提供一种描述精神疾病的通用语言。虽然《精神疾病诊断与统计手册》被称为该领域的"圣经"，但充其量不过是字典，它创建了一组标签并对其详加定义。《精神疾病诊断与统计手册》每个版本的优势都是"可靠性"，每个版本都可以确保临床医生以相同的方式使用相同的术语。缺点是缺乏有效性。与我们对缺血性心脏病、淋巴瘤或艾滋病的诊断不同，《精神疾病诊断与统计手册》的诊断没有基于……任何客观的临床检验结果……精神病患者理应得到更好的诊疗。

在过去 40 年中，我用过多个版本的《精神疾病诊断与统计手册》，对数千名患者做出过诊断。对我而言，它可以帮助我对抑郁症、双相情感障碍、精神分裂症、惊恐症或边缘型人格障碍等疾病进行分类，但是就像英塞尔所言，它没有基于任何潜在的病理证据，不能告诉我们任何有关病理、病因或预测疗效的信息。

更重要的是，每次新版《精神疾病诊断与统计手册》都会增加新的精神疾病，从而导致诊断有精神问题的人数越来越多，即"医疗过度"的概念。现在约有五分之一的美国人至少符合《精神疾病诊断与统计手册》中某种疾病的描述。20 世纪 50 年代的精神疾病的发病率相比现在要小得多。《精神疾病诊断与统计手册》中包含的疾病越多，定义越宽松，就越容易把健康人诊断成患者。可以预见的是，"病"的种类和人数增加了，治疗也随之增加，尤其是药物用量。

治疗假设：杰瑞特自 3 岁起就被诊断出患有 ADHD（又称儿童多动症），但 DSM 标准疗法中所推荐的药物均无效。实际上，所有这些药物使他的病情变得更糟。

15 分钟医学检查

当我在 20 世纪 70 年代末至 80 年代中期接受医学教育时，精神科医生会花时间陪伴患者。如果需要住院治疗，精神科医生可以在数周或数月内使他们的病情稳定下来。在门诊中，精神科医生同时用上心理治疗和药物治疗，通常每周会见患者 1～2 次。20 世纪 90 年代初期，当管理式的医疗制度变得越来越流行时，保险公司开始监测患者在医院待多长时间以及在治疗师那儿进行多少次心理咨询。医疗体制积重难返，在我看来医生的许多决策不是基于患者的需要，而是基于公司利润的最大化。

多年来，为了赚取足够的钱来偿还学生时期的贷款和抚养家人，医护人员被迫在更少的时间里诊治更多的患者。受过较少培训且收费较低的医生正在接诊更多的患者，精神科医生的专业服务价值仅体现在平均每月 15 分钟的医学检查中。随着医学检查次数增多，精神药物的使用也有所增加，部分原因是精神科医生的"工具箱"主要由各种药物组成。15 分钟医学检查模式的不良影响是，精神科医生越来越疏于了解患者的生活细节或病史。

治疗假设：杰瑞特和他的父母看过 5 位不同的医生，他们全都采用了 15 分钟医学检查模式来对待患者。这无助于患者病情的改善。

21 世纪

现在大多数精神疾病的处方都是由非精神科医生、执业护

士、医生助理等开出，他们现在是精神疾病处方的主要处理者

令人不安的一个趋势是，近85％的精神科药物处方由基层医生、护士、医生助理在患者初次就诊时就仓促地开出了。这些处方中72％的药物根本没有基于任何诊断。这些专业人士通常没有相应的培训或时间来为患者制订综合的治疗计划，或向患者介绍更安全、更自然的解决方案。当然一些家庭医生在处理心理健康问题上做得很出色，而另一些医生的治疗则弊大于利。

治疗假设：许多像杰瑞特这样的患者从家庭医生或儿科医生那里获得了处方药。有时候医生开的药有疗效，有时则无济于事。

经颅磁刺激（TMS）

经颅磁刺激是一种改善大脑状态的新兴疗法。它用短暂的电磁脉冲来刺激特定的脑区，已知这些脑区可能会主导人的情绪、焦虑和疼痛。这与20世纪30年代的电休克疗法不同。经颅磁刺激不需要麻醉，而且比电休克疗法便宜、副作用少。以色列的一项研究表明，经颅磁刺激和电休克疗法的疗效相似。FDA批准了经颅磁刺激用于治疗重度抑郁症，但新的证据表明，经颅磁刺激可以增强记忆力，并有潜力改善包括抑郁症在内的许多与大脑相关的健康问题，如抑郁症、焦虑症、成瘾、戒烟、创伤后应激障碍、强迫症、认知问题、记忆与痴呆、耳鸣，等等。在亚蒙诊所，我们与大多数同行使用经颅磁刺激的方式不同；我们根据脑成像结果来决定刺激剂量。若对所有人进行相同的治疗，那么就像给每个抑郁症患者用相同的药物一样，效果并不会好于安慰剂。

治疗假设：杰瑞特可能经过一个疗程的经颅磁刺激治疗。

大麻和迷幻药

除了药物以外，当前的一个趋势是使用大麻和迷幻药如麦角酰二乙胺（LSD）、氯胺酮、迷幻蘑菇、摇头丸、死藤水和伊博格碱（一种抗抑郁药）来治疗精神疾病。在撰写本书时，美

国已经有 30 个州的法律批准大麻用于医疗目的，批准数量还在不断增加。人们对毒品危害的认识下降，其用量也随之上升。尽管研究有限，但现在许多临床医生在处方中开了大麻和大麻二酚（大麻和大麻类植物的成分之一）来治疗焦虑、抑郁、易怒、有侵略性的患者。这个新兴市场造就了许多靠卖大麻发家的百万富翁。FDA 最近批准了大麻二酚溶液用于治疗两种癫痫症。

从事了 30 年的大脑成像研究之后，我并不认同把大麻应用于临床。在撰写本书时，大麻二酚的支持者依然在抵制我的证据。30 年中我已经见过数千名大麻成瘾患者的 SPECT 结果。2016 年，我和同事发表了一项纳入 1000 多名大麻使用者的研究。结果表明，与健康人群相比，大麻使用者大脑的每个区域的血流量都较低，尤其是在海马体。海马体是大脑的记忆中心之一。2018 年，我们发表了全球最大的大脑影像研究报告，用 62 454 个 SPECT 结果研究了大脑如何衰老。大麻会加速大脑的衰老。因此，需要慎用。

其他专业人士也在调研迷幻药如氯胺酮治疗上瘾和抑郁症的效果。由于其致幻作用，氯胺酮成为一种流行的毒品，俗称"K 粉"。它还可以减轻疼痛，使用者会有灵魂出窍的感觉。早在 20 世纪 60 年代氯胺酮就被研发出来，一开始在越南战争期间用作麻醉药。2000 年，研究人员开始研究氯胺酮治疗抑郁症的潜力。与传统的抗抑郁药相比，它改善情绪的速度要快得多，并且有时在其他药物无效时也能奏效。一百多项研究表明，氯胺酮具有抗抑郁作用。一般的抗抑郁药通过增强 5-羟色胺和多巴胺等神经递质发挥作用，氯胺酮不同，它改变了大脑细胞之间的交流方式，类似计算机重启或硬件修复。氯胺酮显示出了一定的治疗潜力，但一项新研究主张谨慎使用。研究表明，氯胺酮的抗抑郁作用能被阿片阻断剂纳曲酮消除，这意味着它可以通过激活大脑的阿片受体来发挥作用。从长远来看，它是否具有与其他阿片类药物类似的副作用？服药的危害是否大于益处？这需要进一步的研究。

治疗假设：杰瑞特成年后，他的医生可能给他开大麻或氯胺酮来治疗。

做同样的事却期望获得不同的结果，这真让人精神错乱

精神病的诊断与治疗需要新的范式

20 岁的亚当·兰扎杀死了自己的母亲后，去了康涅狄格州牛顿镇的桑迪·胡克小学。在那里，他枪杀了 20 名 6～7 岁的儿童和 6 名成人。前总统奥巴马因此呼吁提供更多的精神保健服务。我知道，如果我们继续借助一成不变的精神疾病诊疗模式，我们依然会得到这种令人揪心的结果。像兰扎一样，美国最臭名昭著的持枪杀手们也曾去看过精神科医生或心理咨询师，并在犯罪之前得到了目前流行的"标准医疗"。这些杀手包括基普·金克尔（俄勒冈州，斯普林菲尔德，1998 年）、埃里克·哈里斯（哥伦拜恩，1999 年）、赵承熙（弗吉尼亚理工大学，2007 年）、詹姆斯·霍尔姆斯（科罗拉多州奥罗拉，2012 年）、尼古拉斯·克鲁兹（佛罗里达州帕克兰市，2018 年）。

我们不能再这样下去了。我们需要一个植根于神经科学证据且给人希望的新范式。精神病学的新范式将终止之前的旧范式，旧范式的问题太多了。人的大脑一直处于思维活动中，影响我们思维能力的心理健康问题源于我们的大脑、我们的身体、我们的知识、我们与他人的社交和工作互动，以及我们内心的价值感。综合所有这些因素，我们能够帮助杰瑞特跳出之前的生活轨迹的影响。这需要一开始就关注他的大脑。如果你不去检查，就永远不会知道大脑中到底发生了什么。

第二章

使看不见的疾病可见：
如何打破脑科学落后的范式并找到新的范式

我们面对的重大问题永远不能在问题产生的层面得以解决。

——艾尔伯特·爱因斯坦

如果你剧烈胸痛，医生会扫描你的心脏。但是，如果你有痛彻心扉的抑郁症，没人会去检查你的大脑。

如果你肚子不舒服，医生会看你的腹部影像。但是，如果你患有焦虑症，没人会去检查你的大脑。

如果你背部刺痛，医生会要求你做一个 MRI 检查。但是，如果你有刺伤他人的冲动，没人会去检查你的大脑。

如果你膝盖持续地疼痛，医生会为你的膝盖拍片。但是，如果你持续地伤心难过，没人会去检查你的大脑。

如果你经常咳嗽，医生会做一个胸部 X 线检查。但是，如果酗酒行为正在毁弃你的生活，没人会去检查你的大脑。

如果你的髋部疼痛难忍，医生会扫描你的臀部。但是，如果你虐待自己的配偶，让他或她离开了你，没人会去检查你的大脑。

如果你因意外事故而瘫痪，医生会扫描你的脊椎。但是，如果你痴迷于离经叛道的想法，没人会去检查你的大脑。

如果你出现一过性心动过速，医生会检查你的心脏。但是，如果你的孩子离家出走并流落街头，没人会去检查他或她的大脑。

你已经听说过，一图胜千言，而一张地图胜过一千幅图像。没有地图，人会迷路。如果你在旷野迷路又没有地图，那么就可能遭受不必要的痛苦甚至死亡。同样，许多人迷失在精神疾病治疗的泥沼中，因得不到有效的诊断和治疗而丧生。在 21 世纪的今天，这很难让人接受，但下面就是一个活生生的例子。

 杰森

18 岁的杰森考上了在罗德岛的大学。进入大学后的第一年他开始有了幻听和幻视。根据他的症状，大学的精神科医生诊断他患有精神分裂症，并告诉他的父母他需要终生服药，但这些药物引发了其自杀的念头。他的母亲吓坏了，给我打了电话。她和我曾在一个大型公共电视台工作过。我告诉她赶紧送杰森来做检查。

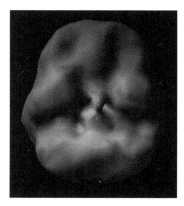 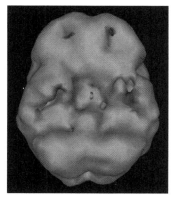

充分、均匀、对称的脑部活动　　低活动，尤其是在前额叶皮质和颞叶

健康人和杰森的 SPECT 结果对比图

杰森的大脑 SPECT 扫描显示，曾经的脑损伤影响到了他的左颞叶。这种损伤常常与情绪波动、思想黑暗和幻觉有关。扫描结果还显示他的额叶活动低，这个区域负责注意力、预测性、计划等功能。原来杰森 5 岁那年，跌入了一个空浴缸，当

时失去了一阵子知觉。随后在摔跤和橄榄球运动时，他还遭受了几次脑震荡。从 5 岁起，杰森就一直在与轻度抑郁症作斗争。12 岁时他的症状恶化了，在学校还遭受了欺凌。大学期间杰森开始出现幻听：总感觉有人在刻薄地议论他或别人在指指点点。此外，他"看到"了自己死亡时的惨状，包括被蛇活活地勒死。

杰森来到诊所后，我们给他做了 SPECT 扫描，看到结果后我的结论是他没有患精神分裂症。相反，他患有精神病型抑郁症，而且由于先前的脑部损伤、不利的思维模式、慢性精神压力而变得愈加严重。我停了他的抗精神病药物，开了一些有助他大脑恢复的膳食补充剂，并让他参与了认知行为疗法和高压氧治疗。认知行为疗法比较简便，在后续的章节中可以看到如何减少自发消极想法（ANTs）。高压氧疗法（HBOT）可以治疗他先前的脑损伤。不到 4 个月，他的病情有了明显好转。第二年，他回到了大学继续上学。随后，我们还治疗了杰森家里的许多亲戚，包括他的母亲、父亲、侄子和表弟。

迷上了脑成像

刚开始进行脑成像工作时，我们非常兴奋，因为它增加了非常有用的能够帮助患者的信息。例如导言中蔡斯的案例和第一章杰瑞特的案例。每当我得知患者由于我们的脑成像研究成果而病情好转时，我就为 SPECT 的价值而欣慰，虽然会受到一些利益相关人士的激烈批评。当我在全美精神病学会议上交流我们的临床经验时，精神病学领域的老学究们指责我和同事在诊所中使用了不可靠的技术，称它们只能用于研究，还不能应用于治病救人。但是，对我来说，一旦我的患者可以得到更好的诊治，就没有回头路了。

在 20 世纪 90 年代初，我们在开展了数年全天候的 SPECT 课程培训后，美国心理学会声明拒绝使用 SPECT 和相关的神经成像技术，因为它与诊断圣经《精神疾病诊断与统计手册》不符，美国心理学会靠《精神疾病诊断与统计手册》收取利益。不幸的是，美国心理学会的立场，使得医生和患者都不能从脑成像技术中受益；精神科医生成为仅有的几乎从不检查所治器官的医学专家。难以置信的是，他们仅与患者交谈一下，看看患者气色，对着手册寻找下症状群，就可以做出复杂病例的诊断。1841年，安森·亨利医生就这么诊断出林肯患有抑郁症。

在没有影像学检查的情况下，精神科医生依然靠症状群来做诊断，类似于在1841年安森·亨利医生诊断林肯患有抑郁症的方法。

使用过脑功能成像的医生都知道，扫描结果永远不会与《精神疾病诊断与统计手册》中的症状群相匹配，因为《精神疾病诊断与统计手册》并没有基于任何潜在的神经科学证据。在评估脑功能的工具如SPECT和QEEG出现之前，《精神疾病诊断与统计手册》就已出版。有经验的临床医生知道，虽然没有这些工具的帮助，也可能知道患者是否患有ADD/ADHD、强迫症或双相情感障碍，但是如果没有功能性脑部成像，临床医生就无从知道患者的病理或病因。如果不做大脑成像，医生将无法分辨注意力不集中、抑郁或攻击性是否来自：

- 血管病变引起的低血流。
- 身体的早衰过程。
- ω-3脂肪酸水平低或肠道问题引起了炎症。
- 遗传缺陷。
- 高中打橄榄球时造成的脑损伤。
- 曾暴露于有毒的一氧化碳或霉菌，需要治疗。
- 癫痫发作。
- 脑部感染。

- 营养或神经内分泌异常。
- 血糖异常。
- 被忽视的睡眠呼吸暂停。
- 大脑过度劳累，需要多加休息。
- 大脑效率不足，需要加以刺激。

如果我们不关注大脑，那就如同盲者夜行。 这会导致误诊、漏诊，进而给出错误的治疗方案，伤害了那些信任我们来寻求帮助的患者。

为什么大部分精神科医生都不用脑成像？

如果我是对的，那为什么整个精神医学领域不用脑成像呢？因为这种新的思维方式会完全改变现有的诊断和治疗范式，旧范式已经在医学院和精神科住院医生培训中实施了 50 多年。精神病学的主流还是用从没有任何病理证据的广义症状群来诊断和治疗患者。目前功能性脑影像可以将这个领域转变为更为客观的专业，最新的脑成像工具可以方便地检测患者的大脑功能。

除了完全改变大脑健康/心理健康的诊疗方式外，功能成像还带来了改善大脑功能的全新的治疗方案。这些策略通常更自然，更注重生活方式，患者也更容易去配合。这些策略在医学院中没有讲授，主导了精神科经费支持的制药企业也不会提及。一个人参加下精神病学会议或阅读某本精神病学杂志，就可以看到制药企业投放的大量广告。

当一些专业同行因为脑成像工作攻击我时，我感到非常焦虑不安。然后我意识到，任何试图改变旧范式的人都会受到尖锐的批评。16 世纪的意大利政治家尼科洛·马基雅维利曾说过："没有什么比建立一个新的体系更难了——能否成功、有没有新的风险都很难说。对于创新者来说，旧体制的受益者都会加以反对。"我们给蔡斯、杰瑞特和杰森的大脑做了功能成像，然后给出了个性化的治疗方案，让他们恢复了正常生活。

托马斯·库恩：科学革命的结构

1962年，科学史家和哲学家托马斯·库恩写道，科学革命通常有5个阶段。

第一阶段：差异显露

在第一阶段，当标准范式开始失效时，革命就开始了。例如，根据《精神疾病诊断与统计手册》来诊断人们是否患有重度抑郁症或 ADD/ADHD，然后给他们做标准治疗（例如开出药物百忧解或利他林），却发现他们有了自杀倾向或攻击性。这就是典型的范式失效，它发生的频率很高，既损害了患者的健康，也伤害了医生的职业尊严。

第二阶段：分歧开始

一旦范式开始失效，专家们便用一些方法来修正理论。但他们拒绝放弃旧的理论模型，而是小修小补。随着时间的流逝，旧模型的信仰者分裂成许多相互竞争的思想流派。就心理学领域来说，用以治疗精神疾病的心理疗法和药方目前已有250余种。库恩写道，不管他们的模型有多错误，领头人都会固执己见，继续歪曲事实以维护自己的权威和影响力。由此我想起了《精神疾病诊断与统计手册》的6个版本：自1980年以来进行了数次修订，但实质内容并未改动。

第三阶段：革命

随着时间的推移，出现了一个可以解决该领域的许多问题的新范式。例如"保持大脑健康，心理就健康"这个新范式，既可以解释已有的旧知识，又能够兼容新知识，预示着范式的转换。

第四阶段：拒绝

新的范式被领域的领头人拒绝和嘲笑。这是科学革命中最持久的阶段：老顽固们坚持自己过时的理论，攻击那些不是源自他们的新思想。这一过程可能持续数十年，直到他们退休或死亡。诺贝尔物理学奖得主马克斯·普朗克曾写道："一个新的科学真理并不是通过说服反对者或让他们看到新理论的优越性而制胜；而是因为反对者死光了，熟悉它的新生代成长了起来。"科学进步需要葬礼！

第五阶段：接受

随着年轻、思想开明的科学家在职业生涯早期接受了新思想，后来又成为该领域的领导者，新范式（思想）逐步占据主流。库恩还指出，局外人和对现状不满的专业人员通常会拥护新范式。对于我来说，置身心理学领域的"局外"需要勇气，但从长远来看值得去做，因为患者将得到更好的治疗。目前，成千上万的青年精神科医生和心理健康从业人员接受过我们的职业培训，我们准备培训更多的人。我们和一些同行，已经在科学期刊上发表了多篇具有新范式和里程碑意义的论文。

脑 SPECT 成像非常简单

在亚蒙诊所开展的脑 SPECT 成像工作，彻底改变了我的生活。这是本书内容的基础。在本书中，你将看到很多的 SPECT 扫描结果，因此需要了解一些科学原理，从而知道如何查看成像结果。

首先，我简要介绍一下如何爱上大脑成像。这一点我在《幸福人生，从善待大脑开始》（*Change Your Brain, Change Your Life*）中有所提及。1972 年我加入美国陆军，成为一名军医，那时起我爱上了医学。大约 18 个月后，我接受了 X 线技术培训，对医学影像产生了浓厚的兴趣。正如我们的老师所言："除非你看过，否则怎么知道？"1979 年，当我还是一名二年级的医学生时，我的女朋友试图自杀，我曾带她去看过一位出色的精神科医生。随着时间的流逝，我意识到，医生治疗患者，不仅帮到了患者一个人，还会影响到他们的子孙后代。因为幸福的生活模式和稳定的人格可以代代相传。我爱上了精神病学，因为我意识到它可以影响几代人，40 年来我每天都很喜欢这个专业。

但是我爱上的是一个几乎从来不检查所治疗器官的医学专业。正如你在本章开头所看到的那样，心内科医生对心脏进行成像，肠胃科医生对胃肠进行成像，骨科医生对骨骼进行成像；几乎所有的医学专业都对它所治疗的器官进行成像，但精神科医生却不看大脑成像。相反，他们接受的培训是根据症状群来进行诊断，患者的治疗是基于有板有眼的猜测。在我职业生涯的早期，我知道一定要找到更好的诊疗方法，并着手寻找。

1991 年，在我工作的医院，我听了医院主任杰克·帕尔迪博士一场关于脑 SPECT 成像的讲座。帕尔迪博士告诉我们，SPECT 结果可为精神科医生提供更多信息，有助于诊断患者。SPECT 检测血液流动和脑活动，可以观察大脑的运作方式。与研究大脑解剖结构的 MRI 和 CT 不同，SPECT 着眼于大脑功能。他说，关于每个脑区的活动性，SPECT 可以告诉我们三件事：是否健康、是否活动不足、是否活动过度。

SPECT 可以揭示出每个脑区的三件事：是否健康、是否活动不足、是否活动过度。

为了使你了解我们的大脑成像工作，请看下文中常见的大脑 SPECT 模式示例。表层 SPECT 扫描可帮助我们查看大脑外层的活动度，看出是否有低活动度的区域。大脑活动度在 45% 以上，都可以通过表层 SPECT 扫描看到。低于该标准的任何区域，在扫描结果上看起来都有一个孔洞或阴影。这些"孔洞"并不是大脑解剖结构的缺失，而是活动度太低了。主动式 SPECT 扫描会发现大脑内部的活动情况。以下是一些常见的大脑 SPECT 模式，视角是从头顶向下看。

表层 SPECT 扫描

第一张是健康人的结果，显示了大脑的外表面。它显示出完整、均匀、对称的活动和血流。

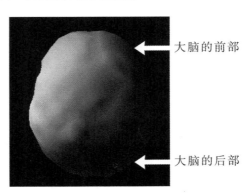

充分、均匀、对称的脑活动（从头顶向下看）
健康人的大脑表面扫描

现在将健康人的大脑与经历两次中风的女性患者的大脑进行比较。

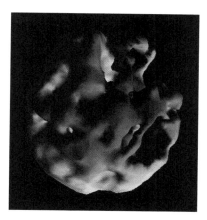

孔洞表示活动不足或无活动

两次中风

　　根据脑活动水平，SPECT 可以查看有多少组织能够被改善或修复。

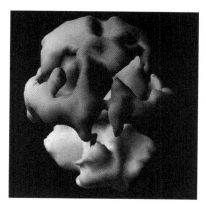

大脑后半部凋亡严重

阿尔茨海默病

　　在出现明显症状之前，阿尔茨海默病的发病持续数年甚至数十年。这位 59 岁的女性的大脑可能在 20 多岁时就开始发病了。

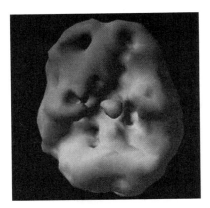

踢足球引起的颅脑外伤

脑外伤

脑外伤是造成心理健康问题的主要原因，但精神科医生很少知道这一点，因为他们很少对大脑成像。

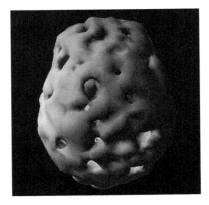

孔洞遍布，脑活动度总体减少

毒品和酗酒造成的脑损伤

远离毒品，不要酗酒，它们真的会损害大脑。

主动式 SPECT 扫描

在主动式 SPECT 扫描中，灰色背景代表平均活动度；白色代表活动度在前 15％ 的区域。健康人的扫描结果中，最活跃的脑区通常在大脑后部的底端，即小脑。因为该区域包含了

50％的脑神经元。

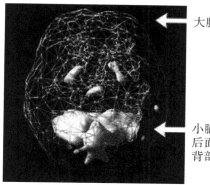

大脑的前部

小脑，大脑的后面的底部和背部

灰色代表平均活动度；白色代表大脑前 15％活动度（从头顶向下看）

健康人的主动式 SPECT 扫描结果

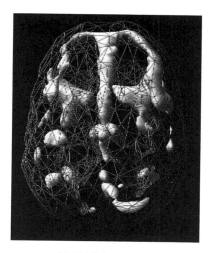

额叶活动度明显增加

强迫症患者的扫描结果

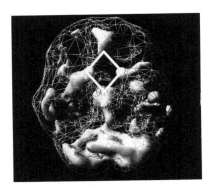

钻石状：大脑深部主管情感区域活动度增强

创伤后应激障碍

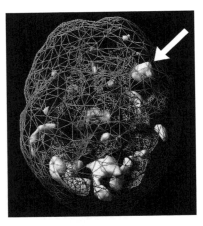

箭头：活动度增强的区域

癫痫

SPECT 研究

SPECT 技术已经出现 50 多年了，一开始主要用于评估活体组织。SPECT 属于核医学领域，原理是用光子组成的微光束来观察活体组织。SPECT 是一种核医学检查，因此会有一定的辐射暴露。辐射剂量与头部 CT 大致相当，要知道 2006

年美国人照射了 1900 万次 CT。核医学协会前任主席迈克尔·德沃斯博士写道："SPECT……该检查的风险不比 MRI 检查大……目前没有证据表明用它做检查时的辐射剂量会对人体产生伤害。"

20 世纪 70 年代以来,脑部 SPECT 被用于评估中风、癫痫发作和脑肿瘤等疾病。20 世纪 80 年代,科学家们还使用它来研究阿尔茨海默病、颅脑外伤、精神分裂症、抑郁症、ADD/ADHD 和药物滥用。如今,世界各地的医生通常用脑部 SPECT 检查以下疾病:

· 阿尔茨海默病和其他类型的痴呆。

· 癫痫。

· 中风。

· 颅脑外伤。

· 化学暴露。

· 莱姆病。

· 脑部发炎。

· 药物毒性。

关于脑 SPECT 的研究非常广泛,医学文献网站 Pubmed 上已有 14 000 多篇论文。下表 2-1 显示了一些常见的神经和精神疾病领域的论文数量。

表 2-1　常见的神经和精神疾病领域的论文数量

疾病	论文篇数	疾病	论文篇数
中风	＞1300	感染	＞270
痴呆	＞2200	焦虑症	＞250
阿尔茨海默病	＞1500	强迫症	＞150
癫痫和癫痫病	＞1600	ADD/ADHD	＞120
抑郁	＞850	双相情感障碍	＞120

续表

疾病	论文篇数	疾病	论文篇数
精神分裂症	>570	自闭症	>75
头部创伤	>350	厌食症	>70
药物滥用	>310	创伤后应激障碍	>50
酗酒	>280		

用 SPECT 扫描做检查的前 10 个病例，完全改变了我的诊疗方式，并革命性地改变了我的精神病学职业生涯乃至生活方式。我从未像现在这样在乎我的大脑健康。自 1991 年以来，亚蒙诊所建立了世界上最大的精神病学 SPECT 数据库，收集了近 16 万次扫描结果，患者来自 121 个国家。我们利用这些 SPECT 结果帮助了大批病情复杂的精神病患者，深入研究后发表了 70 篇经同行评审的论文，其中包括：

- ADD/ADHD 并预测 ADD/ADHD 患者对兴奋类药物的反应。
- 衰老。
- 攻击行为和谋杀。
- 阿尔茨海默病。
- 焦虑。
- 自闭症。
- 抑郁症、预测抑郁症疗效、躁狂症。
- 区分抑郁症和痴呆症。
- 性别差异。
- 在退伍军人和普通人群中区分创伤后应激障碍和创伤性脑损伤（TBI）（2015 年《发现》杂志评其为"百佳科学故事"，第 19 个）。
- 大麻成瘾。
- 冥想。

- ω-3 脂肪酸的作用。
- 肥胖。
- 自杀。
- 创伤性脑损伤。
- 美国橄榄球联盟运动员的脑损伤情况。
- 美国橄榄球联盟运动员的脑损伤康复效果。
- 创伤性脑损伤患者的高压氧治疗。

根据我们的经验，一系列常见的 SPECT 模式可用于指导诊断和治疗。如下是几种常见的模式。

常见的指导诊断和治疗的 SPECT 模式

1. 表层 SPECT 显示血液灌注总量减少

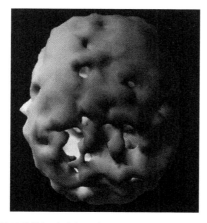

这种模式显示整体活动度低和血流低，结果看起来像波浪或扇贝

这种模式常见于：

- 毒品或酒精滥用。
- 化疗或放疗后。
- 环境毒素暴露，例如霉菌。
- 重金属暴露。

- 一氧化碳中毒。

- 短时缺氧（几分钟内的缺氧，如心脏病发作或溺水）。

- 感染，如莱姆病或疱疹。

- 甲状腺功能减退。

- 严重贫血（SPECT可以观察血流）。

当看到这种模式时，我们考虑以下治疗方法：

- 找出并停止毒素的暴露或感染。

- 治疗生理性病因。

- 脑部康复计划至关重要。组合包括：

  - 避免任何伤害大脑的事物。

  - 养成规律的健脑习惯。

  - 形成好的神经反馈。

  - 高压氧治疗。

  - 有针对性的膳食补充剂和药物。

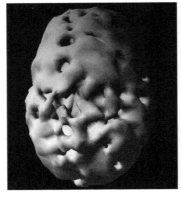 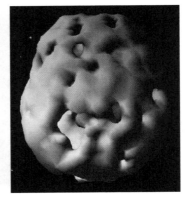

中重度的吸入式毒品滥用　　　　中重度的化疗和放疗

扇贝状低活动度区域

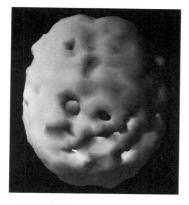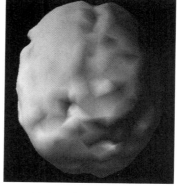

砷中毒导致的扇贝状低活动度区域 治疗 11 个月后明显好转

扇贝状低活动度区域：治疗前后

2. 总体活动度增加

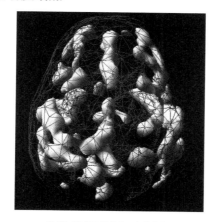

此模式显示总体活动度增加

这种模式最常见于：

· 双相情感障碍、躁狂症。

· 自身免疫病或炎症过程，例如急性过敏、感染或红斑
狼疮。

· ADD/ADHD——当在患有 ADD/ADHD 的人中看到这
种情况时，我们称其为"火环"。在 80% 的情况下，兴

奋类药物会使病情恶化。

当看到这种模式时，我们会做如下治疗：

· 检查和治疗潜在的炎症原因，例如红斑狼疮或食物过敏。

· 消除变应原。

· 处理任何潜在的生理疾病。

· 镇静药物治疗如镁剂、γ－氨基丁酸（GABA）或抗癫痫药。

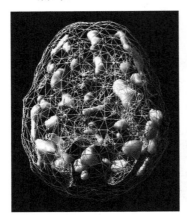
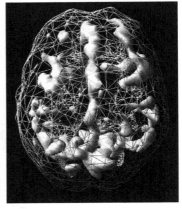

总体活动度增加：双相情感障碍，躁狂症　　总体活动度增加：红斑狼疮发作

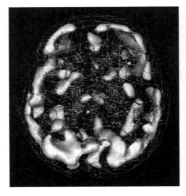
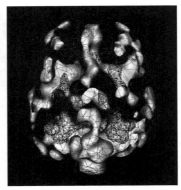

总体活动度增加：ADD／ADHD 的火环　　　总体活动度增加：强迫症

总体活动度增加

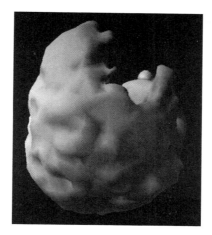

颅脑外伤的多模式

3. 创伤性脑损伤（TBI）的表层 SPECT 扫描

如果存在以下模式，我们倾向的诊断是颅脑外伤：

· 大脑一个或多个区域的活动度减少。

· 一侧看起来比另一侧更糟。

· 额叶活动看着比较平整。

· 颞叶前部的活动度减少。

· 在大脑的前部和后部都有损伤（冲击伤）。

当看到这种模式时，我们会做如下治疗：

· 脑康复计划——内容包括：

　　· 避免伤害大脑的事物。

　　· 养成规律的健脑习惯。

　　· 神经反馈疗法。

　　· 高压氧治疗。

　　· 有针对性的膳食补充剂和药物。

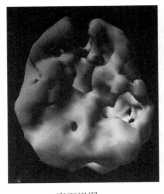
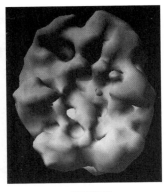

底面视图

额叶和左颞叶受损：从屋顶跌落

底面视图

大脑整个右侧有损伤：摩托车事故

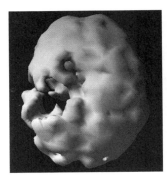
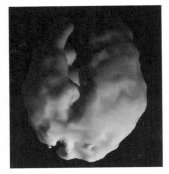

俯视图

左顶叶损伤：打架造成钝性外伤

俯视图

大脑左侧受伤：从楼梯上摔下来

创伤性脑损伤（TBI）示例

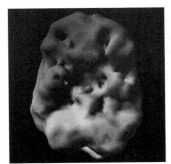
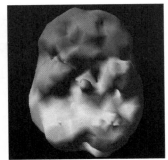

底面视图

左额叶/颞叶受损：多发性脑震荡

底面视图

明显改善：经过 10 年治疗后

创伤性脑损伤（TBI）：治疗前后

（NFL 球员安东尼·戴维斯，洛杉矶公羊队）

4. 主动式 SPECT 显示额叶活动度增加

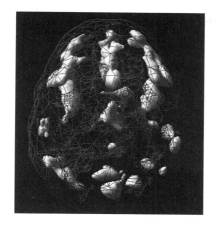

大脑额叶活动度增加

这种模式常见于：

- 强迫症。
- 强迫型人格障碍。
- 对立违抗性障碍。
- 自闭症。
- 担心、呆板、僵化，易陷入负面思想。
- 焦虑、抑郁、ADD/ADHD 和成瘾；总陷入消极想法或消极行为。

当看到这种模式时，我们会做如下治疗：

- 增加 5-羟色胺来镇定大脑的前部。
- 体育锻炼。
- 膳食补充剂，如 5-羟色氨酸（5-HTP）、藏红花素，或对焦虑和抑郁有效的圣约翰草（贯叶连翘）。
- 5-羟色胺选择性重摄取抑制剂（SSRI），如来士普、舍曲林或百忧解，可缓解焦虑或抑郁。
- 抗精神病药如利培酮（Risperidone），用于精神错乱。

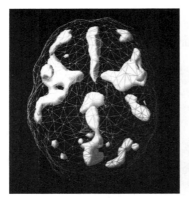 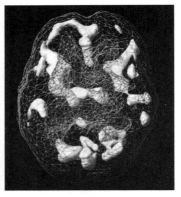

额叶活动度增加：强迫症　　　　额叶活动度增加：有强迫性思维
的焦虑症

额叶活动度增加

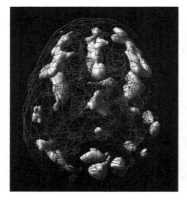 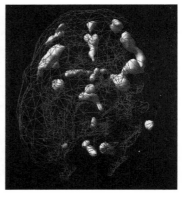

额叶活动度增加：强迫症人格障碍　　镇定治疗后：改善了性格、社交
关系和婚姻

（一位有强迫症人格障碍的商人）

额叶活动度增加：治疗前后

5. 表层 SPECT 显示额叶活动度降低

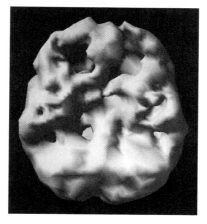

这种模式显示大脑前部活动度降低

这种模式常见于：

- ADD/ADHD。
- 精神分裂症。
- 创伤性脑损伤。
- 反复发作的酗酒者。
- 缺乏同理心。
- 多种抑郁类型。
- 焦虑、ADD/ADHD、成瘾；注意力时间短且分散、做事混乱、冲动。

当看到这种模式时，我们做如下治疗：

- 增加多巴胺以增加额叶活动度。
  - 体育锻炼。
  - 绿茶、L-酪氨酸或红景天。
  - 适用于 ADD/ADHD 的兴奋类药物。
  - 刺激型的抗精神病药，如阿立哌唑（Abilify）。
  - 刺激型的抗抑郁药，如安非他酮（Wellbutrin）

或S-腺苷甲硫氨酸（SAM）。

· 必要时进行脑部康复。

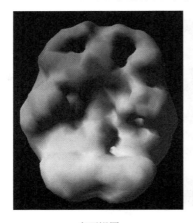

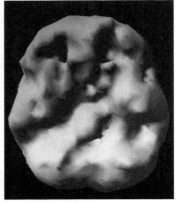

底面视图　　　　　　　　　　底面视图

额叶皮层活动度低：性成瘾　　额叶皮层活动度低：

典型的 ADD／ADHD

额叶活动度降低

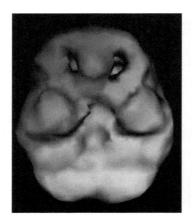

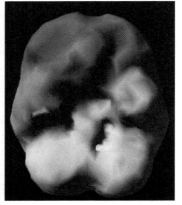

底面视图　　　　　　　　　　底面视图

额叶皮层活动度低：学业不良　治疗 6 个月后明显改善

额叶活动度低：治疗前后（学业不良）

6. 主动 SPECT 上显示菱形模式

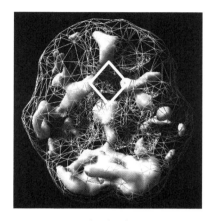

底面视图

这种模式显示前扣带回（菱形顶部）、基底神经节
（菱形侧面）和丘脑深处（菱形底部）的活动度增加

这种模式常见于：

· 创伤后应激障碍。

· 未治疗的旧创伤。

· 焦虑、抑郁和成瘾；陷于消极的想法或消极的行为，易
  焦虑和悲伤。

当看到这种模式时，我们做如下治疗：

· 针对创伤后应激障碍的眼动脱敏疗法，抚慰过去的创伤。

· 服用血清素和 γ - 氨基丁酸镇定大脑前部。

  · 体育锻炼。

  · 补充膳食补充剂如 5 - 羟色氨酸、藏红花素、γ -
    氨基丁酸和镁剂。

  · 5 - 羟色胺选择性重摄取抑制剂类药物，如来士
    普、舍曲林或百忧解。

  · 抗惊厥药，如加巴喷丁、奥卡西平或拉莫三嗪。

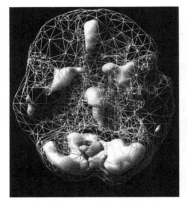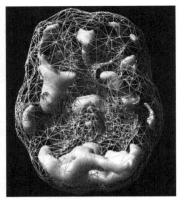

菱形模式：创伤后应激障碍 　　菱形模式：不符合创伤后应激障碍诊断标准，但患者在酗酒家庭中长大，时常焦虑和忧虑

额叶活动度低示例

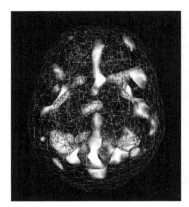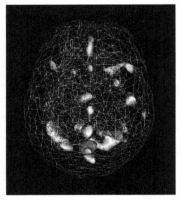

菱形模式：创伤后应激障碍 　　镇定治疗后，睡眠和焦虑有所改善

创伤后应激障碍的菱形模式：眼动脱敏治疗前后

7. 表层 SPECT 结果： 颞叶灌注不足

颞叶与记忆、学习、情绪稳定和情绪反应有关。

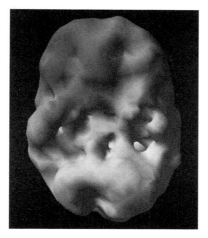

这种模式显示一侧或双侧颞叶的活动度减少

颞叶灌注不足

这种模式常见于：

· 记忆力不佳。

· 多种类型的痴呆。

· 源于颞叶的癫痫。

· 阅读障碍和其他类型的学习障碍。

· 情绪不稳定。

· 间歇性暴发性障碍。

· 焦虑、抑郁、ADD/ADHD 和成瘾；患者情绪不稳定、
烦躁、思想黑暗、有记忆和学习问题。

当看到这种模式时，我们做如下治疗：

· 生酮饮食。

· 神经反馈。

· 增强 γ-氨基丁酸的营养品或药物如抗癫痫药，防止情绪
不稳或发怒。

· 增强记忆力的膳食补充剂如银杏、长春西丁或石杉碱甲，
或增强记忆力的药物如美金刚或多奈哌齐，用于学习记

忆问题。

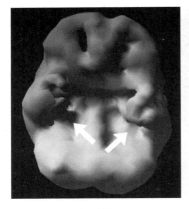

底面视图

前额叶皮层下部和左右颞叶活动
减少

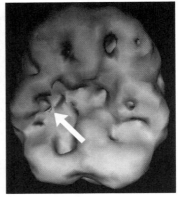

底面视图

右颞叶活动度低：社交障碍、人际
关系不佳（箭头）：间歇性暴怒症

颞叶灌注不足示例

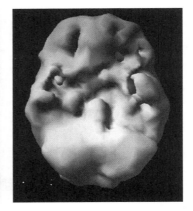

底面视图

前额叶皮层下部活动度低、左颞
叶损伤：有学习障碍

间歇性暴怒症

底面视图

左右颞叶下部活动度低：行为和
学习问题

社交技巧问题（缺乏同理心）

　　眼见为实。当你看到颅骨内部的大脑影像时，就会发现精
神健康问题实质上是大脑健康问题，并且同意修复大脑是结束

精神疾病的关键。一切为了患者，检查了大脑才能对症治疗。我们的大脑成像工作致力于：

- 减少污名化、羞耻感和内疚感（他们的问题是医学上的，而非道德上的）。
- 提高依从性（人们想要更健康的大脑）。
- 影像结果结合患者症状使用，医生可以制订出个性化的治疗方案。
- 对"善"和"恶"的理解将有新的看法。论断别人是好是坏很容易，但我们的大脑成像工作表明需要客观看待别人的异常，寻根究源找病因。
- 有助于防范错误，例如刺激了过度活跃的脑区或镇定了本不活跃的大脑。
- 表明疾病（如阿尔茨海默病）的进程在人们出现任何症状之前的几十年就开始了。成像是评估健康问题的绝佳筛查工具。
- 没有两个大脑是相同的。治疗需要针对每个人的大脑进行个性化医疗，而不是针对一个症状群眉毛胡子一把抓。

检查了患者的大脑才能对症诊疗。

影像工作使我们对两耳之间的奇异器官（大脑）有了更深刻的认识，使我们能够确立维护大脑健康的 12 条基本原则。在下一章中，我们将详细阐述这些基本原则，你会看到它们如何帮人开启自己的理想生活。

第三章
改变人生的 12 条准则

> 期望一种人格特质在大脑失能后保留下来，就像期待一个板球俱乐部在其所有成员都去世后还存在一样。
>
> ——伯特兰·罗素

基于多年的临床实践和脑成像研究，我们总结出了 12 条简单易行的准则。我已经在之前的几本书中深入探讨了这些准则，包括《幸福人生，从善待大脑开始》。如果你认同它们、实践它们，那么就为脑健康打下了一个基础，可以不断提升自己的生活水平。

1. **你的所作所为都需要大脑的参与。**你的思维方式、感觉、行为方式、人际关系，无时无刻不需要大脑发挥功能。你的大脑参与你的每一个决定。

2. **当你的大脑运转正常时，你的状态就正常。**当你的大脑出问题时，你的生活就会遇到种种麻烦。当你的大脑健康时，做事才能高效、周到、有活力、富有创造力。当你的大脑因某种原因而状态不佳时，你的生活就可能出现问题：抑郁、焦虑、冲动、愤怒、僵化或健忘。即使是轻微的大脑功能失常，也会妨害你的人际关系、工作能力甚至个人财务状况。

3. **你的大脑是宇宙中最复杂的器官。**大脑中约有 1000 亿个神经元（神经细胞）和约 1000 亿个辅助细胞，人脑细胞之间的连接比宇宙中的恒星还多。大脑仅占人体重量的 2%，但却消耗了 20%～30% 卡路里、20% 氧气和血流。

4. **为了保持大脑的最佳效率，需要满足一些必要条件**。这些要求包括：

   - 健康的血液供应（向大脑输送氧气、维生素和必需的微量元素）。
   - 不要缺水。
   - 锻炼身体、锻炼心智。
   - 新事物的刺激。
   - 燃料（即食物）。
   - 激素。
   - 强大的免疫系统（但也不能太强大，否则易患自身免疫病）。
   - 高效的废物排泄系统（如二氧化碳）。
   - 充足的睡眠。
   - 生活的意义和目标。
   - 与他人建立社交联系。

5. **大脑很柔软，但位于非常坚硬的头骨中**。人脑的软硬度类似融化的黄油，它漂浮在你的头骨内，周围都是脑脊液。头骨内部有尖利的骨质隆起，很容易损坏你的大脑，必须善加保护。

6. **许多事物会损伤大脑**。知道什么会伤害脑健康至关重要。本书第二部分将详细讨论 BRIGHT MINDS 风险因素。下文的海报挂在世界各地十万余所学校、监狱或治疗师的办公室中，提醒人们注意这一原则。

7. **许多事情有益大脑**。了解如何增强大脑功能至关重要，请参阅本书第二部分中的 BRIGHT MINDS 干预措施。

**明智
贴士**

不同的事物有伤害脑健康的，也有益于脑健康的。
因此了解 BRIGHT MINDS 风险因素及干预措施
至关重要。

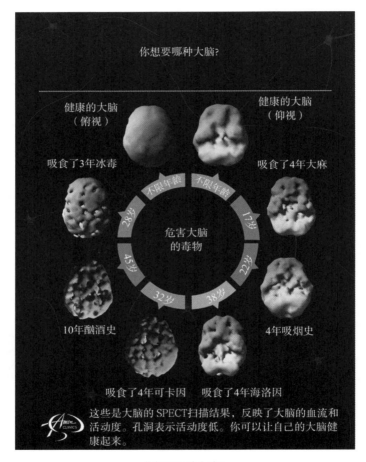

你想要哪种大脑？

8. **像管弦乐队一样，大脑的每个部分要协作良好，才能让
你保持最佳状态。特定的脑区负责特定的事务**。例如：
   · 前额叶皮层（PFC）：负责语言、专注、预测、判断力、同理心、冲动控制和从错误中学习。可以称之为大脑的指挥中心，因为它就像老板一样，帮你做好计划，做出正确的决策。

- 颞叶：视觉和听觉处理、记忆、学习、稳定情绪或情绪反应。
- 在颞叶内侧有两个至关重要的结构：其中海马体与情绪和记忆有关；杏仁核与恐惧、情绪反应和焦虑有关。
- 海马体是大脑中少数可以每天产生新神经元的结构。如果受损不严重能够恢复，它就会变大。如果受到毒素危害或持续的压力，则很容易损伤。
- 顶叶：方向感、数学、空间结构。
- 枕叶：视觉处理。
- 小脑：负责身体、情感与认知的协调和处理。尽管它只占脑容量的 10%，但它容纳了人脑一半的神经元。它的功能往往被低估。它在大脑中的地位就和"吴孟达（中国香港电影中的知名配角）"在影视剧中扮演的角色地位一样——很少受到重视却十分重要。
- 前扣带回皮层：注意力转移和错误检查。
- 基底神经节：愉悦、动机和动作协调。
- 深层边缘系统：感觉控制、情绪处理。

大脑的这些区域都不是孤立工作的。

9. **了解大脑可以让人识别脑健康问题，以及大脑哪个部分需要帮助。大脑健康问题往往与特定的脑区相关，例如：**

- PFC：语言问题、注意力短暂、注意力分散、缺乏计划和前瞻性、判断力差、同情心低、冲动控制弱、试错能力差。
- 颞叶：视觉和听觉异常、记忆力差、学习障碍、情绪不稳定、脾气问题。

- 顶叶：方向感差、数学困难。
- 枕叶：视觉处理出现问题。
- 小脑：身体、情感和思想的协调与处理速度方面出现问题。
- 前扣带回皮层：注意力不集中、烦恼、怨恨、强迫、反复的错误查验。
- 基底神经节：上瘾、震颤、做事动力不足。
- 深层边缘系统：感觉过载、悲伤、消极。

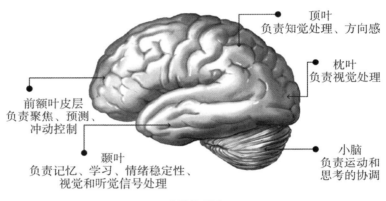

大脑外观图

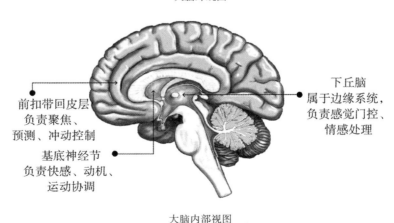

大脑内部视图

了解人类大脑：简要入门

10. **"精神疾病"不是单一或简单的综合征；它包含多种疾病类型，每个类型都需要个性化的治疗。** 采用千篇一律的治疗方法会导致治疗反复失败、患者状态越来越差。例如，抑郁往往说的是症状，而不是疾病病例。

明智
贴士

精神疾病不是单一或简单的综合征。它包含多种类型，每个类型都需要个性化的治疗策略。采用千篇一律的治疗方法会导致治疗失败或加重病情。

11. **"大脑储备"可以让人应对生活压力，或者使人更容易受到生活压力的影响。** 你是否知道成人大脑平均每天损失约85 000个神经元？在人类幼年期，大脑非常活跃，新的神经元不断萌发并在突触之间建立连接。老年人的大脑活动明显减少。随着年龄的增长，我们的肌肉趋于萎缩，大脑也在发生类似的过程。我们的大脑成像工作表明，生活方式和日常活动会加速或延缓大脑老化的过程。正如肌肉经过锻炼可以保持年轻时的状态，你可以运用一些策略来使大脑保持最佳状态。因此，如果使用正确的策略，就可以延缓大脑的老化。

当我与患者谈论大脑老化时，给他们介绍"大脑储备"的概念会有助于理解。这相当于大脑功能的额外缓冲，可以帮人应对生活的压力。通常，大脑储备越多，适应能力就越强，大脑就可以更好地应对老化过程，从而避免心理出问题。为了向我的患者说明这一点，我会向他们展示下文的"大脑储备"图。它显示了大脑活力、年龄与生活习惯的关系。如图所示，正常人的脑储备往往处在图表中虚线以上或以下的某点。若低于阈值，表明你的脑储备已用完，与人的焦虑、抑郁、健忘或脾气暴躁等症状相吻合。

自从我们首次到亚蒙诊所就诊以来，已经过去一年了。我和丈夫永远感谢您的帮助。我的耻辱感消除了，我的头脑得到了更新！一年前我无法想象可以胜任当前的新职位，我竟然走了这么远！

——E. 米尔

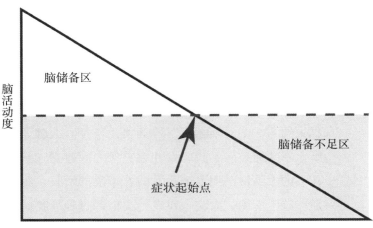

脑储备

我们回顾一下为什么有的人大脑储备会比他人多。越来越多的证据表明，甚至在你尚未被孕育之前，父母的生活方式就已经为你的幸福和身心健康奠定了基础。受孕时，父母的基因决定你的大脑会有一定的储备。但是，如果妈妈抽烟或从父亲那里吸到二手烟、喝了很多酒、经常吃垃圾食品、长期处于压力之下或在妊娠期间有感染，那么即使你还没有出生，也会消耗掉一些脑储备。另一方面，如果妈妈（和爸爸）不抽烟、身体健康、饮食营养丰富、妊娠期补充了维生素，并且没有精神压力，那么这会有助于增加脑储备。

在你来到这个世界之后，大脑储备的增减将持续终生。如果你遭受了长期压力或在家受到虐待，大脑储备会减少。如果你在上小学时骑自行车摔倒了并撞到头，即使没有任何症状，也会降低大脑储备。如果你从十几岁就开始吸食大麻，这将进一步消耗你的脑储备。如果踢足球时受到冲撞或顶了很多头球，那也会消耗你的脑储备。尽管所有这些因素都会减少你的脑储备，但可能不会出现任何明显的症状。

这是我经常给患者讲的一个故事。想象一下，有两名士兵饱受战争摧残。他们在同一辆坦克中，并且以相同的角度遭受了相同的爆炸伤害。他们都在爆炸中幸免于难，身体没有受到伤害，但是其中一位随后发生了创伤后应激障碍和抑郁症，而另一位则没有任何精神健康问题。为什么呢，运气？与运气没关系，是因为两名士兵那时候的大脑储备不同。一名士兵有更多的脑储备，因为他曾经很好地维护着自己的大脑，他受了高等教育，成长过程中他的父母给他提供了丰富的食物，没有让他打橄榄球。另一名士兵成长于经常变动的家庭环境，打橄榄球时造成了 3 次脑震荡，他还经常吃垃圾食品，十几岁就沾上了毒品。虽然他俩都能胜任工作，但是在脑储备方面起点却不同。即使爆炸减少了他们的脑储备，脑储备更多的人避免了心理问题，而脑储备较少的人越过了阈值而出现问题。这使后者很容易受到脑健康/心理健康问题的困扰，诸如创伤后应激障碍和抑郁症之类。

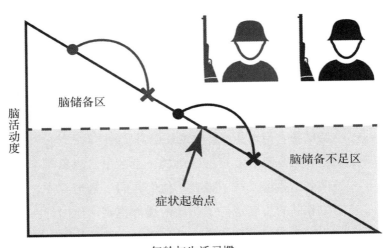

脑
活
动
度

脑储备区

脑储备不足区

症状起始点

年龄与生活习惯

为什么创伤会导致某些人患有"心理健康"问题?

　　来亚蒙诊所的人,大多数都已经有了症状,这意味着他们的脑储备已经低于阈值(图中的虚线)了。康复不仅仅是消除"精神疾病"的症状,还要增加脑储备并使其恢复正常水平。为了增加大脑储备,你需要遵循以下 3 个简单策略:

· 爱你的大脑,人们必须真正关心自己的大脑。

· 避免做伤害大脑的事情。

· 做有助于脑健康的事情。

　　每天的各种事情和平时的生活习惯都会增加或降低你的大脑储备,加速衰老或有利于大脑恢复。掌握了大脑储备这个概念后,你就会意识到自己的行为与大脑健康、大脑年龄、精神健康以及抵御"精神疾病"的能力有很大关系。

12. **我从脑成像工作中学到的最重要的一点是,人们不应被自己的成见所束缚,每个人可以做得更好,我们可以证明这一点。** 这一点令人兴奋和充满希望。我们所有人都需要努力改善自己大脑的功能。因为保持脑健康，才能拥有更美好的生活和更高的心理健康水平。

明智
贴士

从近 16 万次脑部 SPECT 扫描中找到的最令人兴奋的结论是：人们可以改善大脑健康，进而改变生活，改善心理健康……我可以证明这一点。

12 条指导准则和"精神疾病"

当你掌握了这 12 条准则后，就会清楚地看到精神健康问题实质上就是脑健康问题。因此，消除脑健康/心理健康问题涉及优化大脑功能和增加脑储备。在本书的后续部分，你会发现有很多干预措施可以实现这一点。你可以在自己的生活中实践这些策略，但是我建议不要仓促进行，而是要先了解下为什么要这么做。这样会有一个更好的基础，可以更加有效地运用第二部分中的策略。

第四章

大脑正常，心智相随：
维护 4 个环，防止 11 项风险因素

> 如果你将她送到明星圈，她将成为明星。如果你将她与入过狱的人放一起，她将入狱。
>
> 我对一名青少年患者的母亲的评论

若要有一个正常的心智，必须先拥有一个健康的大脑。想象一下去心理治疗师那里治疗抑郁症、焦虑症、双相情感障碍或成瘾等，大脑已受过很多创伤：大脑发炎、中毒、感染或神经激素含量低；用脑过度或用脑不足。你花了时间和金钱，努力打开脆弱的心扉来寻求心理帮助，但这些方法往往无效。因为你无法集中精力，无法记住或处理信息。你可能会退出治疗，非常沮丧，自认无法从别人都受益的技术中受益。你想知道为什么一些疗法对别人有效，但对你无效。这种情况下，患者丧失了希望，各种不对症的治疗实际上弊大于利。如下是一个明显的例子。

❤ 戴夫和邦妮

戴夫和邦妮的婚姻出现问题很久了。戴夫脾气暴躁、思想消极，邦妮很难应对戴夫的消极行为。他们决定去找心理治疗师做婚姻辅导，坚持做了三年，但治疗失败了。他们尝试尽可能改善夫妻关系，似乎没有任何效果。治疗期间夫妻之间充满了指责、争吵和不满。治疗师据说非常有经验，尝试了不同的

治疗策略：她诊断出戴夫有自恋和反社会特征的混合型人格，以及间歇性暴发性障碍。但常规的心理疗法、方案或关系改善工具，都无法让夫妻俩关系改善。深思熟虑后，治疗师宣布这对夫妇不适合在一起，她认为他们是时候离婚了。这对夫妻对此提出了抗议，毕竟夫妇俩原想着挽救婚姻，已经投入了数年时间和超过 25 000 美元的治疗费用。治疗师最后说还有一种选择，她最难治的患者在那儿都能治好，因此向他们推荐了亚蒙诊所。

这对夫妇来了之后，我们对他们做了体检和脑部 SPECT 扫描。邦妮的扫描结果很健康。但是戴夫的脑部扫描结果看上去很皱缩，充满了孔洞，类似吸毒或酗酒者的扫描结果。这很奇怪，因为戴夫说他不喝酒，也从未使用过毒品。为了证实这一点，在邦妮面前，我问戴夫是否经常大量饮酒或使用过毒品，他否认了。

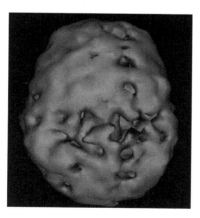

注意皱缩的外观、活动度小的大"孔洞"

戴夫受到毒害的大脑的扫描结果

我向邦妮寻求更多信息，因为我们知道酗酒者经常答非所问，吸毒者经常说谎。她说："他确实不喝酒，据我所知，他也从未使用过毒品。他没有这方面的问题，亚蒙博士，他是个混蛋。"顺便说一句，他的治疗师之前给他的诊断是自恋和反社会特征的混合型人格，并依此对他做了治疗。因此邦妮称他为"混蛋"，但"混蛋"不是一个可用的诊断。

听到邦妮的说法，我笑了起来。如果戴夫确实没有酗酒和吸毒，那么到底怎么回事呢？他的大脑受了什么毒害呢？我的朋友、精神病医生哈罗德·布尔兹塔恩，曾任哈佛大学精神病学和法学项目的联合主任，经常说不是所有病因都可以从扫描（检查）结果中看出来，但一个好的问题可以。我脑子快速地过了一遍各种潜在的医学病因：脑部感染、干性溺水、甲状腺功能减退、贫血、环境毒素等。我对戴夫问了一个问题："你在哪儿工作？"

他回答说："我在一家家具厂工作。"

"具体做什么？"我问。

"整理家具。"

"房间里通风良好吗？"

"不，"戴夫说，"通常很热，有烟熏味。"

戴夫工作中使用的溶剂像毒品一样危害了他的大脑，老天爷，总算找到病因了。即使他从未用过毒品，但这些化合物像毒品一样侵蚀着他的大脑。戴夫认为这不过是一份养家糊口的工作而已，但他每天都是在慢性中毒。

"你戴防护口罩吗？"我问。

"没有！他们告诉我应该戴，但我认为这无所谓。"

"嗯，你应该戴的。"我说。接下来我又问了邦妮："他什么时候成了一个混蛋？"

她想了一会儿，说："我们结婚有 15 年了，一开始过得很开心，但后面的 8 年相处不好。头几年过得很棒，他是如此与众不同。"然后，邦妮脸上流露出惊讶的表情，"戴夫是 8 年前在家具厂工作的，你认为他性格改变源于他的工作吗？"

"你说对了，"我回答道，"有些东西正在损害他的大脑，损害了那个善良、体贴、善解人意、充满爱心的人。"

我敦促戴夫休 6 个月的病假，以后回到工厂调换到一个无毒的工作环境。看到戴夫的大脑扫描结果后，邦妮很同情她丈夫的病情。她原来认为他是一个混蛋，现在认为他确实生病了，需要帮助和被理解。像戴夫一样，当一个人的行为很异常、前后判若两人时，要考虑到大脑出现问题的可能性。

很明显，戴夫的问题不仅仅是精神疾病，而是生物学上的病理改变。大量研究表明，接触有毒化学品和溶剂会危害大脑健康，包括情绪、记忆和注意力等。现在看来，他们夫妇没有必要进行大量的心理咨询治疗，戴夫不需要努力配合治疗师治愈毒物带来的心理影响。他的问题出在婚姻治疗师、心理治疗师、精神科医生都没有去检查他的大脑影像，不知道他的大脑健康与否，是否需要修复。大多数心理咨询从业者从来不关注患者出问题的病理或病因。亚蒙诊所关注病理，而且会做得更好。

亚蒙诊所的 4 个环与 BRIGHT MINDS 项目

为了治愈像戴夫这样的患者，以及我的侄女艾丽兹和艾米丽的精神疾病，我们需要停止从单个层面来认识精神疾病。精神疾病不是症状群，我们需要评估和治疗整个人，就像我在本书一开始所讲的那样。亚蒙诊所的"4 个环理论"与 BRIGHT MINDS 项目，旨在帮助患者及其家人实现长期的脑健康/心理健康。该项目包含三大要素：

1. 优化人生的 4 个环——生物环，心理环，社会环和灵性环（本章将介绍）。

2. 预防 11 个主要的风险因素，治疗它们造成的心理损害（在第二部分介绍）。

3. 根据每个人的特定症状进行治疗，例如 ADD/ADHD、焦虑症、抑郁症等精神病或失眠（在第三部分介绍）。

4个环

1978年我刚上医学院时，我们的院长西德·加勒特博士给我们上了一课，讲述如何帮助各个年龄、各种病情的患者。他告诉我们："永远要把患者当作一个有人格的个体，而不能只见病不见人。"他一直认为，我们对任何患者的评估和治疗，都应考虑到健康和疾病的4个环。

生物环：你的身体和大脑的生理健康（身体）。

心理环：心理发育问题和你的思想状态（思想）。

社会环：亲情支持和社交互动，你当前的生活状况（人际关系）。

灵性环：你与地球、祖先及子孙的联系，你的人生意义（灵魂）。

在亚蒙诊所，我们用这4个环作为综合评估和治疗患者的一个策略。我在《幸福人生，从善待大脑开始》中写过这4个环。每一个环都会与本书第二部分中的11个BRIGHT MINDS风险因素相互作用。这些相互作用是我们抚慰精神疾病患者的指南。当你忽略这4个环时，它就会导致风险因素失控，进而危及你的精神健康。相反，若维持了4个环的平衡，就可以最大限度地降低风险因素。4个环协同一致，不仅可以预防疾病，也可以让下一代心理健康。

本章你将看到4个环中的每一个如何影响到脑健康/心理健康。你还将发现社会压力如何影响并引发了脑健康/心理健康的问题。为了抵消这些压力，我会提供一些简单易行的策略来优化每个环。首先我们要了解它们，避免做任何伤害它们的事情，然后养成一些习惯来优化它们。

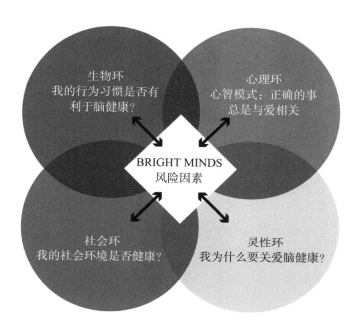

B—血液循环 M—精神风暴
R—退休/衰老 I—免疫/感染
I—炎症   N—神经激素问题
G—遗传   D—糖尿病
H—脑损伤   S—睡眠
T—毒素

4 个环与 BRIGHT MINDS 风险因素

  你可以想象有两个敌对的王国，他们各自为战。一个是邪恶的国王，其首要任务是制造和延续精神疾病，以控制王国的臣民。他会如何做？会与 4 个环的健康要求背道而驰，通过一些政策和行为增加 BRIGHT MINDS 风险因素（第二部分）。另一个是仁慈的国王，他要终结精神疾病，培养出做事高效、生活幸福的国民。他将如何终结精神疾病？鼓励人们遵循 4 个环的健康理念来增进脑健康，并倡导那些降低 BRIGHT MINDS 风险因素的政策和行为。

  本章中，你将看到每个环的图表，当中说明了社会压力的影响以及如何应对。这些方式可能让人患上精神疾病，使子孙后代（如我的侄女艾丽兹和艾米丽）遭受影响；或者可以终结精神疾病，保持子孙后代的心理健康。

生物环

生命和大脑健康的第一环在生物层面，即大脑和身体的生理功能是否和谐。身体若要以最高效率运行，各个机体零件如细胞、各类连接、化学物质、能量、血流和废物处理等就需要保持正常运转。假设大脑像硬件和软件齐全的超级计算机，那么可以将生物环视为硬件，BRIGHT MINDS 因素（将在后续章节中进行探讨）都在这个层面，具体是：

- 血液循环。
- 退休/衰老。
- 炎症。
- 遗传。
- 脑损伤。
- 毒素。
- 精神风暴。
- 免疫/感染。
- 神经激素问题。
- 糖尿病。
- 睡眠。

当大脑的生理状况良好时，所有这些因素都会发挥积极作用，你会感到成功、幸福。而当身体有了任何 BRIGHT MINDS 风险因素，那么你就会得上心理疾病。

表 4 - 1 生物环

邪恶的国王将……	仁慈的国王将……
88％的美国人有着各种新陈代谢疾病，这是一场持久战。（本书第二部分章节中有更多生物层面的数据）。	通过创建一项全国性的健脑项目来呼吁人们关注脑健康，抵消一些危害脑健康的社会压力和生活习惯。在学校、企业、养老中心等社群中做好科普宣讲。

不幸的是，人们正遭受上述风险因素的影响。据统计，在代谢方面仅有 12％ 的美国国民是健康的。健康标准如下：

- 男女腰围分别小于 114. 3 cm、88. 9 cm。
- 空腹血糖低于 100 mg/dL，血红蛋白 A1c 低于 5.7％。
- 血压的收缩压小于 120 mmHg，舒张压小于 80 mmHg。
- 甘油三酯小于 150 mg/dL。
- 男性、女性的高密度脂蛋白（HDL）分别大于 40 mg/dL、50 mg/dL。
- 目前没有服用任何药物。

难怪精神疾病发病率这么高。大脑与身体的其他器官密切相关；当你的身体生病时，大脑也会生病。患有双相情感障碍的歌手黛米·洛瓦托，并不讳言自己的病，她一直在公开场合呼吁研究精神障碍的生物学机制或病理学原因。2015年她对《人物》杂志说："精神疾病面临的社会问题是，人们还未将其看作是生理疾病。要知道大脑实际上是人体内最复杂的器官。我们需要像对待生理疾病一样对待精神疾病，认真地对待大脑。"

明智
贴士

在生物环中，每个 BRIGHT MINDS 风险因素都会引发精神疾病。

表 4-2　生物环

引发精神疾病的因素，曾让我的侄女艾丽兹和艾米丽患病	消除精神疾病的步骤，让我的侄女艾丽兹和艾米丽保持健康
1. 不在乎你的大脑健康。	1. 关爱你的大脑。
2. 有一些伤害大脑的不良习惯，促进了 BRIGHT MINDS 风险因素（参阅本书第二部分）。	2. 避免任何伤害大脑的事物或 BRIGHT MINDS 风险因素（参阅本书第二部分）。
3. 没有形成有利于脑健康的生活习惯。	3. 养成规律的有助于脑健康的生活习惯（参阅本书其余部分）。

下边是我很喜欢的一些小习惯。这些小习惯的养成不仅与生物环相关，而且与所有 4 个环都有关。

小习惯　当你每天做各种决定时，试着问："我这个决定对我的脑健康有利还是不利?"这只需要几秒。如果你持续地做出有益大脑的决定，那么你的脑健康和心理健康将会即刻得到提升。

心理环

心理环包括：如何思考自身、如何与自己交流、如何综合考虑问题、自我感知、身体形象、过去的情感创伤、成长教育、重要的人生事件，等等。心理环可以帮助我们确定自己心理上是否自足——足够优秀吗、足够聪明吗、足够漂亮吗、足够强大吗、足够有钱吗，等等。当我们觉得自己各方面都足够的时候，我们在社会关系和工作中就会更愉悦、更成功。当我们感到匮乏时，就会悲伤、焦虑和失落。

有声音不断在我脑海里说，我不满足。

——劳伦·戴格尔（Lauren Daigle）的单曲《你说》

在一个幸福快乐的家庭中长大，得到了很多鼓励，对自我能力和身体感到自信，这些都有助于保持心理健康和内心的丰盛。当我们在某些方面不满意时，就不太可能保持心理健康。如果我们认为自己比同辈人缺乏吸引力、能力弱，那么负面情绪就会开始累积。如果我们的想法过于苛刻（我称之为自发消极想法），那么将会危及我们的情绪稳定和身体健康。

成长方面的问题，例如收养、忽视或虐待，或在儿童时期遭受过重大损失或创伤，对心理健康有重要影响。孩子们通常会认为自己是世界的中心。如果发生某些不良事件（如父亲心脏病发作），孩子可能会认为这是他的过错并很内疚。成功和失败、希望、价值、个人权力或控制，也是心理环的一部分。

明智贴士

在心理环，过去的情感创伤、胡思乱想、自发消极想法、过多的刷屏时间、羞耻感等，都可能导致精神疾病。

表 4-3　心理环

邪恶的国王将……	仁慈的国王将……
1. 让人经受心理创伤。如酗酒或吸毒的父母给孩子的情感创伤，地震、火灾、洪水、移民和犯罪行为造成的创伤，等等。 2. 塑造了人们的负面思维模式，不让人知晓如何消除头脑中的自发消极想法。	1. 给需要的人随时提供心理治疗，特别是他们有过情感创伤，想修复这些创伤。 2. 教你如何处理当前或过去的情感创伤。

续表

邪恶的国王将……	仁慈的国王将……
3. 延续羞耻感，这是压垮人的最强大的心理武器之一。羞耻是一种痛苦的情感，它源于把自己与别人消极地作比较，或者耻于没达到自己内心的标准。社交媒体擅长制造耻辱感，因为它们让你不停地与别人比较，但这些人都是各种"人设"而已。正因为如此，邪恶的国王会利用社交媒体羞辱你，并让人们随意发泄负面情绪。	3. 将理性思维的技能（如消除自发消极想法）作为基础课程的一部分，通过影像、冥想和催眠等方式帮助人们进行身体和情感的自我调节。 4. 限制过度使用社交媒体，这样人们就不会无休止地把自己与别人比较，越来越缺乏满足感。 5. 将大脑健康模块作为心理治疗师课程教育的一部分。 6. 城市规划中建更多的绿地，让人们通过亲近大自然来改善情绪，减少精神疾病的发病率。

我发现埃克哈特·托利的"痛苦体"概念是一个非常有用的心理学概念。他写道："人的内心深处往往会残留一些过去的情感体验带来的痛苦。这些生活中逐步积累的痛苦，一开始就没有被认真面对和接受。它留下了情感痛苦的能量形式。它会与其他的能量形式结合在一起。数年后你就会有一个'痛苦体'，即一种由旧情感体验组成的能量实体。"当你的"痛苦之身"碰到其他人的"痛苦之身"时，就可能引起强烈的人际冲突，每个"痛苦之身"都在寻找发泄的出口。托勒认为：

当你的"痛苦体"从休眠状态被激活时，当某些事物触发你强烈的情绪反应时，要慎思明辨。在那一刻，你要接管自己的心智或内心的对话，"痛苦之身"从悄无声息的状态开始变成心底的絮语。每句话都浸透了痛苦的底色。每一种诠释，每一个字词，对生活或他人的论断，对自己处境的判断，都被那种痛苦情感完全扭曲了。

如果你关爱自己的内心，那么"痛苦体"将无法吞噬你的思想或发泄给他人。"痛苦体"的解药是识别它然后问："这是我的'痛苦体'在说话吗？你来自过去还是现在？"托勒写道，"你可以观察它、见证它、容纳它。慢慢地它就消退了。"

为了优化你的心理环，重要的是要驯服你的心智成为帮手而不是帮凶。在最近的电视专题节目中，我16岁的女儿克洛伊分享了对自己学校、长相和未来的焦虑。她知道青少年普遍会遇到这些问题，年轻并不意味着他们的内心没有痛苦。多年来，她一直认为自己是唯一有这方面焦虑的人。另外，许多成人仍然带着青春期的"自发消极想法"生活着，除非他们学会如何消除它们，否则这将困扰他们一生。

明智贴士

为了优化心理环，至关重要的是要学会消除"自发消极想法"和缓解"痛苦体"。

每个人都可以训练自己的思维，因为不加约束它就可能失控。不幸的是，大多数人都不知道如何训练自己的思维。克洛伊分享了曾经折磨过她的一些想法：

- 我不够好。
- 我不够聪明。
- 为什么我必须比其他人更努力？
- 为什么我是唯一有这种感觉的人？
- 我不配拥有一切。

我教克洛伊用以下原则来训练思维：

1. 当你有了一个悲伤的想法、一个疯狂的想法甚至一个绝望的想法（如"我不配拥有"）时，大脑就会释放让人难过的化学物质。你的手脚变冷，开始出汗，呼吸改变，肌肉紧张，无法思考，这些变化发生得很快。相反的情形也是如此。

2. 当你有了一个快乐的想法、一个充满希望的想法或一个充满力量的想法，例如"我还未适应，但这可能是一件好事"，这时候大脑会释放出一系列化学物质，使你感觉良好——你的手变得温暖干燥，呼吸速率减慢，肌肉变得松弛，感到很愉悦。

3. 思想是有力量的，可以让人感到美好或痛苦。

4. 思想是不由自主的。

5. 不幸的是，思想总是在变。正是一些不好的想法窃取了我们的快乐。我们称它们为自发消极想法，你可以学着消除它们。

6. 要消除自发消极想法，请在感到疯狂、悲伤、紧张或失控时写下你的想法。然后问问自己，这些想法是否真有其事，或者只是武断的结论或假设而已。通常，自发消极想法只是无法证明其真实性的假设。你确定它们是正确的吗？想明白了，自发消极想法就失效了。

我的一些患者在手腕上戴着橡皮筋，每当发现有不良想法时就绷自己一下，以提醒自己不要胡思乱想。人们没有必要受自己想法的困扰。对于克洛伊来说，消除自发消极想法通常只需要几分钟。另外，你练习得越多越容易消除。如果孩子们能做到，你也应该能做到。

至关重要的是，让你的思维去考虑什么是正确的，而不仅仅思考什么是错误的。有时候可以将注意力转移到别处来缓和不良的感受。我每天早上会对自己说："今天将是美好的一天。"训练大脑多关注积极的事情而不是消极的，为接下来的一天树立一个积极的基调。每天晚上写下日记或内心梳理下今天的好事情，这会使你离梦想越来越近。这种只需要3分钟的小习惯，短短30天就明显地减少了抑郁感。可以全家一起做，每天早上对彼此说："今天将是美好的一天。"每天晚上说："今天怎么样？"要不了几天它将完全改变家庭关系。

经常感恩也是一个好办法。它增加了幸福感、自尊心、自控力，让人寿命更长、人际关系更和谐。在医生开出的每一张处方的上方都可以写上致谢，也可以每天写 3 分钟左右的感恩日记。这种做法帮助了 16 岁的莎拉，她曾到我们在芝加哥的亚蒙诊所就诊来治疗抑郁症。

莎拉发现了感恩日记的力量

2017 年 2 月，我的症状越来越严重。从频繁的悲伤感逐渐变成麻木的抑郁感。随着时间流逝，抑郁感消失了，幸福感也消失了，曾经喜欢的事物现在都勾不起我的任何兴趣。值得庆幸的是，我还抱有一线希望，不断地在寻求帮助并找了专业的治疗机构。

一开始，我尝试心理治疗。我预约了几位心理治疗师。但当我结束咨询离开时，并没有比进去时感觉更好。我的病情很简单：我生活上没遇到任何问题，我也没有什么要坦白或要"解决"的问题。当心理治疗无效时，我尝试了药物治疗。经年累月，我换了多种药物。不幸的是，这也是一个死胡同。每次服药都无济于事，我对治愈不抱任何希望。

在过去的几个月中，我的抑郁情绪一直持续着，焦虑感也越来越严重。几个月来我努力让自己振作起来，但症状越来越严重，我的情绪低落到了极点。对于恢复正常生活，我不再抱有任何希望。我看不到任何光明，觉得任何努力都没有意义。我放弃了治疗。

这时候，我的奶奶发现了亚蒙诊所。奶奶跟我解释说，这个诊所不会随便开出一堆药物让患者试错，而是先用脑部扫描来确定病情。看到妈妈和奶奶满怀希望的样子，我同意跟她们去这个诊所看病。

2018年2月，我和妈妈、奶奶开车去了芝加哥的亚蒙诊所。在那里的前两天完成了脑部扫描，也做了计算机测试。第三天，我得到了诊断。根据我的检查结果，米歇尔·弗劳斯医生制定了治疗方案。首先，我得补充维生素和膳食补充剂。我可以继续服用上一个医生开的药物，因为有了这些膳食补充剂，我的身体就可以充分利用药物同时降低副作用。其次，我将开始尝试一种新型疗法，与我以前尝试过的疗法都不同：训练我的思维，而不是压制。治疗方案的第三部分是写感恩日记。

刚开始时，要写出每天的美好事物非常难，慢慢地我的大脑不假思索地就可以写一些了。不久之后，我的大脑随时可以记下每天的感恩时刻。

我离开诊所时，知道我的治疗方案是有生理证据（扫描结果）和医学检查支撑的。我得到了一个能帮我恢复健康的治疗方案。医生不仅告诉我生病了没关系，他们也向我展示了哪里出了问题以及我们该如何解决。我仍然要进行一段时间的治疗，但我现在有了保持成长、做好康复和承受生活压力的力量。

——莎拉（16岁）

值得注意的是，由于过度使用社交媒体，很多人充满了心理压力。心智未成熟的青少年不断地将自己与他人作比较，失去了对生活的满足感。我定期与我的侄女艾丽兹和艾米丽交流这些事，协助她们理性看待社交媒体。一项从1991年开始、纳入了100多万青少年的研究项目发现，当青少年较少用社交媒体而多与朋友们玩耍、健身、运动、阅读甚至做家庭作业时，要比那些花时间在互联网和社交媒体上玩电脑游戏、发短消息、使用视频聊天或整天看电视的人更加幸福。

表 4 – 4　心理环

引发精神疾病的步骤，曾让艾丽兹和艾米丽患病	消除精神疾病的步骤，让艾丽兹和艾米丽恢复了健康
1. 不关心自己的心理健康。 2. 有危害脑健康的习惯，包括： 　• 随意与他人作比较（带来羞耻感）。 　• 告诉自己不够好。 　• 太多的自发消极想法。 　• 无法识别"痛苦体"，无法疗愈过去的情感创伤。 　• 关注的重心是你或他人的消极事物。 3. 不训练你的大脑，不养成健脑的习惯。	1. 非常关心自己的心理健康。 2. 养成健康的心理习惯，包括： 　• 告诉自己很充实或富足。 　• 消除自发消极想法。 　• 多留意生活中的积极事物而非消极事物。 　• 对自己说："今天将是美好的一天。" 　• 一天结束时，记下当天的美好事物。 　• 学会感恩。 　• 识别"痛苦体"，不回避它，保持理性。 　• 必要时寻求有循证依据的治疗方法。 3. 避免过度使用社交媒体，避免不良心理习惯，例如太在意自己的想法或忽视过去的情感创伤。

小习惯　　这是心理环中我最喜欢的 3 个小习惯：

• 每当你感到悲伤、生气、紧张或失控时，请写下这些"自发消极想法"，问问自己这是否只是假设、某种结论、解释或事实。它们真的存在吗？不要让它们占据你的大脑。

- 每天早晨起床时对自己说："今天将是美好的一天!"这样,你的潜意识就会开始关注一天中美好的事物。这有助于训练你的思维去寻找积极的事物,而不是消极的事物。
- 每天晚上睡前写下当天进展顺利的事情。研究表明,这样坚持一个月就可以提升你的幸福感。

社会环

用计算机做类比,生物环是硬件,心理环是软件,社会环就是网络连接。社会环包括你的人际关系和当前面对的社会压力,例如,你的配偶或孩子的问题、一个接一个的工作时限、家人的健康问题、信用卡债务等。当我们拥有良好的人际关系、健康的家庭环境、热爱的工作以及足够的金钱时,我们的脑健康情况往往比缺失这方面的人要好得多。处理艰难的生活问题如离婚、搬家、工作变动或家人去世等事务,会让压力激素升高,人更容易患上一些精神疾病如抑郁症、焦虑症等。

明智
贴士

人会变得像与你共处时间较长的人。人际关系健康对大脑和心理健康至关重要。

当一个人对自己的情绪或身体状况感到不满时,就会产生压力。当我们感到事情无解时,压力会增加到毒害健康的水平。1967 年,美国精神科医生托马斯·福尔摩斯和理查德·拉赫研究了压力对健康的影响。他们调研了 5000 多名患者,要求患者说出在过去 2 年中是否发生过一系列重大事件。某人涉及的事件越多,他患生理或心理疾病的可能性就越大。精神压力与肥胖、心脏病、癌症、ADD/ADHD、学习障碍、社交焦虑症、抑郁症、酗酒或吸毒、创伤后应激障碍、入狱、攻击性人格等有关。减少日常压力如人际关系、工作、财务和健康方面的压力，可以减轻炎症并改善免疫系统功能。

表 4-5　社会环

邪恶的国王将……	仁慈的国王将……
1. 引起人与人之间的冲突，使他们承受慢性压力而彼此斗争。 2. 用各种负面新闻影响人的心情，建立一种"我们—他们"的敌对心态，让在政治、种族或其他方面不同的类群相互对抗。 3. 建立一个随处可以买到大麻的社会，鼓励人们饮酒。一个明显的例子是，女童子军被诱导来协助做大麻的分销。2014 年，一个13 岁的女童子军在旧金山一家药房外面卖出了 177 箱大麻。很短时间内，她就进行了补货。2018 年，一个 9 岁的女童子军，在圣地亚哥一家药房外面 6 个小时中卖了 300 盒大麻。（美国是联邦制国家，每个州的法律有所不同。现在大部分州吸食大麻是违法的，也有部分州正在推行大麻合法化的法案。） 4. 让人沉溺在手机和社交媒体上以维持虚假的工作或人际关系，增加社交压力，让人没有时间保持充足的睡眠和进行自我关爱。	1. 为有需要的人提供工作培训、医疗保健、育儿培训和经济援助。 2. 在学校和企业中开设压力管理课程。 3. 提供有关决策技巧的课程，使人们可以做出更好的生活决策，学会减轻生活压力。当你有明确的目标、充足的睡眠、无低血糖状态（每顿饭都含有蛋白质、健康的脂肪种类）并能击退自发消极想法时，往往会做出更好的决策。

　　社会压力危害着我们的身心健康，这是精神疾病的病因之一。循环播放的负面新闻造成一种"我们-他们"的敌对心态，使在政治、种族等方面不同的群体相互间对抗。研究显示，仅仅 14 分钟的负面新闻就会显著增加人们的焦虑和悲伤情绪。这种慢性压力和敌对情感会损害我们的大脑。此外，不良的人际

关系、健康问题和财务压力都是助长精神疾病的社会原因。这就是为什么要 4 个环都保持健康，它们对身心健康很重要。

孤独也是社会环中的一个关注点。美国婴儿潮一代人的衰老速度比美国其他代的人要快。50 岁及以上的美国人中约 10％没有配偶、伴侣或孩子。这个群体的自杀率最高，而且吸毒问题也越来越多。孤独是阿尔茨海默病公认的风险因素。

我们越来越多地沉溺在互联网上，各种社交媒体迅速取代了亲密关系。社交媒体并不能提供面对面社交的好处。实际上，最新研究表明，Facebook、Snapchat 和 Instagram 与抑郁症和孤独感之间存在明显的因果关系，尤其是在未成年女孩当中。这些网站还使弱势群体的身体状况更糟。研究表明，长时间刷屏会对儿童的大脑产生负面影响。美国国立卫生研究院的研究人员对 4500 名儿童进行了脑部扫描，那些每天刷屏时间超过 7 个小时的儿童的大脑皮质明显变薄。大脑皮质是大脑的最外层，负责处理接收到的外界信息。

更令人恐惧的是，据报道，有一些面向儿童的看似无害的在线视频，诱使他们自残。例如，诱导青少年自杀的游戏："Momo"（看上去很骇人的洋娃娃角色）挑战赛和"蓝鲸游戏"。这些游戏角色在现实中并不存在，但社交媒体往往为了流量而疯狂转载。这些有危害的游戏角色迅速地在儿童和青少年中传播，他们往往认为角色是真实存在的，并且可能受其诱导而自残。

此外，你身边人的健康习惯也会影响到你的健康习惯。如果身边人的生活方式不健康，你就可能很难保持健康。巴西超级名模吉赛尔·邦辰在 20 多岁时发现了这一点。尽管她拥有数百万美元的年薪，一度与好莱坞名流莱昂纳多谈情说爱，但她那时陷入了抑郁状态并时常感到心慌意乱。医生建议她服用抗抑郁药赞安诺，但是这位超模最后决定通过改变生活方式来走出困境。她减少了工作时间，摒弃了那种以葡萄酒、咖啡和香烟为主的快节奏生活，代之以瑜伽、冥想和家庭生活。

"我了解到我们的思想、言语和行动相互联系在一起，以及为什么需要谨慎对待它们。我开始通过冥想、食疗和积极的面貌来滋养我的身体、思想和心灵，从而能够保持一种明晰的生活和明确的目标。"邦辰在她的《通往有意义生活之路上的教训》（*Lessons：My Path to a Meaningful Life*）一书中写道。那时她意识到明星男友并不适合她，两人分道扬镳了。保持健康就意味着远离那些有不良生活习惯的人，与那些支持脑健康的人在一起。

社会关系对于心理健康至关重要。13 世纪的德国皇帝腓特烈二世进行了一项野蛮的实验。他想知道如果婴儿听不到任何话语，长大后他们会说什么语言。他从国民家中夺走了许多婴儿，让保姆抚养婴儿。但有严格的指示：保姆不能触摸、拥抱婴儿或与婴儿说话。最后婴儿一个字也没说出来——他们在会说话之前就都死了。1248 年，历史学家萨利姆本对此写道："婴儿得不到爱抚就不能存活。"这个重大发现一遍又一遍地被人们重复揭示。20 世纪 90 年代早期，由于战争，成千上万的罗马尼亚婴儿成了孤儿，然后被收养，但数年之久都少有人关爱他们。其中一些人的 PET（与 SPECT 研究类似）检查结果显示，他们的大脑活动度显著降低。

明智贴士　在社会环中，划分敌我的敌对心态、长期的生活压力、社会压力、孤独感、缺乏关注和爱抚，都将导致精神疾病。

表 4-6 社会环

引发精神疾病的步骤，曾让艾丽兹和艾米丽患病	消除精神疾病的步骤，让艾丽兹和艾米丽恢复了健康
1. 不在意自己的社会关系或压力管理方式。	1. 关注你的社会关系，了解如何应对压力。
2. 有破坏人际关系并催生压力的事情，例如： • 孤独，社会孤立。 • 人际关系不佳。 • 划分敌我的心态，按社会、政治倾向等站队，然后彼此对抗。 • 健康、学业、工作、财务、人际关系方面的压力或违法压力。 • 社会压力太大；持续的负面新闻暴露。 • 受到不良生活习惯的影响。 • 病态的欲望满足如快餐店、大麻店、小酒吧、颓废的节日聚会等。 • 沉溺于手机和其他社交媒体。 • 依赖社交媒体而不是人际接触。	2. 避免任何会伤害人际关系或增加压力的事情，例如： • 生活不健康的人。 • 敌对的心态。 • 循环的负面新闻。 • 不必要的压力。 • 刷屏时间过多，沉溺于社交媒体。 3. 养成增进人际关系和减轻压力的习惯，例如： • 积极的人际关系（责任心、同理心、时间管理、倾听、自信、多关注积极事物、宽恕他人）。 • 志愿服务那些有需要的人。 • 寻找增进社会关系的方法。 • 学习压力管理和决策技巧。 • 与积极、健康的人在一起。获得健康的最快方法是找到生活健康的人，与他们在一起，向他们学习。 • 远离快餐店、大麻店、小酒吧、颓废的节日聚会等。
3. 不学习如何建设社交关系、减轻压力的技巧或习惯。	

┌小习惯┐ 这是社会环中我最喜欢的 3 个小习惯：

• 与亲人闹矛盾后，我将承担我的那份责任，尽快道歉与和好。

• 当我感到精力耗尽或压力太大时，我会深呼吸几次，安定自己的情绪。

- 如果我有了孩子，每天至少花费 20 分钟与他们在一起，陪他们一起玩。我不会下任何命令，不会提任何问题，也不会指使他们，只是亲密地在一起。这将大大改善亲子关系。

灵性环

我们的生活除了生物、心理和社会层面，还有灵性层面。人类是有灵性的物种，如果要完全治愈自己、让生命起舞，那么就要认识到我们不仅仅是一堆细胞、思想和社会关系的结合。不论我们是否信仰宗教，我们都是以神圣目的被创造出的生命。保持自己的使命感和道德准则，并与这个星球、祖辈和子孙都有联结，预示着我们的生命历程很重要。我们每个人都有自己的角色，都有自己的使命。没有这种灵性上的联系，许多人会感到绝望或丧失生活意义，这可能会导致抑郁。

表 4-7　灵性环

邪恶的国王将……	仁慈的国王将……
1. 让人们过着毫无意义的生活，对身外之事缺乏关注和联系。	1. 塑造有目标的生活，鼓励其他人也这样做。
2. 过着消极的生活，假装一切正常，甚至让人觉得这样挺好。	2. 鼓励没有教条化的宗教信仰和实践，自由地祈祷、冥想、敬拜或服务。
	3. 与过去、未来和地球建立深刻的联系。

有生活意义的人，被定义为"具有从生活经验中获得意义的心理素质，并有意或有目标地指导自己的行为"，他们往往更健康、拥有更长的寿命。一项大型研究发现，有生活意义的人

具有更好的心理健康水平，更大的幸福感和满意度，更多的个人成长与自我接纳感，以及更好的睡眠，抑郁水平较低。随着时间的推移，人们相继进入老年阶段，这些特质有助于降低患阿尔茨海默病的风险，减少认知障碍以及让认知能力下降变慢。

研究表明，强大的"生活意义"还可以减少自尊感的波动。自尊感往往随社交媒体上的喜欢或点赞次数而变化。最终，感知自己生活的重要性、有目的地生活，有助于人们免受社会压力的影响。社会压力是造成如此多精神疾病的根源。另一方面，缺乏生活意义与一系列健康指标有关：压力激素皮质醇水平升高、腹部脂肪增多等。不难发现，压力让人大腹便便，健康状况差，情绪也差。同时大脑储备也会不足，导致一系列精神疾病。这些压力往往会让像我侄女这样脆弱的年轻人心理受伤。

现代社会中，媒体不断地向人们宣扬一些道德模范的生活，诸如政客、商业领袖以及各类名人。此外，在日常工作中，我们经常与我们的父母、老师或老板接触，而这些人的生活意义和目标并不明确。社会的灵性环是如此撕裂，我们如何从中找出生活的意义？

第二次世界大战中集中营的幸存者、精神学家维克多·弗兰克尔博士认为，有3种创造意义的方法：

1. 有目标的工作或富有成效的工作——提出诸如"正因为我在这里世界才变得更美好"这样的问题，或"我可以做点什么来改善世界"。

2. 关爱我们生活中至关重要的人。

3. 有勇气面对困难——肩负起命运的重担，同时帮助他人承担自己的命运。

我常让我的患者问自己：

· 你的生活意义是什么？

· 你的近期目标是什么？

- 你为什么在这里？
- 你的价值观是什么？
- 你心中有信仰吗？
- 你与祖先、子孙后代和地球有什么联系？

明智
贴士

在灵性环，缺乏生活意义、没有信仰、没有道德准则会导致精神疾病。

小习惯

这是灵性环中我最喜欢的 2 个小习惯：
- 早上，我会问自己：今天我要做哪些有意义的事情？
- 当我遇到难过的事情时，我会问自己：这件事真有那么重要吗？

表 4 - 8　灵性环

引发精神疾病的步骤，曾让艾丽兹和艾米丽患病	消除精神疾病的步骤，让艾丽兹和艾米丽恢复了健康
1. 不在乎或从未考虑自己的灵性、健康或生活意义。	1. 关心你的人生目标和意义。你不仅仅是身体、思想和社会关系的组合。
2. 过着毫无意义的生活，只专注于自己当下的快乐。	2. 改正损伤灵性环的习惯。
3. 表现出违反道德准则的行为（愤怒、暴食、成瘾、出轨、色情等）。	3. 遵守道德规则。
4. 崇拜生活不道德的人。	4. 过规律的灵性生活，包括： • 保持生活意义，有崇高的目标。 • 建立或重新发现与过去、未来、地球的联系。 • 从事一些公益活动。
5. 避免激情或目标感。	

续表

引发精神疾病的步骤，曾让艾丽兹和艾米丽患病	消除精神疾病的步骤，让艾丽兹和艾米丽恢复了健康
6. 避免与祖先、子孙和地球建立联系。 7. 不向精神榜样学习。	• 与有共同价值观和信念的人建立关系。 • 有勇气和信念面对困境。 • 牢记人生的最终目的——你用此生完成什么使命？

有目标的生活和灵性环

2005 年我认识了拜伦·凯蒂，我们马上就成了好朋友。她是我最喜欢的书《爱如所是》（*Loving What Is*）的作者，她曾帮助我走出困境。她训练我爱的人如何思维，而我指导她爱的人如何维护大脑健康。最终，我扫描了凯蒂的大脑。它看着并不健康，像是正遭受某种痛苦，然而她却看着很平静。她的灵性操练掩盖了她的大脑问题。

几年前我曾扫描过萨姆的大脑，他练习"爱善冥想"有 20 年了。值得注意的是，他的 SPECT 扫描看上去非常糟糕，左额叶和颞叶的活动显著减少。他告诉我，20 年前自己发生过摩托车事故，之后他就经常冥想，以解决大脑创伤后的抑郁情绪。15 年前，他开办了一家脊椎按摩治疗室，非常成功，他自己没有再抑郁过。尽管他承认自己做事杂乱无章，主要依靠能干的妻子和业务经理来维持日常运营。

明智贴士

心理健康、积极的社交关系和灵性实践可以稳定受创伤的大脑。

拜伦·凯蒂的故事和萨姆的故事表明，心理健康、积极的社交关系和灵性实践可以稳定受创伤的大脑。维持心理健康涉及所有 4 个环。在第二部分中，你将看到 4 个环如何与 11 个 BRIGHT MINDS 风险因素相互作用。然后，我将介绍一些使用 4 个环的简单策略，你可以用来预防或消除那些风险因素，从而增强脑健康并终结精神疾病。

第二部分

如何消除精神疾病：
BRIGHT MINDS 方法

How To Create Or Eliminate Mental Illness:
A BRIGHT MINDS Approach

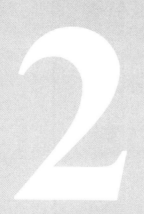

为了保持脑健康和心理健康，或者防患于未然，人们必须预防或消除 11 种主要的"BRIGHT MINDS"风险因素。这些因素会影响人们的脑健康。这些风险因素会影响脑健康/心理健康的方方面面，消除它们就可以让你预防或逆转"精神疾病"。从长远来看，这也会改善你的记忆力。

以下各章将分别介绍每一种风险因素，以及如何防止这些风险因素，包括特定的策略和营养支持。针对每个因素的膳食补充剂，将在第十八章中论述。

第五章

B 代表血液循环：优化生命之源

患上高血压的一种办法是：在小沙包上爬山。

——威尔逊伯爵

 丹尼尔

丹尼尔·阿拉是我的祖父，他是我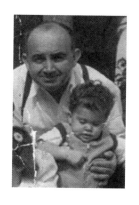
所认识的人中最友善的人，陪伴了我的
童年。我在 7 个孩子中是老三，父母给
予每个孩子的相处时间不多。但当我在
祖父家时，就会受到非常多的关爱。他
是一名专业的糖果师傅，孩子们都很喜
欢他。我最早的记忆是站在他厨房的白
色炉灶旁，看他如何制作软糖和果仁
糖。真好吃啊！

然而，香甜的糖使祖父付出了健康代价，他在 69 岁时得了
心脏病。在那之前，我记得祖父没有任何烦躁或沮丧，他与祖
母结婚时也没有太大的生活压力。他心情愉快，饱含微笑并且
积极做事。但是心脏病发作后，他变了个人。他老是落泪、失
眠，感到生活很乏味。精神科医生诊断他得了重度抑郁症，然
后开了抗抑郁药。那段时间里，我正在医学院学习心血管疾病
与抑郁症相关的知识。他葬礼那天，是我一生中最难过的一天。
从此我就立志要帮助那些有脑健康/心理健康问题的人。

我希望自己早一点知道糖、血流量、心脏病与抑郁症的关系。血液循环对生命至关重要。它可以将氧气、营养物质输送到体内的每个细胞，并运走废物。人的大脑重约 1.3 kg，仅占体重的 2%，却消耗了体内 20% 的氧气和血流。任何损害血管或血液循环的事物都会伤及大脑。心脏和血管健康才能确保大脑供血充足，这对于身体健康很重要，对心理健康也至关重要。这种关系是双向的。

患有抑郁症、焦虑症、双相情感障碍和精神分裂症的人更容易患心血管疾病，即使患者年龄较低也是如此。一项新颖的研究改变了人们长期以来的观点：脑细胞老化比较快，其实是供给神经元营养的血管老化更快。如果你想保持大脑健康、头脑敏锐和持久的心理健康，那么就需要保护好血管。

SPECT 可以测量大脑的血流量和活动度。通过 SPECT 可看到抑郁症、自杀、双相情感障碍、精神分裂症、ADD/ADHD、脑外伤、囤积癖、杀人、滥用药物、癫痫发作等患者的大脑出现了低血流量。低血流量也是阿尔茨海默病的早期影像指标。

有抑郁症、自杀、双相情感障碍、精神分裂症、ADD/ADHD、药物滥用、囤积癖、谋杀、癫痫发作、颅脑外伤等病症的患者，SPECT 结果会显示血流量较低。

这就是我如此担忧的原因。我在侄女艾丽兹 13 岁时扫描了她的大脑，发现总血流量降低了。要治疗艾丽兹和她的妹妹艾米丽的精神疾病，必须首先改善脑血管功能，让她俩学会关爱自己的大脑。众所周知，青少年需要教导才能形成好习惯。我向艾丽兹展示了不同的脑扫描结果，比较了她的结果与正常人的结果，让她知道自己的大脑需要修复，并激发她关注 "BRIGHT MINDS" 风险因素。

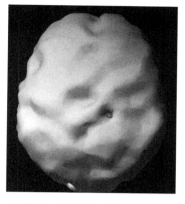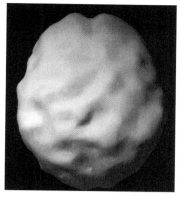

治疗前：与这个年龄段人群平均　　　治疗后：整体得到了改善
血流相比，总血流量偏低

艾丽兹的扫描结果

一年不到我们重新扫描了艾丽兹的大脑，由于服用了膳食补充剂并进行了高压氧治疗，她的脑血流量显著改善。看到病情改善后，她知道自己做得不错，有了继续治疗的动力。

可以看看 4 个环是如何影响了艾丽兹和我祖父的脑血流。

•**生物环**：像艾丽兹这样的血流受损，或者像我的祖父那样的心脏病发作，往往预示着较高的脑健康/心理健康问题。

•**心理环**：我祖父当时不知道有措施可以改善血液流动，最大限度地降低抑郁感。但是，正如艾丽兹已经学到的那样，当你相信自己有能力改变大脑、改变生活时，就可以改善大脑的血流并减少精神疾病的症状。

•**社会环**：艾丽兹在一个不利于脑健康的环境中成长。当她来与我和妻子同住，身边都是过着健康生活的人，因此她开始养成健康的生活习惯，脑血流也得以改善。

•**灵性环**：许多人关爱他人胜于关爱自己，例如我的祖父。若将自己的健康放在首位，他们会感到这是种自私的行为。但是为了家人和朋友，学会让自己开心、健康和充满活力也很重要。

大脑影像研究表明，维护脑健康/心理健康的首要策略是预防风险，然后是补充营养、保持心脑血管健康。任何损害血液循环的事物都会损害你的大脑。你是否有这些危害脑血流的因素？

危害血流的因素

（以及与 4 个环的关联）

1.（生物环）中风病史，表明血管已经损坏或比较脆弱。

2.（生物环、社会环）每天喝两杯以上的咖啡，这会限制血液流向大脑。如果你经常跟朋友或同事一起喝的话，则同时属于社会环。

3.（生物环）心血管疾病病史，包括冠状动脉疾病、心脏病、心力衰竭或心律失常。

4.（生物环、社会环）血液中低密度脂蛋白（LDL）含量高，尤其是 LDL 微粒对身体危害较大。如果与朋友或家人一起吃饭，餐品中含有较多的 LDL 的食物，则同时属于社会环。心内科专家很少告诉你的一个警示是，将总胆固醇水平降低到160 mg/dL 或以下，会增加抑郁症风险及暴力倾向。实际上一些重要的生理功能离不开胆固醇，所以不能太低。

5.（生物环、心理环）人到中年时血压会偏高或患高血压，这会减少流向大脑的血液。若慢性压力导致高血压，则同时属于心理环。老年时低血压也会减少脑血流。

6.（生物环）勃起功能障碍。如果你身体的任何部位有血流问题，那么那里就发生健康问题。

7.（生物环）久坐的生活方式、运动太少，如每周运动少于两次。在过去 30 年中，90％以上的青少年未达到美国疾病控制与预防中心推荐的运动标准，这可能是青少年脑健康/心理健康问题飞速增长的主要原因之一。

8.（生物环）糖尿病前期或糖尿病（见第十四章"D 代表糖尿病"）。高血糖会导致血管变脆，更容易破裂，创伤愈合慢，并发症增多。

9.（生物环、社会环）吸烟或摄入尼古丁（见第十章"T 代表毒素"）会减少大脑的血液循环。如果你与朋友一起吸烟，则同属于社会环。

10.（生物环、社会环）过量饮酒（见第十章"T 代表毒素"），这会整体上减少流向大脑的血液。如果在社交场合饮酒，则同属于社会环。

11.（生物环）睡眠呼吸暂停（见第十五章"S 代表睡眠"）总体上减少了流向大脑的血液，最容易波及受阿尔茨海默病影响的脑区。

明智贴士

维护脑健康/心理健康的首要策略是预防风险，然后是补充营养、保持心脑血管健康。任何损害血液循环的事物都会损害你的大脑。

看一下"邪恶的国王"和"仁慈的国王"如何通过血液循环（血流）来影响精神疾病的发病。

表 5-1　血液循环

邪恶的国王将……	仁慈的国王将……
1. 告诉人们不必运动。这会降低血管的柔韧性进而损害脑健康。	1. 鼓励在学校、教会或工作场所进行锻炼。
2. 让人沉溺于电子游戏和短视频，占据人们的时间和精力，使他们没有时间锻炼。	2. 限制电子游戏或刷屏时间，让儿童和成人多花时间进行户外锻炼。
3. 让学校削减体育课程。	3. 提倡每年筛查心血管疾病，积极预防这些疾病。

续表

邪恶的国王将……	仁慈的国王将……
4. 提高高血压和心脏病的发病率，例如心脏病发作以及动脉硬化。心脏病患者患抑郁症的风险显著升高。 • 以低廉的价格广泛供应香烟和大麻，它们均会减少血液流动。 • 在每个街角设置快餐店，让顾客仅需十几元就可以升级套餐，在菜单上不显示餐品的卡路里，使人们不知道自己吃了多少能量，并且每餐都赠送甜点——因为人们喜欢这样！ • 大量开设咖啡店。咖啡因会限制血液流向大脑。	4. 在学校和企业中进行咖啡因的健康教育，让人们知道咖啡因对脑血流的影响（还有能量饮料、尼古丁和大麻）。

降低血流风险因素的办法

（以及与 4 个环的关联）

以下是一些维护血流和血压健康的策略。

1.（心理环、灵性环）关注你的血液循环系统。它们是身体各系统保持健康的基础。

2.（生物环、社会环）避免降低脑血流的任何事。例如静坐不动、肥胖、每天超过一杯咖啡、吸烟、吸大麻、饮水不足。当人们不吸烟、没有焦虑和抑郁、生活压力较小，那么情绪和生活质量会改善，精神药物用量也会减少。电子游戏会降低儿童或成人大脑额叶的血流，其中有暴力倾向的电子游戏会降低前扣带回的血流。

3.（生物环）及时治疗影响脑血流的疾病。不要拖延这些病症：冠心病、心律失常、糖尿病或糖尿病前期、高血压或高血压前期、失眠、睡眠呼吸暂停、勃起障碍、吸毒、酗酒等。

4.（生物环）用自然疗法保持血流健康。除了上述策略，还有一些简单易行的办法：

- 足量饮水。每天至少 5 杯水，降低高血压风险。

- 尽量素食。

- 降低食盐摄入。

- 多吃含镁食物如牛油果、坚果，多吃含钾食物如菠菜、红薯等。

- 多吃降血压食物如甜菜汁、西兰花、芹菜、大蒜、鹰嘴豆、蘑菇等。

- 限制饮酒、咖啡因、果汁和苏打水（包括减肥汽水）。

- 每晚睡足 7～8 个小时，如果你有睡眠呼吸暂停综合征，就要去做评估和治疗。

5.（生物环）必要时就吃药。 我偏爱用自然疗法来解决健康问题，但是高血压或高胆固醇必须妥善治疗。与上述一些简单的策略结合，慎重用药。

6.（生物环、心理环、社会环、灵性环）经常锻炼身体，改善自己的血液循环。

- **（生物环）每天花 10～20 分钟进行祈祷或冥想。** 祈祷和冥想均可改善额叶皮层的血流，减少焦虑、改善情绪。它们也是有效的压力管理工具。

- **（生物环、社会环）日常生活中定期进行体育锻炼。** 如果与朋友一起运动，就属于社会环。一项纳入了 1 万多人的综述发现：运动与降压药的功效相似。对于脑部健康，运动的效果相当明显、持久。美国热门电视剧《都市女孩》的编剧莉娜·邓纳姆在 Instagram 上写道："当我忙于美剧《都市女孩》第 5 季时，锻炼身体依然是我首要的事。运动让我很容易就缓解了焦虑。对于在焦虑症、强迫症、抑郁症中挣扎的人，我想说：当别人告诉你要多运动时，听起来确实很烦人，我听了 16 年的医学建议，才开始锻炼。很高兴我自己终于开始做了，也受益了。"

邓纳姆的做法很好。每周至少运动100分钟（每天20分钟，一周5次），加上健康的饮食，可使大脑的年龄年轻近10岁。另外，规律的体育锻炼还可以：

- 降低患抑郁症的风险，每天只需慢跑15分钟。
- 改善抑郁症和精神分裂症患者的情绪、焦虑甚至认知能力。
- 减少囚犯和冰毒滥用者的抑郁和焦虑。
- 改善绝经后妇女和乳腺癌幸存者的焦虑、抑郁和失眠症。
- 增加海马体的大小，这是大脑的记忆和情绪中枢之一。
- 保护海马体免受压力相关激素如皮质醇的伤害，这些激素通常会使海马体收缩。研究显示，即使是悠闲地散步，也能增加女性海马体的大小。
- 运动可以刺激诸如脑源性神经营养因子（BDNF）等因子的产生，从而改善神经可塑性或脑适应性。
- 运动可以刺激"神经再生"，即大脑产生新神经元的能力。研究表明大鼠在运动后，在额叶和海马体中产生了新的神经元，这些神经元存活约4周后自然死亡，除非受到新的激活。如果你通过锻炼或社交互动刺激这些新神经元，它们就可以整合到其他的神经元上，长期保持其功能。这就是为什么锻炼后去图书馆读书或上音乐课的人，比只知道工作和吃饭而不怎么锻炼的人更聪明。
- 运动可提高认知灵活性，是强迫症和创伤后应激障碍的有效治疗方法。
- 运动可以增强心脏向大脑和全身输送血液的能力，

从而增加氧气和营养的输送。

· 促进一氧化氮的产生和血管的柔韧性，降低高血压、中风和心脏病的风险。

· 增强胰岛素降血糖的能力，降低患糖尿病的风险。

· 保持身体的协调性、敏捷性和反应速度。

· 通过汗水排除体内废物。

· 改善睡眠质量。

以下 4 种运动非常适合你的大脑。当然，患者在开始新的锻炼项目之前，应该咨询下医生。

· **爆发式训练**。30～60 秒的高强度运动，然后是几分钟的低强度运动，不断循环进行。短时爆发训练有助于内啡肽的释放，舒缓心情，让人精力充沛。

· **力量训练**。力量训练可以减少焦虑、增加精力、抚慰情绪。我建议每周进行 30～45 分钟的举重。可以间隔一两天，一次锻炼下半身，另一次锻炼上半身。

· **协调性训练**。跳舞、匹克球、乒乓球（世界上最好的健脑运动）以及其他类似的运动，可以促进小脑的功能。小脑包含了脑腔中 50% 的神经元，控制着身体和思想的协调性。中国台湾的一项研究发现，乒乓球可以改善ADD/ADHD 患儿的社交行为和执行力。

· **意识锻炼**。瑜伽、普拉提和太极拳等运动可缓解焦虑和抑郁，增强注意力和精力，促进大脑健康。

7.（生物环）进行高压氧治疗（HBOT）。 HBOT 是一种简单、无创、无痛且副作用很小的疗法。它利用氧气促进机体修复并减轻炎症。我们用 HBOT 已经数十年了。这个疗法于 20世纪 90 年代由核医学医师迈克尔·胡兹勒博士引进。他曾在加州大学洛杉矶分校做过一场关于 HBOT 的讲座。作为 20 世纪80 年代用 SPECT 进行脑成像的先驱之一，迈克尔·胡兹勒展示了患者接受 HBOT 治疗前后的 SPECT 扫描结果。扫描结果显示血流显著改善。受此启发，我将 HBOT 引入我们诊所。许多接受 HBOT 的患者特别是那些血流量低的患者，都得到了改善。

HBOT 如何工作？患者进入特制的高压氧舱中，这种高气压能使身体吸收比平时更多的氧气。氧气有益于机体的愈合过程。随着更多的氧气进入血管和组织，就促进了生长因子和干细胞的产生。

通常情况下，只有红细胞才能将氧气输送到全身。若使用 HBOT，氧气会溶解到其他体液中，如血浆、脑脊液和淋巴液，然后可以将其运输到血液循环不足或受损的区域。例如中风、血管疾病或难以愈合的伤口组织中无法获得充足的氧气，这降低了人体的康复能力。当额外的氧气能够穿透这些受损区域时，将加快康复过程。

研究人员发现，轻度颅脑外伤后使用 HBOT 可以促进恢复。2013 年一项纳入了 56 例轻度脑震荡患者的研究表明，HBOT 改善了认知和情绪以及生活质量。其他研究表明 HBOT 可以改善颅脑外伤患者的损伤修复。

2011 年保罗·哈奇博士与我的同事发表了一项医学研究。研究纳入了 16 名经历过爆炸引起的颅脑外伤和创伤后应激障碍的士兵，在 40 次 HBOT 治疗前后进行了脑部 SPECT 成像和神经心理学测试。经过治疗后，患者的症状明显减轻，智商测试提高了 14.8 点，工作记忆分数显著改善，冲动、情绪、焦虑测试也是如此，生活质量有所提高。SPECT 扫描显示脑血流整体得到了改善。

在亚蒙诊所接受 HBOT 治疗的许多橄榄球运动员也都受益。

HBOT 对许多疾病都有疗效。例如，2016 年的一项研究表明，HBOT 可以改善一氧化碳中毒引起的严重神经心理学问题，恢复患者的大脑血流和神经功能。研究表明，HBOT 还可以治疗：

- 中风
- 纤维肌痛
- 莱姆病（辅助治疗）
- 烧伤
- 糖尿病溃疡及并发症
- 伤口愈合
- 多发性硬化
- 肠易激综合征
- 外科手术后愈合
- 自闭症
- 脑瘫

8.（生物环）服用有循证证据的膳食补充剂来维持健康的血压，增加血流量。膳食补充剂的成分主要是维生素、微量元素、其他营养成分或标准化的草药提取物，经过临床试验表明有一定的健康益处。

- 银杏叶：病例对照研究表明，该膳食补充剂有助于改善脑血流量、记忆和心理症状如抑郁症和焦虑症。剂量建议：每天 2 次，每次 60～120 mg。我建议从低剂量开始服用数周，然后增至较高剂量，以找出适合你的最佳剂量。
- 可可黄烷醇：能够改善血液流动，支持健康的血压和改善脑功能，对于缺乏睡眠的人也有效。作为糖果制造商的孙子，我很高兴获得这一发现。剂量建议：我推荐每天吃一块无糖、不含乳制品的黑巧克力。
- ω-3 脂肪酸可以改善血流量、脑功能、记忆和情绪，并减少炎症和衰老引起的大脑萎缩。ω-3 主要含两种活性成分：二十碳五烯酸（EPA）和二十二碳六烯酸（DHA）。

这两种成分对于大脑不可或缺。剂量建议：对于大多数患者，建议每天服用 1400 mg 或更多，EPA/DHA 的比例约为 60∶40。（第七章中有 ω - 3 的用量信息，可以判断自己的用量是否合适。）

- 绿茶中的儿茶素有益于血液循环、血管和血压的健康。儿茶素还可以改善胆固醇水平，并帮助调节血糖。研究表明，每天服用儿茶素可以改善抑郁症并减缓认知能力的下降，尤其对于有阿尔茨海默病遗传风险的群体。剂量建议：每天剂量 720 mg 以下。
- 白藜芦醇也能够促进血液循环。剂量建议：每天 75 mg 或以上。

在第十六章中你会找到膳食补充剂的相关信息和剂量要求，它们都有助于消除 BRIGHT MINDS 风险因素或脑健康/心理健康问题。

这是一名患有 ADHD 的 40 岁女性布鲁克的脑部扫描结果。她的大脑前部血流量极少。她不想吃药，因此尝试了膳食补充剂，包括上面列出的那些以及多种维生素和鱼油。一个月后她感觉好多了，可以从扫描结果看到有所改善。

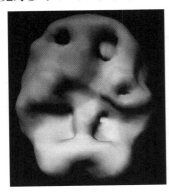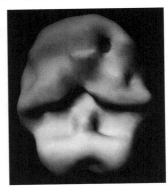

治疗之前　　　　　　　　　　用了膳食补充剂一个月之后

额叶低血流量　　　　　　　　　　总体有所改善

布鲁克的 SPECT 结果

表 5‑2　血流相关的 BRIGHT MINDS 风险因素

引发精神疾病的步骤，曾让艾丽兹和艾米丽患病	消除精神疾病的步骤，让艾丽兹和艾米丽恢复了健康
1. 不在乎你的血液循环。	1. 关心你的血液循环。
2. 养成损害血管并损害血流的习惯。 • 很少运动。 • 玩电子游戏，经常刷屏分散注意力。 • 使用香烟和大麻。	2. 避免任何会损害血管或损害血液循环的事物，例如尼古丁、咖啡因和大麻。
3. 不考虑增加血流的策略。	3. 养成规律的促进血液循环的生活习惯。 • 每周至少锻炼 100 分钟。 • 每天散步。 • 限制电子游戏和刷屏时间。 • 每年筛查血管疾病，在症状早期就及时治疗。 • 服用促进血液循环的膳食补充剂。 • 喝足量的水。

让我们再来看看我祖父的情况。如果时光可以倒流，我会建议他少吃糖果。因为糖（第十四章中你会看到）会损害心脑血管并引发心脏病。我知道心脏病与抑郁症有关，所以我会扫描他的大脑来查看病情，并用 BRIGHT MINDS 策略来促进他的血液循环，从而制订出综合的治疗方案。这将使他身心愉悦，继续做一个充满爱心的人；他就不会那么早去世了。遗憾的是现在为时已晚，但他是我献身精神医学事业的主要动力。至少现在我的侄女艾丽兹和艾米丽不必遭受精神疾病的痛苦。

选择一个改善血流的 BRIGHT MINDS 小习惯

小习惯

1. 每天足量饮水，大脑和其他器官含水量很高。

2. 我将避免咖啡因和尼古丁。

3. 进行小球运动如网球、羽毛球等。

4. 每天吃一小块不含糖的黑巧克力。

5. 每天服用银杏叶提取物（SPECT 扫描显示，银杏叶有助于改善脑健康）。

6. 多食用能增加血液循环的食物（第十八章中有许多这方面的内容）。

第六章
R 代表退休和衰老：
停止了学习大脑就开始死亡

我们不是因为年老而停止玩乐，而是因为停止玩乐，才会变老。

——萧伯纳

 贝蒂

第一次见到贝蒂时，她已经 94 岁了。她家三代人都患有 ADHD：她的儿子、孙子和曾孙女。当我问她为什么要来诊所看病时，她说希望早上能够看看报纸，以前因为注意力问题她做不到。贝蒂开始治疗一个月后，回诊所做了首次复查，告诉我们她已经读完了一本书！这是一次愉快的随访。几个月后，她说如果早年就解决自己的注意力和冲动控制问题，人生将会有很大不同，自己的子孙后代就不必遭受与她相同的病痛。她很感激我们的治疗。

通常情况下，70 岁以上老年人会因脑健康/心理健康问题，如 ADD/ADHD、抑郁症、焦虑症或记忆力问题而受到歧视。研究发现，无论年龄大小，维持良好的生活环境，脑健康就会相对良好。亚蒙诊所的脑成像结果清楚地表明年龄对脑健康有重要影响。随着皮肤开始松弛下垂、皱纹越来越多，大脑中也在发生类似的过程。如下是 35 岁、55 岁、85 岁的大脑扫描结果。

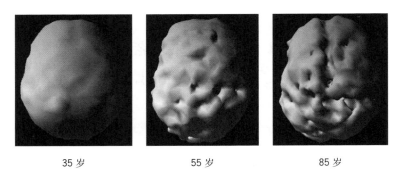

| 35 岁 | 55 岁 | 85 岁 |

扫描结果显示典型的大脑衰老过程

但是，只要你注意维持身心健康，保持头脑清晰、快乐，那么大脑就不会随着年龄增长而变坏！这是我祖母玛格丽特 92 岁时的照片，98 岁去世之前她的思维一直很敏捷。她的健脑秘诀之一就是几十年中不停地做编织，这特别锻炼小脑。

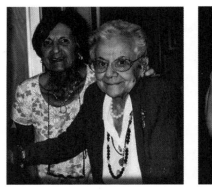
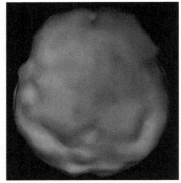

我的祖母 92 岁时的脑扫描结果

2018 年亚蒙诊所在《阿尔茨海默病》杂志上合作发表了一篇论文，对 62 454 张 SPECT 扫描结果进行了分析。我们呈现了大脑衰老的总体模式以及加速大脑衰老的因素。例如，儿童的大脑往往比较活跃，在 20 多岁时开始安定下来。20 多岁时大脑活动度往往相对稳定，一直维持到 60 多岁。后续的下降往往由于心血管疾病以及 "BRIGHT MINDS" 风险因素引起。但对于每个人来说，这并不一定必然发生。我们对许多老年患者进行了扫描，扫描结果显示他们的大脑非常健康。这归功于他们曾认真地对待自己的脑健康。下图可以看到后扣带回衰老的典型模式，这个关键区域主管记忆和情绪。

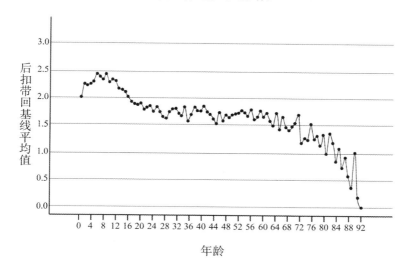

（此脑区的细胞最容易受到阿尔茨海默病的影响而凋亡）

老年人后扣带回的脑活动度

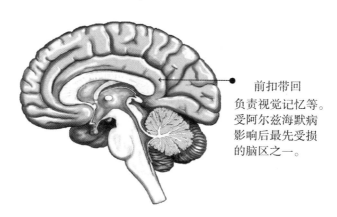

前扣带回
负责视觉记忆等。
受阿尔兹海默病
影响后最先受损
的脑区之一。

我们的研究表明，加速衰老的主要因素按影响大小依次为：精神分裂症、大麻滥用、双相情感障碍、ADD/ADHD、酗酒和吸烟。其他研究表明，血液中铁含量过高和吃红肉太多也与大脑早衰有关。

世界人口的平均年龄已经偏老龄化，年龄是阿尔茨海默病和其他形式痴呆的最大相关因素。据世界卫生组织统计，从2015年到2050年，60岁以上人口的比例将从12%上升到22%。这对于个人和政府来说都是一个挑战，因为65岁以上人口中高达10%的人存在严重的记忆障碍，而85岁以上人口中50%的人患有痴呆。这意味着，如果你幸运地活到了85岁，那么有1/2的可能性是痴呆。真正的坏消息是，我们的研究和其他人的研究表明，阿尔茨海默病和各种痴呆，实际上在人们出现明显症状之前的几十年就开始发病了。对于多数人来说，在中青年时期大脑正健壮时就伴随着脑健康的隐忧。年龄越大越需要认真对待脑健康。

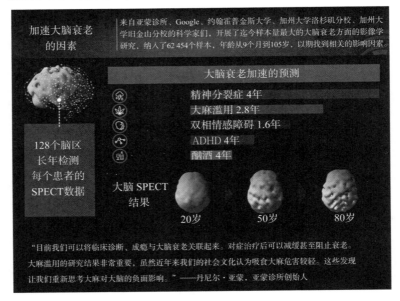

脑健康/心理健康方面的其他问题也会随着年龄的增长而恶化。年纪越大越有可能出现记忆力减退、社交疏离、听力问题和认知能力减退。随着年龄增长与脑健康恶化，就会出现情绪问题、焦虑、烦躁、脾气暴躁和行为异常。将大脑活动度降低

与生物、心理、社会和灵性4个环相结合，可以看到它们在脑健康/心理健康问题中的作用。让我们看一下这4个环如何影响到脑健康/心理健康。

· **生物环**：如果你经常头痛、头部强直（如中学时期打橄榄球时头部受到了损伤），难免会胡思乱想甚至抑郁。可以尝试用鱼油、S-腺苷甲硫氨酸（SAM）和姜黄素来缓解疼痛。如果你患有癌症等疾病，那么可能会失去对生活的希望。如果视力不佳又没配备眼镜，那么就很难享受阅读或编织这样的爱好。如果你听力不佳，问"啊？什么？"成了口头禅，那么可能就会失去家人的耐心和亲密感。第十八章中将会讲到关键的食物因素。比如你经常吃烤肉的话（像常见的烤汉堡或肉串），那么就会摄入一些有毒的糖毒素，这些化合物会诱发记忆力问题或认知问题。

· **心理环**：老年人容易担心无钱养老或生活起居上依赖他人。很多人更多地关注自己的失误而非成就。

· **社会环**：父母、兄弟姐妹或朋友的死亡会增加你的孤独感，对你的心理健康产生重大影响。不幸的是，据2018年密歇根大学的一项民意测验，50～80岁的老年人中，有1/3的人表示缺乏同伴，有1/4的人感到与社会疏离。

· **灵性环**：退休之后可能会使人感到生活缺乏目标。当你缺乏激情、目标、社会贡献、信仰时，那么就很容易发生脑健康/心理健康问题。抑郁症在退休者中更为普遍，尤其是当他们缺乏生活目标时。实际上，退休后身心健康会有一个小的提升。但随后长期的无所事事使老年人患抑郁症的风险增加了40%，得生理疾病的风险增加了60%。

同样一些变化就发生在我的一个叔叔身上。他年纪越来越大，每次我们一起去吃晚餐时，他的行为让人十分尴尬。他做事变得冲动，经常冲撞服务生，还言语伤人。他的大脑健康一点点恶化。当老年人情绪低落时，很可能是痴呆症的前兆。当你停止学习新事物，大脑就开始死亡。

当你停止学习新事物，大脑就开始死亡。

即使老了也能避免这些问题

不学习新事物的人，他们的记忆力和脑健康/心理健康方面的风险较高。大量研究表明，有学习障碍、厌学情绪或退学的人，发生认知问题和心理问题的概率很高。

患有 ADD/ADHD 或学习障碍的儿童，往往由于缺乏关爱而患上精神疾病。他们每一天都会感到很失败，或者让别人感到失望，这加剧了他们的慢性心理压力，使得海马体收缩。海马体是大脑中负责记忆、情绪、学习的重要脑区。我的侄女由于家庭环境不佳，在得到我们的诊治之前，就面临着巨大的健康风险。过早让孩子上学，也容易引发精神疾病。研究表明，低于平均学龄的儿童易得 ADD/ADHD，不得不接受兴奋神经的药物治疗。

研究表明，目标感和社会贡献感在人的生命历程中具有令人惊讶的模式：在人们年轻（青春期晚期/成年后）时达到了顶峰，中年时开始衰落，并在中年后期急剧下降。没有目标或目标不足，会增加患精神病尤其是抑郁症的风险，并降低自我接受度。

"思维定式"也很容易让人患上精神疾病，这种情况下人们会经常说：

我太老了。

我没有精力了。

我只想一个人待着。

我快要死了，为什么还要改变生活习惯呢？

多年来一贯如此，为什么现在要改变呢？

我不想舍弃糖果、蛋糕、葡萄酒、薯条……患上焦虑症或阿尔茨海默病也无所谓。

退休/衰老时的脑健康风险因素
（及与 4 个环的相互作用）

1.（生物环）年龄较大，尤其是 65 岁以上时。

2.（生物环、心理环）从事不需要学习新事物的工作。

3.（社会环）孤独或社会孤立。人类是社会性动物：社会连接的需求植根于我们的大脑。当我们感到孤独或与他人脱节时，会对我们的认知、情感和身体造成消极影响。人口中八分之一的人表示没有亲密的朋友。孤独的人比经常有朋友互动的人，认知能力下降快了 20%。孤独感会引发抑郁、社交焦虑、成瘾甚至囤积行为。孤独感在一生中的以下几个阶段达到顶峰：20 多岁、50 多岁和 80 多岁。孤独并不一定是一个人或者没有朋友。这是一种主观感受，意味着你所拥有的社会关系与你想要的社会关系之间的差距。与孤独相关的身体伤害，相当于每天抽 15 支香烟。

4.（灵性环）退休后没有新的努力方向、热情或目标。

5.（生物环）血检显示铁太多或太少。铁蛋白是血液中铁含量的指标，50～100 ng/mL 的水平是理想的。低于 50 ng/mL 会引起健康问题，例如焦虑、疲劳、不宁腿综合征、ADD/ADHD 等。2015 年关于精神病患者的一项研究发现，25% 以上的人患有贫血，它在精神病、焦虑症、强迫症和双相情感障碍患者中最为常见。铁蛋白水平高（超过 250 ng/mL）时预示着铁超负荷，增加了炎症、心脏病和神经退行性疾病如帕金森病和阿尔茨海默病的风险。

6.（生物环）神经递质水平下降，即大脑中的生化物质如
5-羟色胺、多巴胺、γ-氨基丁酸和乙酰胆碱含量降低。随着年
龄增长，我们会丢失产生这些重要化学物质的脑细胞，这些化
学物质是神经元保持通信的基础。血清素活性低会增加患抑郁
症的风险；多巴胺含量低会增加帕金森病的风险，或丧失动力
和愉悦感；γ-氨基丁酸含量低会增加焦虑的风险；乙酰胆碱含
量低会影响学习和记忆。

看一看"邪恶的国王"如何让衰老和退休的人发生精神疾
病，而"仁慈的国王"加以阻止。

表6-1　衰老/退休

邪恶的国王将……	仁慈的国王将……
1. 让人提早退休，停止学习新事物，整天坐在电视前看着暴力、自然灾害、激起愤怒和压力的政治新闻。	1. 鼓励终身学习，充满了目标，有各种计划。
2. 不加限制地让人观看很多恐怖电影或沉溺于暴力电子游戏，而这两种事物都会破坏大脑的幸福感。	2. 不让儿童过早上学。
	3. 促进工作期间的交叉轮岗。
	4. 限制电视、社交媒体和恐怖电影，保持脑健康。
3. 让人们孤零零地度过每一天，每天花费数小时在社交媒体上，增加人们患抑郁症和肥胖症的风险。	5. 鼓励那些血铁含量高的人定期献血。
	6. 科普间歇性禁食的益处。
4. 让孩子在很小年龄时就上学。	7. 治疗ADD/ADHD和学习障碍者，使人们享受学习的乐趣。
	8. 在学校和企业中进行必要的脑健康教育，突出终身学习的积极作用。

尽管衰老和大脑老化迟早会来到，但没必要害怕。是的，
人会变老，但也可以保持大脑的敏锐、专注和清晰，或者减缓
衰老的进程。想象一下，在人生的后半部分拥有像现在一样的

智力和精力，这是有可能的。

降低退休/衰老风险的办法
（以及与 4 个环的相互作用）

1.（心理环、灵性环）保持谨慎！年纪越大，就越需要认真对待。我今年 65 岁了，打算在 90 岁时依然有一个健康的大脑。我经常问自己："你想要一个衰老的大脑还是一个年轻的大脑？"这让我在不想去锻炼或不注意饮食时有了动力。最近，我见到了一位退役的举世闻名的拳击冠军，他的记忆力已经不行了。在看了他的大脑影像后，我说他正与"生命作斗争"。如果他要保持脑健康，就得与垃圾食品说再见，而肯德基炸鸡是他的最爱。他告诉我，他会努力锻炼身体，因为"没有记忆力，什么都会失去"。

2.（生物环、心理环、社会环、灵性环）避免任何加速衰老的事物，例如停止学习新知识、从事不需要持续学习的工作、体内铁含量高、抽烟、酗酒、滥用大麻、美式饮食、孤独、缺乏目标等。

3.（灵性环）知道自己为什么要保持健康。你相信自己保持健康是因为天命？或者只是自己的想法而已？对于我来说，我爱我的四个孩子，但老实说，我不会让他们照顾我。我不希望成为他们的负担，不想让他们告诉我该吃什么、穿什么或替我开车。如果你也是这样，那么就要认真维护好自己的身心健康。

4.（生物环、心理环）用新知识来锻炼大脑，终身学习以保持大脑敏捷。女星朱迪·丹奇值得我们学习，尽管她已经 80 多岁了，但仍在表演。2015 年她对《电讯报》说，"退休"是字典中最粗鲁的单词。"我认为年龄不重要，重要的是不放弃学习新事物。"

最好的心理锻炼包括获取新知识，或者做以前从未做过的事情。即使你的日常工作很复杂，例如教别人编程、解读影像学结果、设计新桥梁等，它们也不会像学习那样对大脑构成什么挑战。当大脑反复重复某项活动时，每次完成这项活动所消耗的能量就会越来越少。新的学习活动（如新的兴趣爱好或游戏）会建立新的神经元连接，可以维持和改善你不常使用的脑区功能。

经常使用的脑区将会增长，不常使用的脑区将会萎缩。这告诉我们该如何锻炼大脑。如果你只玩英文填字游戏，那么就无法获得足够的锻炼。这就像锻炼身体时只知道锻炼右臂的肱二头肌。查看下面的图表可以了解更多的内容。

5.（生物环）平衡体内的铁水平。铁过多的原因包括经常饮酒，用铁锅做饭，食用了铁强化食品、含铁量高的井水等。从遗传上讲，有些人容易从食物中吸收过多的铁。献血可以让人降低铁水平。绿茶、迷迭香和姜黄素也有一定作用。

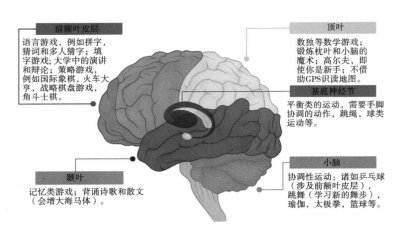

不同脑区的锻炼办法

如果铁含量低，请补充铁。但切勿同时服用铁剂和某些维生素，因为可能产生毒性。因此服用铁剂前后的几个小时，不要服用其他膳食补充剂。

6.（生物环） 间歇性地禁食。禁食有助于大脑健康，因为可以清除一些损伤神经元的有毒蛋白，减少炎症，延缓衰老。例如12～16小时的夜间禁食：在晚上7点吃晚餐，第二天早上7点才再次进餐（或在上午11点再次进餐）。24小时的长时禁食也可以。

7.（社会环） 建立与外界的连接。为了减少孤独和孤立的风险，请与家人或其他团体一起度过闲暇时光。你可以报个课程或结识新朋友，以保持社会联系或人际关系。研究表明，关爱他人可以提高人的预期寿命。例如，照料孙辈的老人比那些无须照料的老人寿命更长。一项研究表明，照料孙辈2年的老年人海马体的大小显著增大，海马体负责情绪和记忆。

8.（生物环） 服用延缓衰老的膳食补充剂。

- **N‑乙酰半胱氨酸（NAC）**。NAC对双相情感障碍、精神分裂症、强迫症和成瘾的患者有明确的效果。它还可以减少炎症，延缓阿尔茨海默病患者的脑萎缩。剂量建议：成人的典型剂量为每天600～2400 mg。若每天超过1800 mg可能会有胃部不适。对于我的患者，我建议他们每天2次，每次600 mg。

- **石杉碱甲**。这种在中国研究了将近20年的化合物，可改善抑郁症或精神分裂症以及多种痴呆症的认知障碍。它的副作用主要有胃肠道问题、头痛、头晕、排尿增加以及某些配伍禁忌。注意：石杉碱甲只能在医生的指导下使用。剂量建议：成人通常的剂量是每天2次，每次50～100 mg。

- **藏红花素**。最新的临床试验发现，它有助于缓解抑郁症、双相情感障碍和焦虑症。藏红花素作为抗氧化剂和神经保护剂可以增强记忆力，保护海马体，增加血流量和乙酰胆碱含量，并降低引起痴呆的毒性蛋白质的积累。剂量建议：藏红花素的典型剂量为每天30 mg的标准浓缩液。

- **鼠尾草**。17世纪草药学家尼古拉斯·卡尔佩珀写道，鼠尾草可以"治愈"记忆问题，同时"提升人的感受能力"。现代研究显示鼠尾草提取物可以增强大脑功能，也可以缓解抑郁症。剂量建议：典型剂量是每天300～600 mg干鼠尾草叶胶囊或25～50 μL的精油。注意：有高血压或癫痫的患者要在医生的指导下使用。
- **磷脂酰丝氨酸(PS)**。临床试验表明，对于患有认知功能减退的老年人，PS可以改善他们的注意力、学习、记忆和口头表达能力，是维护记忆力非常好的营养药物。患有阿尔茨海默病的人也可以从PS受益。PS还可以有效地消减压力，能够降低皮质醇水平，并且可以减轻ADD/ADHD儿童的症状。你可以从蛋黄、瘦肉或动物内脏中获得PS。剂量建议：成人的典型剂量为每天100～300 mg。

表6-2 退休/衰老引发的 BRIGHT MINDS 风险因素

引发精神疾病的步骤，曾让艾丽兹和艾米丽患病	消除精神疾病的步骤，让艾丽兹和艾米丽恢复了健康
1. 不在乎你的大脑衰老。 2. 有一些加速大脑衰老的习惯。 ・不去治疗 ADD/ADHD 或学习障碍，让孩子开始厌学。 ・从事不需要学习新技能的工作。 ・退休很早，生活中没有兴趣爱好、激情或目标。 ・不去想为什么要拥有健康的大脑。 ・独自生活，与朋友和家人疏离。 ・不关心自己的血铁水平，不关心异常。	1. 不论年轻与否都关心你的大脑健康。 2. 避免过早地让大脑老化。 3. 养成延缓大脑衰老的健康习惯。 ・专注于学习新事物以保持头脑活跃，进行多种锻炼以锻炼不同的脑区。 ・工作中进行交叉轮岗以学习新技能。 ・退休后继续工作或做志愿服务，或找到新的兴趣。 ・知道为什么随着年龄的增长要保持大脑健康。

续表

引发精神疾病的步骤，曾让艾丽兹和艾米丽患病	消除精神疾病的步骤，让艾丽兹和艾米丽恢复了健康
• 沉溺于过去的痛苦中，自怨自艾。 • 因"世俗偏见"而充满心理压力。 • 整天看电视，节目中充斥着暴力、自然灾害或滋生愤怒的党派政治新闻。 • 在社交媒体上花费很多时间，增加患抑郁症和肥胖症的风险。 3. 不用延缓大脑衰老的策略。	• 间歇性禁食以帮助大脑清除破坏神经元的有毒蛋白质。 • 与家人和朋友保持联系，参加教堂聚会或其他团体活动，保持社会关系。 • 检查血铁水平，如果异常应及时治疗。 • 保持年轻的生活观。 • 避免观看太多令人抑郁的电视节目。 • 限制使用社交媒体的时间。 • 对 ADD/ADHD 或其他学习障碍者进行治疗，享受学习过程。 • 考虑使用膳食补充剂来促进大脑健康。

从今天起养成预防衰老的 BRIGHT MINDS 小习惯

小习惯

1. 限制吃焦香的烤肉。

2. 去医院检查我的血铁水平。

3. 如果我的体内铁含量太高，我将去献血。

4. 我会每天晚上到第二天早上保持 12~16 个小时不吃东西。

5. 在饮食中，我将加入一些抗氧化剂，例如蓝莓、其他浆果、绿茶、丁香等。

6. 为了获得大脑所需的基本营养元素，让大脑充满能量并保持功能，我将服用多种维生素与微量元素补充剂、浓缩鱼油等。

7. 食用一些富含乙酰胆碱的食物，例如虾。

8. 与他人保持联系，避免孤独和孤立。

9. 用音乐辅助做一些冥想。

10. 每天学习一点新知识。

第七章

I 代表炎症：扑灭体内的火

减轻炎症就可以从根本上治愈很多疾病。如果你的肠道老出毛病，那么就可能导致身体其他部分出问题。

——杰伊·伍德曼

 琳恩

现年 53 岁的琳恩之前曾期待与未婚夫威尔结婚。一个晚上，威尔因为心脏病发作死在了她的怀中。她万分悲痛，难以自拔。最终她来到了我们诊所。她说自己很抑郁，时常很惊恐，呼吸急促，失眠，胸痛很严重。她的家庭医生说这就是众所周知的悲伤或心碎。她的姐姐黛比向琳恩推荐了我，黛比几年前曾因焦虑症来看过病。我还见过黛比的女儿和女婿。

当我看到琳恩时，她的悲痛显而易见。我理解她为什么会被诊断为"正常"的悲伤，随后对她进行了常规的脑部扫描。SPECT 扫描结果显示，流向大脑的血流总体减少，并且大脑有早衰的迹象。她比较肥胖，血常规显示她的炎症血液标志物 C 反应蛋白（CRP）高达 78 mg/L（正常值应该＜1.0 mg/L）。并且她的甲状腺素水平较低、孕酮水平低、空腹血糖值高。我立刻将她转诊到心脏病诊室，心脏专家告诉我她的 3 个冠状动脉已经阻塞了 95%。接下来的一周她接受了冠状动脉搭桥术，这有助于减轻她的胸痛。然后，我们一齐努力消除了她所有的

136　**重塑脑健康**

BRIGHT MINDS 风险因素。6 个月内她的情绪变好了，悲伤减轻了，她的炎症指标又回到了正常范围，体重减轻了 13 kg，随访时扫描结果显示病情得到了明显改善。

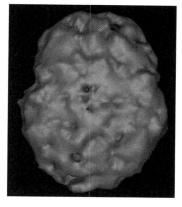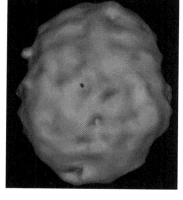

总体活动低下（常见于心脏病和炎症）　　　血流和活动总体得到改善

琳恩治疗前后的扫描结果对比

　　炎症一词来自拉丁语 inflammare，意思是"着火"。炎症是人体应对损伤或外来入侵如割伤、病毒或细菌感染的自然反应。

　　当你受伤或感染时，身体的自然防御机制就会发挥作用：血管扩张，使血液可以冲向患病区域，免疫系统中的白细胞（及其产生的抗体）则赶紧"赶到现场"处理问题，就像消防员去灭火一样。当免疫系统发动攻击去消灭异物并开始治愈时，受影响的区域会变得肿胀、发热、发红且疼痛。通常几个小时或几天后，免疫反应就会恢复到平时的状态，炎症消退。这个至关重要的生理过程让人保持健康。人体不能完全没有炎症反应，否则很容易受到感染，并且受伤后无法自愈。

　　但是，某些人的炎症反应会比较强烈，并且不容易消退。或者，免疫系统将健康组织误认为是外来入侵者，然后开始攻击它。当炎症变为慢性时，就像体内出现了不灭的"小火"，这会损伤你的器官和组织。像琳恩体内的情况一样，持续性炎症与许多身体疾病有关，包括心脏病、癌症、关节炎、疼痛综合征和胃肠道疾病等。根据世界卫生组织的数据，世界范围内慢性疾病是对人类健康的头号威胁。炎症是引发疾病的主要原因之一。

如果你的脑健康/心理健康问题一直未治愈，那就要考虑是否有炎症了。

慢性炎症与脑健康/心理健康有什么关系？正如它会损害你的身体一样，它也会损害你的大脑和心灵。慢性炎症与多种神经系统疾病和精神疾病有关，包括抑郁症、双相情感障碍、强迫症、精神分裂症、人格障碍、阿尔茨海默病、帕金森病等。高炎症水平与动机下降、自杀行为、脑源性社交排斥、恐惧、感到威胁等症状有关。如果你因脑健康/心理健康问题而没有得到有效治疗，那么可以看下是否有炎症。

例如，你是否知道一些会诱发炎症的药物如疫苗、干扰素的主要副作用就是抑郁症，这些药物可以用来治疗肝炎或某些类型的癌症。另一方面，已经发现一些消炎药，例如阿司匹林和布洛芬以及膳食补充剂如ω-3和姜黄素，可以减轻慢性炎症患者的抑郁症症状。

增加炎症的药物的主要副作用就是抑郁。消炎的膳食补充剂，如姜黄素和ω-3脂肪酸，可减少抑郁。

由于炎症与脑健康/心理健康问题的这种关系，首要的是要意识到引发或促进炎症的风险因素。外伤和感染之外还有很多风险因素！如下是筛查你是否有慢性炎症的方法。

炎症风险因素

（与 4 个环的相互作用）

1.（生物环） 血检显示 C 反应蛋白水平过高，正常值介于 $0\sim1.0$ mg/L。

2.（生物环） 血检显示同型半胱氨酸水平较高：与发炎、动脉硬化和狭窄、心脏病、中风、血栓甚至阿尔茨海默病相关。正常值应 <8 μmol/L。

3.（生物环） 维生素 D 含量低。

4.（生物环） 环境毒素暴露。

5.（生物环、心理环、社会环、灵性环） 吸烟。它会损害身体健康，心理环的原因是你可能觉得抽烟让人放松，社会环的原因是你可能会在社交场合吸烟，灵性环的原因是你需要找到一个能说服自己的戒烟理由。

6.（生物环、心理环、社会环、灵性环） 过量饮酒。心理环的原因可能是你买醉来麻醉自己，社交环的原因可能是在社交场合饮酒，灵性环的原因是你需要找到戒酒的动力。

7.（生物环、心理环、社会环、灵性环） 慢性压力。

8.（生物环） 童年创伤。

9.（生物环） 牙龈疾病。

10.（生物环、心理环、社会环、灵性环） 肥胖症，尤其是腹部脂肪过多。生物环是因为饮食不周和肥胖，所以体内有了炎症；心理环是你可能会吃东西来自我安慰；社会环是因为你可能在社交场合暴饮暴食或经常吃垃圾食品；灵性环是因为你需要找到控制饮食的理由。

11.（生物环） 糖尿病前期或糖尿病。

12.（生物环、心理环） 失眠，尤其是在轮班工人中。如果压力过大使你彻夜难眠，那么就属于心理环。

13.（生物环、心理环、社会环）过度运动。如果出于自我强迫则属于心理环；如果是随朋友过度运动，则是社会环。

14.（生物环、心理环、社会环）促炎食物。

- 吃糖果过多。
- 高糖、低纤维的食物：面包、意大利面、土豆、大米等。
- 反式脂肪。
- 玉米、大豆和植物油中过量的 $\omega-6$ 脂肪酸。
- 人造甜味剂。
- 麸质。

15.（生物环）$\omega-3$ 水平低：测量红细胞中 $\omega-3$ 脂肪酸 EPA 和 DHA 的总量，可以直接反映它们在大脑中的水平。较低的 $\omega-3$ 指数预示认知能力下降的风险增加 77%。$\omega-3$ 指数水平超过 8% 为好。

16.（生物环）肠道溃疡或不健康的菌群。

本章接下来重点分析几种最常见的炎症原因：肠道溃疡或菌群不健康，以及 $\omega-3$ 指数低。

肠道炎症与大脑的联系

胃肠道通常被称为第二大脑，因为它们的内膜上有着 1 亿多个神经元。这里的神经元比脊髓或周围神经系统中的全部神经元还多，可以与大脑直接通信。这就是为什么一些人在工作面试之前会因紧张而胃肠道不适或消化不良。情绪和心理上的痛苦如焦虑、沮丧、压力和悲伤，通常也会表现出肠胃不适。

从嘴到消化道末端有 9 米多长（包括你的胃）。消化道里面衬着一层紧密连接的细胞，可以保护消化道免受外来侵害，并让人高效地消化食物。当细胞连接变宽且内膜变得多孔时，就会发生肠道渗漏。

明智贴士

肠壁衬层只有单个细胞厚。任何造成细胞连接扩大或变得多孔的事物会让毒素更容易进入体内，从而引起炎症。

肠道渗漏与脑健康问题相关，包括情绪和焦虑症、ADD/ADHD、帕金森病和阿尔茨海默病等。肠道渗漏还与慢性炎症有关，包括许多自身免疫病，例如系统性红斑狼疮、类风湿关节炎、桥本甲状腺炎、多发性硬化症、消化系统问题（胀气、腹胀、便秘和腹泻）、季节性过敏和皮肤问题（痤疮和酒渣鼻）等。

消化道内部：好微生物与坏微生物

考虑到胃肠道中所有的神经元与大脑的直接通信，肠道健康与大脑健康紧密相关。肠道的健康状况很大程度上取决于其中的微生物。没错，你的胃肠道拥有大约 100 万亿个微生物如细菌、酵母等，大约是人体细胞总数的 10 倍。这个"微生物社区"统称菌群。

这些微生物有些对你的健康有益，有些有害。在经典的好人与坏人斗争场景中，双方都在努力控制你的菌群。当好与坏的比例大约是 85：15（或以上时），身体就处于健康状态。当坏微生物的比率上升时，那么就可能导致肠道渗漏，出现身体和精神方面的问题。肠道菌群保持平衡对心理健康至关重要。

菌群在保护肠壁完整、消化功能、营养吸收、合成及维生素（K_{12}、B_{12}）和神经递质（如 5-羟色胺）等方面，起着至关重要的作用。你的菌群会参与排毒，并会控制炎症、免疫力、食欲和血糖水平。有证据表明，良好的肠道菌群可以阻止入侵者如大肠埃希菌，帮人应对精神压力。

牙周病　胃酸不足　抗生素　　感染　　血糖异常　抗体

衰老　　　压力　　菌群失调　　毒素　　食物过敏

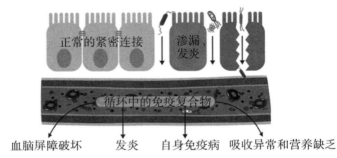

小肠黏膜细胞

正常的紧密连接　　渗漏、发炎

循环中的免疫复合物

血脑屏障破坏　　发炎　　自身免疫病　吸收异常和营养缺乏

血液流动

肠道渗漏综合征引发肠道损伤

明智
贴士

保持肠道菌群的平衡对心理健康至关重要。

　　但是，如果好微生物不足，无论是因为饮食不佳如摄入过多的糖导致酵母菌过度生长，还是过量使用抗生素（甚至早在儿童期）杀死了好细菌，或是剖宫产而错失了产道中的好微生物，人们就更有可能感到焦虑、压力、抑郁和疲惫。

哪些因素会减少好的微生物?

- 药物:抗生素、口服避孕药、质子泵抑制剂、类固醇、非甾体消炎药等。
- $\omega-3$ 脂肪酸过低。
- 压力。
- 糖果、高果糖玉米糖浆。
- 人造甜味剂。
- 麸质。
- 环境过敏或食物过敏。
- 失眠,尤其出现在士兵和轮班工作人员中。
- 毒素:农药、肥皂中的抗菌物、重金属等。
- 肠道感染:幽门螺杆菌、寄生虫、念珠菌等。
- 体内维生素 D 含量低。
- 放射治疗/化学药物治疗(简称放疗/化疗)。
- 剧烈运动。
- 过量饮酒。

让我们来仔细看看药物尤其是抗生素如何影响肠道中的微生物。抗生素旨在杀死使你生病的有害细菌,但同时它们也会损害肠道中的有益细菌。一些人滥用抗生素后,会耗尽体内的好微生物,增加了坏微生物的比率。在 2016 年的一项研究中发现,接受抗生素治疗的小鼠的肠道中有益细菌减少,肠道、大脑和免疫系统中的白细胞数量同时也减少了。令人惊讶的是,抗生素还会阻止海马体中新细胞的生成并损伤记忆力。要知道海马体也参与情绪调节,而益生菌和运动可以改善海马体的状况。

**明智
贴士**

抗生素会阻止海马体中新细胞的生成并损伤记忆力。海马体同时参与了情绪调节。在童年时长期使用抗生素会有终生影响。益生菌和运动可以逆转海马体损伤。

令人震惊的是，抗生素最大的危险不是来自医生开的药，而是来自你吃的食物。在美国，大约 70％ 的抗生素用于畜牧业。这些药物会残留在肉类和奶制品中，人们消费后就会破坏肠道中益生菌与坏细菌之间的平衡。这就是为什么要尽可能食用不含抗生素和激素的肉类。简而言之，你需要照顾好肠胃，否则脑健康就会受到损害。

ω－3 脂肪酸：减少炎症、增强脑健康/心理健康

血液中的 ω－3 脂肪酸 EPA 和 DHA 含量低与炎症相关。哈佛大学公共卫生学院的研究人员认为，ω－3 脂肪酸过低是导致死亡的主要原因之一，而这很容易纠正。低水平的 EPA 和 DHA 的水平也与如下病症相关：

- 抑郁症和双相情感障碍。
- 自杀行为。
- ADD/ADHD。
- 认知障碍和痴呆。
- 肥胖。
- 心脏病。

你是否知道大多数人的 ω－3 脂肪酸 EPA 和 DHA 含量偏低？你也可能比较低，除非你定期吃鱼（但汞和其他毒素可能含量高），或者服用了高质量的 ω－3 脂肪酸 EPA 和 DHA 膳食补剂。2016 年我们在亚蒙诊所检测 50 例未曾服用鱼油（EPA 和 DHA 主要来源）的患者的 ω－3 脂肪酸水平，其中 49

例处于次优水平。在另一项研究中，我们将 130 例患者的 SPECT 扫描结果与其 EPA 和 DHA 水平相关联，发现 ω-3 脂肪酸低的患者的右海马和后扣带回血流量较低（阿尔茨海默病最先受损的脑区）。在认知测试中，我们发现 ω-3 脂肪酸含量低与情绪得分降低相关。

越来越多的科学证据表明，认知功能、心理健康与 ω-3 脂肪酸 EPA 和 DHA 之间存在关联。服用富含 EPA 和 DHA 的鱼油有助于缓解抑郁症状。一项涉及 3317 名男性和女性的为期 20 年的研究发现，EPA 和 DHA 摄入量高的人，尤其是妇女，很少出现抑郁症状。一些专家认为，这些作用归功于 ω-3 脂肪酸的抗炎特性。

ω-3 脂肪酸 EPA 和 DHA 对脑健康/心理健康的其他好处包括，改善 ADD/ADHD 患者的注意力，降低压力，降低精神病风险。在亚蒙诊所，我们让退役的橄榄球运动员服用足量的鱼油，不少人的疼痛减少甚至完全消失。

表7-1　如何促进或预防炎症

邪恶的国王将……	仁慈的国王将……
1. 增加精加工食品的供应和销售，这些食品中包括玉米、大豆制品和精炼油（富含能促进炎症的 ω-6 脂肪酸）。	1. 定期测试患者的 C 反应蛋白、同型半胱氨酸和 ω-3 水平。
2. 让人每天观看带来负面情绪的政治类节目，不断积累慢性压力。这些负面新闻和冲突话题往往占据着头条。	2. 限制不必要的抗生素治疗，限制杀虫剂，限制精加工食品和糖。
3. 通过限制有机多脂鱼的消费来促进炎症。	3. 鼓励富含有机蔬菜、益生元和益生菌食物的饮食方式。

续表

邪恶的国王将……	仁慈的国王将……
4. 增加农药的使用,增加草甘膦的使用。	4. 鼓励进行压力管理,保证充足的休息。
5. 让人们误以为酒是一种健康食品,鼓吹每天必须喝两杯。	5. 让所有人都能使用益生菌(有益肠道的活细菌)或益生元营养食品(滋养有益菌群的膳食纤维)。
6. 提倡这样的信念:忙碌是有价值的体现,越忙越好。	6. 鼓励食用安全健康的鱼类食品,或补充高质量的 $\omega-3$ 脂肪酸膳食补充剂。
7. 不使用牙线清洁牙齿。	7. 到学校科普预防炎症的知识,尤其是用牙线剔牙以此保证牙龈健康,这对于大脑是有多么的重要!
8. 禁止食用益生菌和益生元食品,不吃能改善肠道菌群的食物。	
9. 在儿童和成人有流鼻涕或咳嗽症状时就一股脑地使用抗生素,杀死有益的肠道细菌。	
10. 提高含糖食品(促炎食品)的消费,鼓励食品制造商在产品中加入隐含的糖,以消灭肠道中的有益菌群。	

明智
贴士

鱼类摄入不足、精加工食品、肠道渗漏会增加炎症,进而带来脑健康/心理健康问题。

减少炎症风险的办法

(及与 4 个环的相互作用)

策略

1.(生物、灵性)关心你的炎症水平,并让医生定期检测

C反应蛋白、同型半胱氨酸和ω-3脂肪酸的指数。C反应蛋白水平对其他病症也很重要。对于重度抑郁症患者，C反应蛋白水平可以用来确定哪种抗抑郁药最有效。

2.（生物环）避免任何加剧炎症的事物，例如肠道渗漏、ω-3脂肪酸含量低或者ω-6脂肪酸摄入过多、牙龈疾病等。

3.（生物环、社会环）养成降低炎症的习惯。

- **（生物环、社会环）**食用富含膳食纤维的食品，促进益生菌的生长。这些食物包括苹果、豆类、卷心菜、洋蓟、洋葱、韭菜、芦笋、南瓜、红薯、山药、凉薯、甜菜、胡萝卜等。社会环是因为朋友和家人会影响你的饮食选择。

- **（生物环）**添加益生菌或含有活菌的发酵食品：山羊乳酪、康普茶（一种发酵茶饮料）、纯酸奶（如羊奶或椰奶）、泡菜、腌制的水果和蔬菜、酸菜等。

- **（生物环）**谨慎服用抗生素。如果过去曾经使用过多种抗生素，那么补充益生菌并保持健康饮食对于维持脑健康至关重要。

- **（生物环）**减少高水平的同型半胱氨酸。B族维生素（尤其是维生素B_6、维生素B_{12}和叶酸）可降低过高的同型半胱氨酸水平。它们还有助于大脑健康，降低脑萎缩有效率达90%。

- **（生物环）**保养牙龈。这个比较简单。通过每天早晚刷牙，每天用牙线清洁牙间隙并定期洗牙，可以避免牙周病或牙龈疾病。牙周病是抑郁症和痴呆症的风险因素。

4.（生物环、社会环）服用能减轻炎症的膳食补充剂。社会环是因为朋友和家人会影响你的饮食。我很少遇到不需要降低炎症的患者，这几乎是每个人的风险因素。以下膳食补充剂有助于降低炎症和改善菌群。

- **益生菌**：临床研究表明，它们可以降低同型半胱氨酸水平和减少炎症。益生菌与益生元配合使用效果更佳。益生元支持并促进益生菌的生长，同时含有乳酸杆菌和双歧杆菌的产品较好。膳食补充剂中益生菌的菌株质量比菌株数量更重要。剂量建议：我经常推荐的益生菌是每天服用 30 亿个或以上的活菌。
- **叶酸、维生素 B_6、维生素 B_{12} 和甜菜碱**：我建议同型半胱氨酸水平高的患者服用这些膳食补充剂。

  叶酸剂量建议：每天服用 800 mcg 甲基叶酸，甲基叶酸是人体中的活性形式，而叶酸则是合成的。

  维生素 B_6 剂量建议：每天服用 20 mcg 盐酸吡哆醇或 5-磷酸吡哆醛，两者都可以被充分吸收和利用。

  维生素 B_{12} 剂量建议：每天服用 500 mcg 甲基钴胺素；羟钴胺素也是安全的。这两者比氰钴胺（含有潜在毒物氰化物）更受欢迎。

  甜菜碱（三甲基甘氨酸）剂量建议：每天 1000~3000 mg。这种物质是天然的，存在于我们的细胞中，对神经传递介质生成很关键。
- **姜黄素**：它是姜黄根中的三种活性"姜黄素"的统称，具有消炎作用，还可以制作咖喱。7000 多篇论文揭示了姜黄素的益处，包括强大的抗炎作用以及抗氧化、血糖调节和抗肿瘤活性。但是要注意，单独服用姜黄素，其吸收性或生物利用度很差，可以服用吸收性较好的剂型。剂量建议：每天服用 500~2000 mg 的高生物利用度的姜黄素。
- **ω-3**：ω-3 脂肪酸 EPA 和 DHA 可以减少炎症、焦虑和抑郁症；增加脑血流量，改善情绪，增加工作记忆和执行能力；延缓脑萎缩。

  人体产生的 EPA 和 DHA 比较有限，这意味着它们大部分需要从食物中获取。植物会产生一种称为α-亚麻酸（ALA）的ω-3脂肪酸，人体可以将其转化为EPA和DHA，但效率不高。EPA和DHA的最佳饮食来源是冷水鱼类，包括鲑鱼、沙丁鱼、鳟鱼、金枪鱼、鲭鱼、鲱鱼、大比目鱼等。但是，不要选择有汞、多氯联苯（PCBs）或二噁英污染的鱼类。选择有质量保证的鱼，确保没有毒物污染。提高ω-3水平最安全、有效的方法是服用高浓度、高质量的鱼油，每天可以保证1000 mg的EPA和DHA。

表7-2 引起炎症的BRIGHT MINDS因素

引发精神疾病的步骤，曾让艾丽兹和艾米丽患病	消除精神疾病的步骤，让艾丽兹和艾米丽恢复了健康
1. 不在乎炎症。	1. 关心自己的炎症情况。
2. 有促进炎症的生活习惯。 • 吃精加工食品和富含反式脂肪的食品。 • 选择有农药残留的农产品。 • 选择有激素和抗生素残留的肉、蛋或其他制品。 • 每顿饭都要吃糖或人造甜味剂。 • 每天喝两杯或多杯酒。 • 在压力下生活。 • 不在乎牙齿健康，很少用牙线。 • 不检查自己的C反应蛋白、同型半胱氨酸或ω-3水平。	2. 避免任何会加剧炎症的事情。 3. 养成降低炎症的生活习惯。 • 避免精加工食品和反式脂肪。 • 选择有机食品。 • 吃不含激素和抗生素的食物。 • 限制饮食中的糖和人造甜味剂。 • 限制饮酒。 • 练习压力管理。 • 每天用牙线清洁牙齿，定期去看牙医、做检查。 • 请医生检测C反应蛋白、同型半胱氨酸和ω-3水平。 • 服用具有抗炎作用的维生素和补充剂。
3. 忽略消除炎症的策略。	

养成一个降低炎症的 BRIGHT MINDS 小习惯

小习惯

1. 睡前刷完牙后，用牙线剔牙。

2. 晚餐时吃较多的绿叶蔬菜。

3. 当去做年度体检时，要求检查我的 C 反应蛋白、同型半胱氨酸和 $\omega-3$ 水平。

4. 去超市时，我会购买有机食品，避免精加工食品。

5. 吃东西时，我会限制富含 $\omega-6$ 脂肪酸的食物如玉米、大豆、精制油和精加工食品。

6. 当我做饭时，我会做一些富含 $\omega-3$ 脂肪酸的食物如鱼、牛油果、核桃等。

7. 每天服用包括 $\omega-3$ 脂肪酸、维生素 B_6 和维生素 B_{12} 以及甲基叶酸的补充剂。

8. 当我列出购物清单时，我会优先购买益生元食品。

9. 吃早餐时，我将吃一些益生菌食品或膳食补充剂。

第八章

G 代表遗传：认识你的脆弱，
过去决定不了你的命运

我们可以将从受精卵开始发育的人体过程比作写作。每个细胞都来自相同的底稿，随着时间的推移，有字词漏掉或增加，即基因的沉默或激活。文本的质量或语句与底稿越来越不一样，一个独特版本的小说诞生于另一种标准的剧本。人类的个性来自表观基因组的修饰。表观基因组是由一些偶然性事件触发的，比如经受的创伤、独特的气味、传染病、坠入爱河等。

——悉达多·穆克吉《基因传：众生之源》

❤ 艾美

我 9 岁的孙女艾美在她 5 个月大的时候癫痫发作，一天之内发作了近百次。我在波士顿讲学时，女儿发给我艾美癫痫发作的视频，看起来像是经受电击一样。艾美被诊断为婴儿痉挛症，后来证明这是一种可遗传的罕见病——库伦-德-弗里斯综合征（Koolen-de Vries Syndrome）。患儿往往会出现痉挛、心脏病和发育迟缓。神经科医生认为她的病情并不乐观，艾美可能学不会走路，有 30% 的可能性会在 3 岁之前死亡。这位医生想给她服用一支 26 000 美元的药物，副作用是会破坏孩子的免疫系统。

　　我问医生是否要尝试下生酮饮食，这种饮食被发现对许多患有癫痫的儿童有效。她的医生嘲笑我，认为这没有任何科学证据。妻子塔娜后来告诉我，当我问医生是否看过相关论文时，她就知道我与医生的关系破裂了。当时我跟医生说："你在跟我开玩笑，超过75项研究表明，生酮饮食可以降低儿童癫痫的发作频率，甚至让一些儿童不再发作。这些研究是在巴尔的摩的约翰·霍普金斯大学（医学强校）进行的。你没听说过约翰·霍普金斯?"对此我很沮丧。

　　医生说如果我们坚持尝试生酮饮食，他就不会再为艾美看病。我说："我们也不会来了。你是如何在忽视知情同意权利的情况下通过医学院课程的？你应该提供一些合理的治疗方案供患者选择，患者有权决定做什么，你都忘了吗?"

　　然后我电话联系了俄勒冈健康与科学大学的生酮诊所，与那里的主任进行了交谈。后者告诉我们饮食治疗可以作为一种选择。在生酮饮食的3个月中，艾美的癫痫发作越来越少，3岁时她就可以走路去上幼儿园了。通过艾美以及许多像她这样的孩子，我了解到尽管基因可能会增加脑健康/心理健康疾病的风险，但通常可以通过明智、有针对性的医学干预来应对。

尽管基因可能会增加你的脑健康/心理健康问题，但通常可以通过针对性的措施来防治。

　　如果你的家族成员患有脑健康/心理健康疾病，例如焦虑症、强迫症、抑郁症、双相情感障碍、精神分裂症、成瘾、ADD/ADHD、阿尔茨海默病或帕金森病等，那么你罹患它们的风险就较高。对同卵双胞胎和家族的研究表明，许多脑健康/心理健康疾病具有很高的遗传性。

表 8-1　精神疾病的遗传风险

	同卵双胞胎	兄弟姐妹	普通人群
自闭症	69%	6%	0.6%
精神分裂症	50%	9%	0.9%
双相情感障碍	40%	5%	1%
抑郁症	44%	20%	6%
焦虑症	40%	25%	6%
ADHD	66%	36%	5%~15%

具有遗传病风险并不意味着被"判了死刑"。这应该是一个预警，让你知道自己的脆弱，并多关爱自己的大脑。如上表所示，同卵双胞胎具有相同的基因，但精神分裂症、双相情感障碍、抑郁症和焦虑症的发病率并不完全一样。基因是发病的基础，你的行为和生活环境是发病与否的触发因素。

明智
贴士

基因是发病的基础，你的行为和生活环境是发病与否的触发因素。

林肯的遗产

亚伯拉罕·林肯的家族中很多人有脑健康/心理健康问题。他的母亲南希·林肯现在看来是患上了抑郁症，他的父亲经常陷入"忧郁"，喜欢独处，言语奇怪。法庭记录他的叔祖父是"精神错乱"。他的叔叔莫德凯·林肯情绪经常剧烈波动，饮酒后更甚。莫德凯的 3 个儿子都有抑郁症，其中一个同时患有抑郁症和双相情感障碍。林肯表哥的女儿，玛丽·简·林肯曾被送往伊利诺伊州的精神病院。陪审团在庭审时的结论是："这种疾病与她的遗传有关。"这意味着她的家人患有精神疾病。很明显，亚伯拉罕·林肯遭受过抑郁，一度想要自杀。然而，在许多方面他又是精神健康者的榜样，在美国历史最黑暗的时期维持了南北统一。他的命运并不由遗传决定。

遗传学与 4 个环的相互作用

你可能认为遗传学纯粹是生物学方面的，但是它可以影响所有 4 个环。同样，4 个环也可以影响你的基因，你的孩子、孙子以及后辈很多人。就像我的侄女艾丽兹和艾米丽因为家族病史而有较高的患病风险。

• **生物环**：人类有 23 对染色体，一套来自母亲，一套来自父亲，这些染色体或 DNA 位于细胞核中。人与人之间 99.99% 的遗传密码是一样的。人类的遗传密码与黑猩猩的相似度大约是 98%，与香蕉的相似度大约是 60%，与酵母的相似度大约是 33%。基因只占染色体序列的一小部分，它编码了不同的蛋白质，蛋白质组装成细胞，细胞最终组成你的整个身体。正常人拥有正确数量的染色体和基因。当染色体数目错误，存在多余或有缺陷的基因，或者存在某些基因变异时，可能就会得某种遗传病。例如，心脏病和肥胖症在我的家族中流行，但我没有得病，因为我没有对自己的身心健康放任自流。

• **心理环**：因为家族病史，一些有糖尿病、肥胖、高血压、双相情感障碍、抑郁症、阿尔茨海默病等疾病的患者，认为自己被命运"诅咒"了。这种心态让他们随波逐流，不良生活习惯很多，进而开始患病。

• **社会环**：许多人跟着家人有一些不良生活习惯，这增加了他们罹患精神疾病的风险。

·灵性环：如果你的生活意义感不强，那么你不太可能去约束自己，从而应对这些遗传病风险。

家族中有人患精神疾病可能影响到你

1.（生物环）你们有类似的致病基因或遗传易感性。

2.（生物环、心理环）由于家族中的精神病问题，你更有可能经历长久的心理压力。例如，经受了父母或亲戚过多的压力或虐待，这样的孩子更容易经历持久的焦虑或抑郁。

3.（生物环）前几代人的疾病通过遗传改变了你的基因，使你对相关疾病易感。压力、不良饮食、环境毒素、妊娠期营养不良会改变人的基因和表观遗传，使其更有可能患病。

4.（社会环）如果你的家人有不良生活习惯，那么你可能会模仿他们的行为，从而增加了脑健康/心理健康问题的风险。

5.（灵性环）如果你的家人对自己的健康毫不关心，不愿改变自己的不良习惯，那么你也很难学着去关爱自己并采取更健康的生活方式。

这些因素越多，风险就越高。想想看，当我的女儿布赖恩、凯特琳和克洛伊以及孙女艾美和哈文出生时，她们卵巢中的卵细胞已经存在了。这些卵细胞曾经受到母体生活习惯的影响。也就是说，这些习惯会打开或关闭某些基因，这些基因或多或少会使她们以及她们的后代患病。同样，我的侄女艾丽兹和艾米丽出生时，基因已经受到了她们父母和祖父母的生活习惯的影响。为了在艾丽兹和艾米丽及其未来的孩子和孙辈身上终结精神疾病，他们需要关注脑健康，不去增加精神疾病的遗传易感性。

基因缺陷不是死刑。这应该是一个警钟，让人知道自己的风险并做好预防。

你的焦虑可能来自其他时期

一项引人注目但令人不安的研究表明，恐惧也可以遗传。不少人害怕一些事物却没有明确的原因。埃默里大学的研究人员布莱恩·迪亚斯和凯里·雷斯勒通过实验使小鼠产生恐惧：每当空气中释放樱花香味时，就对小鼠进行电击。科学界称这为经典的恐惧建立过程，这一结果为学界接受。然而，令人震惊的是，小鼠的子代甚至下下代都害怕樱花的气味，尽管它们生来从未受到过电击。恐惧通过表观遗传传给了下一代。

这项研究的意义是广泛的。诸如恐惧、焦虑甚至仇恨之类的情绪，一部分源于祖先。如果你害怕某个事物但不知道原因，那么看看自己家谱中的人是否也如此，这与你自己的生活经历无关。祖先的压力也与抑郁、反社会行为和记忆障碍有关。令人欣慰的是，祖先经受压力有双重效果：另一项研究表明，先天压力可以让动物学会更好地应对压力。

大脑健康问题的遗传风险

· 有神经系统疾病家族史。
· 有精神疾病家族史，包括成瘾等。
· 尽管有家族史，但不关心身心健康。
· 表观遗传因素，例如不良饮食、环境毒素、没有修复的情感创伤等。

让我们看看"邪恶的国王"和"仁慈的国王"如何通过遗传因素影响人。

表 8 - 2　脑健康的遗传因素

邪恶的国王将……	仁慈的国王将……
1. 告诉有脑健康/心理健康疾病家族史的人不要关注自己的健康，他们自己对此无能为力，听天由命即可。	1. 告诉人们遗传决定不了一切，要吸取 19 世纪和 20 世纪优生学运动的教训。
2. 让"及时行乐"成为国家的公共卫生口号。	2. 家庭成员之间通过讲述前辈的故事了解自己的遗传风险和脆弱性，做好预防工作。
3. 告诉人们无须处理他们的心理疾病，因为死亡之后一了百了。	3. 让人们遵行 BRIGHT MINDS 的生活方式。做好科普，让人们了解表观遗传的影响。
	4. 提醒人们，他们的行为不仅与他们自己有关，还关乎后代的身心健康。

一些遗传学常识

1. 基因本身不会引起疾病。基因表达的产物如蛋白质发挥着特定的功能。从基因到形成与之对应蛋白的过程称为"翻译"，受到其他基因和饮食中营养成分的调控。

2. 很少有疾病是由单个基因的问题引起。

3. 由单个基因引起的脑健康/心理健康疾病很少见，通常都会涉及多个基因。

4. 每个正常人生来就拥有人类的全套基因，但它们的表达受到 4 个方面（生物、心理、社会和灵性）以及 BRIGHT MINDS 因素的影响。这个过程称为表观遗传学调控。基因本身只是其中一个环节而已。遗传与生活环境共同决定我们健康与否，以及我们的心理状态。

5. 与健康人相比，自闭症、精神分裂症、双相情感障碍和烟草成瘾等患者的基因组通常会发生更多的基因突变。

6. 基因检测仍处于起步阶段，但未来会在脑健康/心理健康中发挥重要作用。目前，基因检测并不能提供脑健康/心理健康的诊断，但可以提供疾病易感性、药物或膳食补充剂对症与否，你的身体能否代谢某些药物的线索。例如，如果你来自亚洲，你的医生若要开具镇静药卡马西平（Tegretol），就可以先测试下你是否有遗传标记 HLA-B* 1502，因为它会大大增加产生副作用的风险。

基因检测不是本书的重心，但是我想让你知道，科学家已经发现了一些对脑健康有应用意义的基因。但科学界对这些发现还未达成共识，因此在解释这些信息时要综合考虑。一些知识也许对你有用：

- 正常人的基因都有两套副本，一套来自其母亲，一套来自其父亲。
- 基因型是指这个人的基因序列。
- 引发疾病的基因变异往往发生在基因序列的一个或两个位点上，它们被称为等位基因。等位基因是单个基因座上一个基因的不同形式。
- 遗传标记主要是遗传易感性的标记。饮食、生活环境和表观遗传因素都会影响到这些标记是否造成健康问题。携带易感基因并不意味着会发病。

减少遗传风险的办法

（及与 4 个环的相互作用）

策略

1. **（生物环、灵性环）了解你的基因，了解自己是否容易得病。** 如果你有遗传方面的风险因素，或脑健康/心理健康问题的家族史，做一个易感基因的早期筛查。脑健康/心理健康问卷、认知测试、脑 SPECT 成像都有助于遗传病的诊断。

2. **（生物环、社会环）避免任何引发遗传风险的因素**（如果你与朋友一起参与，就属于社会环）。举个例子：足球、橄榄球、曲棍球、赛马等对抗性运动就有脑震荡风险，任何想参加这些运动的孩子应该筛查下 *ApoE4* 基因。这个基因的高表达人群年老时认知能力下降和痴呆的风险增加 10 倍！如果他们是 *ApoE4* 基因的携带者，就应考虑非对抗性的运动，如高尔夫、网球、乒乓球、越野赛跑、田径和舞蹈等。

3. **（生物环、心理环、社会环、灵性环）养成规律的生活习惯，减少易感基因的表达。** 做好预防措施，防止 11 个 BRIGHT MINDS 风险因素。如果你家族中有人有脑健康/心理健康问题，那么你应该关心自己的脑健康，它可以影响到你和你的家人。研究表明，即使一个人携带一个或两个 *ApoE4* 等位基因，但受过较高的教育并经常进行休闲运动、不断地学习，那么他们患痴呆症的风险就低很多。并且他们的心血管功能较好，高血压、吸烟、心脏疾病的发生率也很低。

4. **（生物环）服用有助于预防遗传风险的膳食补充剂。** 与专业医生一起确定你的患病风险。

你是否在 11 年后获得一个更健康的大脑？

我最喜欢讲的一个故事是关于我的朋友利扎·吉本斯。利扎几十年来一直是电视界的杰出人士，16 年来一直是《今夜娱乐》的通讯员和主持人。她还主持有自己的日间脱口秀，我们在那里认识。她的祖母和母亲都死于阿尔茨海默病，她很怕自

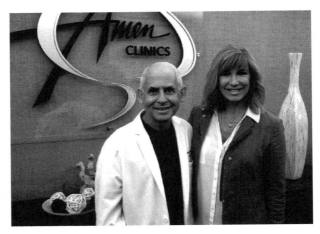

利扎和亚蒙博士

己也得上这种病。在她 51 岁时,她带着很大的精神压力来到了我们诊所。扫描结果显示她的大脑并不健康,考虑到她的家族史,这的确令人担忧。但是利扎没有自暴自弃,相反这促使她遵循本书中的策略来改善自己的脑健康。当我 11 年后对她的大脑进行扫描时,情况明显好转了。因此,你不应该被自己的健康状况所束缚,你也可以做到在 11 年后变得更好。

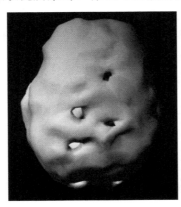
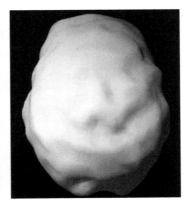

阿尔茨海默病易损脑区低血流　　　　　　整体得到改善

利扎 51 岁时的 SPECT 扫描和 62 岁时的 SPECT 扫描对比

表 8-3　遗传方面的 BRIGHT MINDS 风险因素

引发精神疾病的步骤，曾让艾丽兹和艾米丽患病	消除精神疾病的步骤，让艾丽兹和艾米丽恢复了健康
1. 相信你的基因可以决定你的命运。	1. 相信你的行为可以打开或关闭与脑健康/心理健康相关的易感基因。
2. 有一些使易感基因引发疾病的生活习惯。 • 跟家人学会了不良的饮食习惯。 • 过度饮酒或有烟瘾，喜欢吃糖。 • 忽略压力管理。 • 不去处理成长环境中积累的情感创伤。 • 不去了解你的基因为何更容易引发脑健康/心理健康问题。 • 认为你的日常行为仅仅影响自己。	2. 避免任何会因遗传因素而发病的事情。 3. 形成健康的生活习惯，规避遗传风险。 • 按 BRIGHT MINDS 因素注意自己的饮食。 • 消除 BRIGHT MINDS 风险因素，应对任何脑健康/心理健康问题。 • 练习祈祷、冥想或其他应对压力的方法。 • 解决过去的情感创伤，不要将其传给后代。解决自己的创伤后，帮助家人解决创伤问题。 • 进行基因检测以识别任何易感基因。
3. 不采取避免遗传因素影响的策略。	• 记住你的行为不仅与自己有关，还会影响几代人。

养成一些遗传方面的 BRIGHT MINDS 小习惯

小习惯

1. 如果我的家族中有人存在脑健康/心理健康问题，我将尽早进行筛查。

2. 如果我的家族中有精神病史，那么我的行为和环境可以打开或关闭增加患精神疾病概率的基因。

3. 当我怀疑自己可能存在脑健康/心理健康问题时，考虑去做个基因检测。

4. 如果我是 $ApoE4$ 基因型，那么要避免对抗性
   运动和其他头部创伤风险。
5. 面对不同的生活方式，我知道自己的选择不仅
   影响我自己，还会影响我的子孙后代。

第九章
H 代表脑损伤：许多精神疾病的潜在病因

我经历了至少 5 次脑震荡，SPECT 和高压氧治疗让我的大脑恢复了正常。

——职业橄榄球大联盟（NFL）名人堂四分卫　乔·纳马斯

加里

1988 年 12 月 4 日，加里·布西发生了一起致命的摩托车事故，当时他的头部撞到了马路牙子。这位奥斯卡金像奖最佳男主角，自 1971 年以来就活跃在银幕上。可惜他当时没戴头盔，头部严重受伤。外科医生切开他的头皮，在头骨上打孔，从大脑颞侧进行了手术。这台脑部手术挺成功的，头皮上的切口也愈合了，他接受了专业的康复和言语治疗。从那时起加里以为自己已经康复了。但是 30 年来，颅脑外伤的后遗症一直被忽视。事故之后，这位后起之秀的事业一落千丈。他时不时会有难以控制的脾气爆发，并常常被电视娱乐节目报道出来。他曾因蓄意殴打他人而被捕，还因滥用可卡因被强制戒毒。

2008 年，他遇到了后来的妻子斯特凡妮·桑普森。那时候她发现他很有魅力。她说："有时候他变得很迷人也很会关心人，有时又像闯进瓷器店的公牛一样谁也不能招惹，这很奇怪。"这些年来她对此非常疲惫，觉得自己再也无法忍受他的古怪行为了。她只得对加里说，如果他再不做改变，自己就离开他。为了挽救他们的关系，加里同意寻求治疗。然后就找到了我们诊所。扫描结果发现他的前额叶皮层（PFC）和颞叶中的活性非常低，这些区域涉及判断、预见、同情、冲动控制和愤怒管理。当加里和斯特凡妮看到扫描结果时，他们大为震惊。加里以为自己已经从事故中完全恢复了。

通过了解加里的病史，我们知道摩托车事故只是影响他大脑的众多因素之一。他小时候可能患有ADHD。他在高中和大学里踢过足球，还抽过雪茄，滥用可卡因，抽过大麻。他患过鼻窦癌，放疗也会影响到他的大脑。所有这些都会消耗他的大脑储备，导致了他现在的精神问题。

现在，我们要修复加里的大脑（详见表9－1）。遵循我们所做的BRIGHT MINDS治疗方案，最初几个月中他戒掉了大麻、雪茄和苏打水。他增加了饮水量，开始吃健康、有机、营养丰富的食物。同时他接受了高压氧治疗（HBOT），服用了一些膳食补充剂。他甚至开始减肥。我很高兴看到加里的生活有了这么多的良性变化。我知道他不会被众多的脑健康问题难住。加里做得很好，他的状态证明了这一点。

表9－1　用BRIGHT MINDS治疗方案修复加里的大脑

BRIGHT MINDS	加里的风险因素	干预措施
血液循环	SPECT结果显示血流不足	运动，BRIGHT MINDS饮食，服用ω-3脂肪酸EPA和DHA，服用银杏叶提取物
退休/衰老	他有75岁了	学习新事物
炎症	高C反应蛋白，低ω-3指数	BRIGHT MINDS饮食
遗传因素		
脑损伤	摩托车事故，踢足球	HBOT，神经反馈，有益大脑的膳食补充剂

续表

BRIGHT MINDS	加里的风险因素	干预措施
毒素	吸毒，抽雪茄	戒毒，戒烟
精神风暴	脾气火爆	学习压力管理
免疫力/感染	维生素 D 水平低	补充维生素 D
神经激素问题	睾酮水平低	补充睾酮
糖尿病	高血糖水平	戒掉糖和汽水，BRIGHT MINDS 饮食，锻炼，针对性的膳食补充剂
睡眠	失眠	睡眠策略

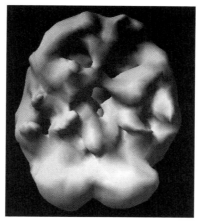

加里治疗前的扫描结果

总体活动度低，尤其是额叶和颞叶

正如你在本书中所看到的，大脑决定了你是谁。如果大脑正常，那么你就正常；由于某种原因而出现脑健康问题时，你的生活中就会出现麻烦。许多人认为大脑是橡胶状的，固定在头骨内，但事实并非如此。正如我上学时学习的：人的大脑很柔软，类似黄油、豆腐或奶冻，又像蛋清和明胶。它漂浮在脑脊液中，外层是一个非常坚硬的头骨，头骨上有许多尖锐的脊突（见下文）。因此，大脑很容易受到损伤。

本章我们重点关注大脑的生理损伤（**生物环**）方面。惯性冲击、剧烈运动（如婴儿摇晃综合征）、爆炸伤害、头部撞击等会导致大脑来回晃动，猛撞到头骨内的脊突。这是颅脑外伤后大脑中发生的事情：

- 瘀血。
- 血管破裂和出血。
- 颅内压增高。
- 缺氧。
- 损伤神经元连接。
- 脑细胞凋亡后释放出 tau 蛋白等因子，引起炎症反应。

重要的是，你的脑下垂体（调节人的激素分泌）位于颅腔中较脆弱的部位，因此有可能同时受到伤害，从而导致严重的内分泌失调。

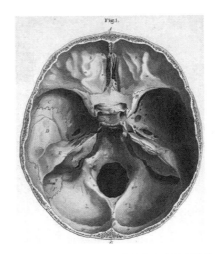

从顶部向下看会看到保护性的脊突，这些脊突会在事故或外伤时伤到你的大脑。

颅腔俯视图

根据美国疾病控制与预防中心统计，美国每年有 200 多万新增的头部创伤。这意味着在过去的 40 年中，超过 8000 万人遭受了头部创伤。脑震荡的人数也在增加，尤其是在儿童中。

从 2010 年到 2015 年，普通人群中脑震荡诊断上升了 43%。而 10～19 岁的年轻人中，脑震荡诊断人数猛增了 71%。我们必须在预防颅脑外伤以及治疗方面做得更好。头部受伤的常见原因包括：

- 跌倒。从床上掉下来，在浴缸或淋浴间滑倒，从台阶或梯子跌落。
- 交通事故。涉及汽车、摩托车或自行车，或者交通事故时撞到行人。
- 暴力。枪伤、打架、家庭暴力或虐待儿童等。
- 运动损伤。除橄榄球外，常见于足球、拳击、棒球、曲棍球、滑板、自行车、篮球，以及其他高速或极限运动。
- 爆炸及战争受伤。

在亚蒙诊所，我们遇到过所有这些类型的脑损伤患者。尤其是对于橄榄球运动与脑损伤之间的关联，我们已经研究了多年。刚开始筛查扫描结果时，我看到了橄榄球教练和 8～18 岁的高中生运动员有明显的颅脑外伤证据，这让我非常诧异。随后我看到大学球员的大脑显示出更多的损伤。在过去的 10 年中，我遇到了许多现役或退役的橄榄球运动员，他们的扫描结果甚至更为糟糕。当前总统奥巴马和勒布朗·詹姆斯（美国男子篮球运动员）都表示不让自己的孩子打橄榄球时，我感到非常振奋。以此为标志，美国社会已经开始关注橄榄球运动带来的脑损伤问题。但是这则消息并没有产生太大影响。2019 年《大西洋月刊》上发表的一篇文章说，高收入社区的白人男孩正在抛弃橄榄球运动而转向其他运动，而低收入社区的黑人男孩仍在蜂拥而至。一项针对 5 万名 8～12 年级的学生的调研表明，44% 的黑人男孩报了橄榄球课，而白人男孩是 29%。我们需要继续努力向所有父母和年轻人传达这一信息：橄榄球和其他对抗性的运动容易伤及大脑，然后会对他们的生活造成持久的、毁灭性的影响。

明智
贴士

橄榄球和其他对抗性的运动一旦伤及脑部，会对人们的生活造成持久的、毁灭性的影响。

自 2000 年以来，已有 35 万多名退伍军人有颅脑外伤。这些伤害意味着伊拉克和阿富汗战争在健康方面的后遗症可能会持续 70 年，这些退伍军人会有患上脑健康/心理健康疾病的风险。正如你所看到的那样，颅脑外伤除了影响每个退伍军人的个体之外，还会影响到他们的子孙后代。为了终结这些影响，他们比以往任何时候都需要 BRIGHT MINDS 策略。我们需要改变之前的社会成见，即头部创伤不是一个严重问题。

表 9–2　头部创伤

邪恶的国王将……	仁慈的国王将……
1. 让孩子们踢足球时做头球练习，玩对抗性的橄榄球，不戴头盔滑雪或骑自行车、骑马、打曲棍球，从事其他高风险运动。	1. 鼓励人们保护自己的大脑和孩子的大脑健康，不惜一切代价地保护。
2. 让团队中的球员（尤其是好球员）在遭受脑震荡后尽快回到比赛中。	2. 禁止儿童和青少年用头部撞球，或从事其他的高风险运动。儿童和青少年没有知情同意权，往往不知道头部创伤的风险。父母通常会在不了解风险的情况下同意那些有风险的运动。
3. 在教室和工作场所用日光灯，增加与艾伦综合征相关的焦虑、烦躁、抑郁或注意力问题。	3. 考虑将青少年的驾驶执照推迟 1 年颁发，以减少机动车事故带来的头部创伤。

头部创伤和精神疾病

研究表明，头部创伤会增加以下风险：

· 抑郁。

- 焦虑和惊恐症。
- 精神错乱。
- 创伤后应激障碍。
- 自杀。
- 滥用毒品和酒精。
- ADD/ADHD。
- 学习障碍。
- 边缘性和反社会人格障碍。
- 痴呆症。
- 攻击性行为。
- 流浪。
- 受害。
- 嗅觉、味觉的丧失或改变。

头部创伤也可能增加犯罪风险。美国 25％～87％ 的囚犯称自己有头部创伤，而总人口中这一比例为 10％～38％。司法统计局的最新数据表明，有 181 500 名退伍军人曾经入狱。

在我们诊所数以万计的数据中，40％ 的人在来我们诊所之前就受到过严重的脑损伤。当人们问我，从 17 万多次脑扫描结果中学到了什么时，我回答说："轻度的脑创伤是精神分裂症的主要原因，很少有人知道这一点。"

我讨厌轻度脑外伤和轻度脑震荡这两个词，因为它们暗示这些伤害不会造成持久性的损害，而事实并非如此。参加过对抗性运动的人，可能遭受过多次脑震荡，这些冲击会震动到大脑，但当时也许没有明显的症状。引用著名拳击手乔·路易斯（1914—1981 年）的话说："造成痴呆的通常不是大的创伤，而是成千上万的小创伤。"

头部创伤是精神疾病的主要原因，很少有人知道。 因为大

多数精神卫生专业人员从不看患者的大脑影像，也不去检查大脑的激素水平。

需要注意的是，许多人忘记了自己曾遭受过严重的头部创伤。在亚蒙诊所，我们通常会询问患者数次"头部是否受过伤"。患者一来，录入信息的护士就会问："你头部受过伤吗？"医生助理也会在患者见到医生之前收集患者的病史，第二次询问患者是否有头部受伤的情况。在患者进行计算机测试时，电脑上会第三次询问头部受伤情况。如果看到这些记录都是"否、否、否"，我会再次问患者大脑是否受过伤。如果我也得到了否认，我会说："确定如此吗？你是否曾从树上掉下来？翻篱笆时掉下来或在浴缸中滑倒过？你有过对抗性运动吗？你是否发生过车祸？"

令我惊讶的是，不少人认为头部创伤微不足道。其中一些人已经忘掉了自己的创伤，因为头部创伤会引起健忘症。当我第五次询问病史时，一位患者手按着额头说："哦，是的！5岁那年，我从2楼上掉下来过。"同样，还有患者记起了他们曾撞到汽车的挡风玻璃，从行驶的汽车上跌落，或者从自行车上摔下来失去知觉等。

让我们来看看YouTube巨星洛根·保罗的情况。在互联网上他以狂野、冒险性的恶作剧和危险的特技闻名。他有1500多万名关注者，他的个性备受争议。因此他受到一些严厉的批评，被评为2018年度最被人讨厌的名人之一。在他发布了日本森林中上吊自杀者的冲击性视频之后，一些人强烈抗议，并要求YouTube禁他的号。洛根找到了我，咨询他为什么做了很多"错事"，为什么自己缺乏同情心，为什么他无法与人保持亲密关系。他在来亚蒙诊所的路上打电话跟我说："我想弄清楚自己为什么以这种方式思考和做事。我像一个流氓一样，给人惹了不少麻烦。"

因此在对患者进行治疗时，我都会问他们是否经历过头部创伤。洛根告诉我他七年级时曾发生一起蹦床事故，当时他颅骨骨折了。我问他是否还有其他创伤，他说没有。但是几个小时后，他又提到了其他事情。洛根说他在高中时曾是橄榄球队的后卫，并经常上场打比赛。他承认："我的头总是受到撞击。"不过，他并不认为这是"创伤"。

他的大脑 SPECT 扫描显示，前颞叶脑区的血流量低且活动度异常。因橄榄球运动带来的头部创伤以及蹦床事故的后遗症，让他做出不少错误决定，也是他缺乏同理心和人际关系不佳的主要原因。

20 世纪 90 年代我在北加州居住时，给当地报纸《每日共和报》写了一篇有关头部创伤的专栏文章。文章发表一周后，一位母亲找到了我。她是我遇到的最为悲伤的患者之一。她告诉我，20 岁的女儿几个月前自杀了，这个难以置信的巨大转折让她深感悲伤。她说："我的女儿是世界上最好的孩子。她学习成绩很好，很有礼貌，乐于助人，与人相处融洽。然后，一切都改变了。2 年前女儿骑自行车时撞到了路上的树枝，从车上摔了下来。当时面部撞到了地上，她失去了知觉，一个路人守着她，不久之后她清醒过来。此后一切都变了：她情绪多变，喜怒无常，经常发脾气。她经常抱怨脑海中有'不好的想法'。我带她去看过心理治疗师，但这没啥效果。一天晚上，我听到一声巨响。她在家门前的草坪上开枪自杀了。"

头部创伤的风险因素

（及与 4 个环的相互作用）

1. （生物环）一次或多次头部创伤。
2. （生物环、社会环）对抗性运动引发的脑震荡。
3. （生物环、社会环）对抗性运动引发的小的脑部创伤。

4.（生物环）艾伦综合征。

难以诊断的艾伦综合征及其导致的精神疾病

艾伦综合征是人的视觉系统出了问题，某些谱段的光线刺激到了大脑。它往往有家族遗传性，是创伤性脑损伤很常见的症状。任何患有焦虑、烦躁、抑郁或注意力下降症状的人都应进行筛查。常见症状包括：

- 感光度异常，受强光、阳光、汽车前灯或路灯困扰。
- 用计算机工作时容易劳损或疲劳。
- 在明亮的灯光或荧光灯下容易疲劳、头痛、产生情绪波动，躁动不安或无法专注。
- 难以阅读白色光面纸上的文字。
- 在阅读时感到单词或文字在移动、摇动、模糊、共同运动、消失或难以感知。
- 难以阅读乐谱。
- 阅读时感到紧张、疲倦、瞌睡甚至头痛。
- 不能准确判断距离，在乘自动扶梯、爬楼梯、做球类运动、驾驶或做协调性动作方面有困难。
- 偏头痛。

你可以在 www.irlen.com 上了解更多有关艾伦综合征的信息。

减少头部创伤的办法

（及与 4 个环的相互作用）

策略

1.（心理环、灵性环）爱护你的大脑，回顾下自己是否有

过脑震荡或头部受伤。心理环是因为你需要找出头部受伤的原因。通过回忆或问自己的妈妈，自己是否：

- 从树上掉下来或从楼梯上掉下来？
- 从马匹或屋顶上掉下来？
- 在泳池的浅水区头部受过伤？
- 翻越篱笆时头部着地？
- 开车时或坐车时发生过车祸？
- 颈椎有过惯性冲击吗？
- 工作时头部受过伤吗？
- 体育运动时头撞过球、地面或他人的头盔吗？
- 运动时有过脑震荡吗？

2.（生物环）保护好头部，预防头部受伤。这一点值得不断地提醒：一定要保护好头部。头部有你的大脑，是生活的指挥中心。这道理很明显，对不对？

但是，我们却许可儿童用头撞足球，或做一些危险的体操动作。一项惊人的最新研究表明，职业足球运动员罹患痴呆症的风险是普通人的4～6倍。高中的橄榄球比赛时，当对方四分卫因头部接球受伤而退出比赛时，人们还会欢呼异常。另外，许多曲棍球球迷非常喜欢比赛中的"冲撞"（hits），因此国家曲棍球联盟保留了这一动作。我曾是一名疯狂的橄榄球迷。我在高中时打橄榄球，一般都是周末时打球。我曾经是洛杉矶公羊队和华盛顿特区红皮队的忠实粉丝。当我住在华盛顿特区附近时，红皮队赢得了"超级碗"比赛，那时我在沃尔特·里德陆军医疗中心做精神科住院医生。橄榄球运动一直是我生活的一部分。在我的职业生涯中，没有任何事情会让我质疑对橄榄球的热爱。直到我开始看橄榄球运动员的大脑影像结果，清楚地看到这项运动对人们的大脑和他们的生活带来的各种创伤。

当你不关心自己余生的健康时，那么就去进行高风险运动吧。除了橄榄球外，其他的高风险运动包括曲棍球、足球、马术、赛车、滑雪等。开车时要系好安全带，年纪大时要避免跌倒，这都是造成头部创伤的大风险事件。

3.（生物环、心理环）积极修复过去的头部受伤。心理环是因为你需要相信自己能被治愈。如果你有头部创伤，那么正确的做法是：做有利于脑健康的事，提供大脑康复所需要的支持，消除 BRIGHT MINDS 风险因素。对于颅脑外伤患者的治疗而言，我相信成功的秘诀在于方方面面都使用了 BRIGHT MINDS 方法。其他治疗方法还有神经反馈和 HBOT，详情如下。

- **神经反馈**：利用心智来调控生理状态，从而改善脑健康／心理健康。你是否知道用心智可以控制手的温度、心率甚至脑电波？同样它可以用来减轻颅脑外伤、压力、焦虑、抑郁等症状。你的心智比你所知的更强大。20 世纪 80 年代，我第一次知道心智可以控制我们的生理功能。

  1987 年，我参加了一个为期 10 天的培训课程。课程名为生物反馈治疗或神经反馈治疗，当中会用技术手段测量人的心率、呼吸频率、脑电波模式、手部温度、汗腺活动和肌肉张力等。基本概念很简单：例如，一旦你知道自己的心率或呼吸模式，就可以操练心智，然后集中注意力控制心率或呼吸。你可以降低心率、温暖双手、减少出汗等。

  同年，我被任命为莫哈韦沙漠欧文堡的首席精神病医生。那里的士兵按实战要求进行演练。在那片偏僻的沙漠中，士兵们压力很大，他们中抑郁症、焦虑症、药物滥用和家庭暴力的发生率很高，我使用了神经反馈技术来帮助他们改变自己的生理功能并减轻压力。当我向他们介绍这种方法时，我内心的想法是："要教给他们把控自己情绪和心智的方法，而不仅仅是开药了事。"

神经反馈技术与生物反馈一样有趣且有效。这是我参加的培训课程中真正改变我职业生涯的技术。神经反馈又称脑电波或 EEG 生物反馈。虽然当时许多精神科医生仍然认为大脑是一个"黑匣子"，但课程的老师让我们看到利用电生理技术可以检测脑电波模式，然后教患者去控制这些模式。它颠覆了我对医疗的看法，为我使用 SPECT 扫描患者大脑奠定了基础。正是那一系列的讲座课程启发了我的思路，形成了我职业生涯的理念："人们不会被自己的大脑所束缚，你可以改变它！你可以改变大脑进而改善生活。"

当我向欧文堡的士兵介绍神经反馈疗法时，我亲眼看到了它如何减少了他们的冲动和焦虑，改善了他们的注意力、学习能力和情绪。现在 30 多年过去了，已有 1000 多项研究表明神经反馈可以治疗多种心理疾病或大脑疾病，例如：

- 创伤性脑损伤。
- 抑郁。
- ADD/ADHD。
- 强迫症。
- 成瘾。
- 健康人恢复记忆力。
- 中风后记忆恢复。
- 癫痫。
- 疼痛。
- 帕金森病患者的平衡能力。

给予患者达到健康的方法，而不仅仅是开药了事。

脑电波基础知识

什么是脑电波？当大量神经元相互通信时，神经元的电活动就产生了脑电波。最常见的脑电波模式是：

- δ 波（每秒 1～4 个周期）：非常慢的脑电波，主要在睡眠时出现；颅脑外伤或记忆力差时此波很明显。

- θ 波（每秒 5～7 个周期）：在创造性思考、做白日梦和黄昏时出现的慢脑波；ADD/ADHD、冲动性行为、记忆力差和脑子糊涂时此波出现。

- α 波（每秒 8～12 个周期）：放松状态下看到的脑波。

- β 波（每秒 13～20 个周期）：在集中注意力、思考和分析问题时观察到的快速脑波。焦虑时此波更明显。

- 高 β 波（每秒 21～40 个周期）：集中注意力或焦虑时看到的快速脑波。

- γ 波（每秒＞ 40 个周期）：非常快的脑波，通常在冥想和创造性思维时出现。

神经反馈现在有一种基于计算机的交互式疗法，使用视频游戏来帮助人们调节脑波状态。例如，在亚蒙诊所，患者坐在电脑显示器前玩生物反馈游戏。如果他们增加了 β 波活动或减少了 θ 波活动，游戏将继续。如果患者无法维持所需的脑电波状态，游戏将停止。这种疗法很有趣，患者能够逐步恢复健康的脑电波模式。然而，训练大脑进入最佳的脑波状态需要花费时间，通常需要 20～60 个疗程才能让病人学会。但不少人认为这样做是值得的。

- 高压氧疗法请参阅第五章 "B 代表血液循环"。

4.（生物环）检测你的激素，包括甲状腺、脱氢表雄酮 (DHEA) 和睾酮。 值得注意的是，垂体通常在头部受伤时也会受伤。头部受伤的人体内激素水平通常很低。更多信息请参阅第十三章 "N 代表神经激素问题"。

5.（生物环）如果有行为或记忆问题，可以做一个功能性影像检查，例如 SPECT 或 QEEG。

6.（生物环）服用帮助大脑康复的营养品。

- 多种维生素/微量元素复合物——这类膳食补充剂含有较高剂量的维生素 B_6、维生素 B_{12}、叶酸和维生素 D，可以给人提供营养支持。

- ω-3 脂肪酸——高度浓缩和纯化的 EPA 和 DHA。迈克尔·刘易斯博士的著作《脑部碰撞》（*Brains Collide*）详细介绍了 ω-3 脂肪酸如何缓解脑震荡症状、促进脑震荡患者康复，而无须药物治疗。

- 银杏叶提取物（促进血液流动），乙酰左旋肉碱（支持线粒体产生能量），石杉碱甲（支持乙酰胆碱），N-乙酰半胱氨酸，α-硫辛酸（抗氧化剂）和磷脂酰丝氨酸（支持神经元细胞膜）。

表 9 - 3　与头部创伤相关的 BRIGHT MINDS 因素

引发精神疾病的步骤，曾让艾丽兹和艾米丽患病	消除精神疾病的步骤，让艾丽兹和艾米丽恢复了健康
1. 否认脑损伤会导致心理健康问题。	1. 认识到脑外伤会导致精神问题，并积极修复过去的创伤。
2. 有一些增加头部创伤的习惯。 • 参加对抗性体育运动。 • 在滑雪、骑自行车、骑摩托车时不戴头盔。 • 踢足球并且经常进行头球练习。 • 参加高风险的探险活动，如自由攀岩、蹦极等。 • 爬树、上梯子、爬上屋顶。 • 在不知道水深的情况下，潜入泳池或海滩。 • 不系安全带。 • 开车太快，边开车边发信息。 • 走路时发短信。 • 随着年龄的增长，不锻炼平衡能力。	2. 避免任何会增加颅脑外伤的做法。 3. 养成保护大脑的健康习惯。 • 避免对抗性的体育运动。 • 避免高风险活动。 • 不要爬树或梯子，也不要爬上屋顶。 • 不要一头扎进任何水体中。 • 开车时始终系好安全带。 • 滑雪或骑自行车时务必戴上头盔。 • 不要在开车或走路时发短信。 • 考虑神经反馈疗法、高压氧疗法和膳食补充剂。 • 随着年纪增大，开始锻炼平衡能力。
3. 不在意保护大脑的策略。	

养成修复脑损伤的 BRIGHT MINDS 小习惯

小习惯

1. 开车时，我要系好安全带。

2. 进屋时，一口气不拿太多东西，以降低跌倒的风险。

3. 当我滑雪或骑自行车时，我会戴上头盔。

4. 当我必须上屋顶时，要确保绝对安全。

5. 当我走路或开车时，我会保持安全的速度并注意周围环境。

6. 当我走路或开车时，我会将手机放在一边，这样我就不会发短信了。

7. 当我走楼梯时，我会握住扶手。

8. 当我遭受头部创伤时，我将检查激素水平并加以改善。

第十章
T 代表毒素：为心灵和身体解毒

中毒是很多疾病的起始。

——约瑟夫·皮佐诺博士《环境毒害》

史蒂文

史蒂文是一名消防员，今年 32 岁了。他初次找我看病时，有抑郁症、脑雾、创伤后应激障碍的症状。我之前已经看过他弟弟的学习障碍问题，他父亲的工作焦虑问题，以及他继母的抑郁症。他们表达出对史蒂文病情的关注，尤其是了解了大脑生理健康与心理健康之间的关系后。消防员容易受到环境毒素、头部创伤和情绪应激的伤害。

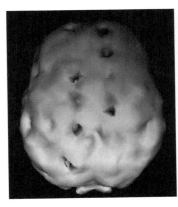
中毒症状：总体血流量低

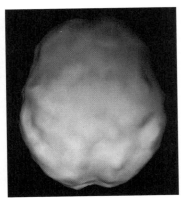
总体健康

史蒂文在治疗前后的扫描结果

史蒂文曾问过我："我该如何应对这些创伤？我希望能忘记我所看到的一切惨状，从孩子被烧死到整个家庭丧生在车祸后的火灾中……"他的扫描结果显示出创伤后应激障碍的征兆，他脑中积累了非常多的负面情绪。此外，他还有中毒的迹象，可能是吸入了一氧化碳和家具燃烧后释放的有毒物质。我们从许多消防员身上看到过这种中毒的症状。看到自己的扫描结果，史蒂文变得很重视脑健康。经过 6 个月的治疗，他的情况好转了，大脑变得健康起来。

并不止史蒂文是这样的情况。消防员、警务人员、急救人员和其他的英雄职业，他们的大脑遭受着各种长期危害。他们暴露于环境毒素中，例如一氧化碳、苯、石棉或发动机废气，时常会有头部创伤、情感创伤。研究表明，急救人员罹患创伤后应激障碍、抑郁、酗酒和自杀的风险很高。不幸的是，由于精神病的耻辱感使他们不愿去寻求帮助，他们担心自己被别人看作懦夫或不能胜任自己的工作。他们的职业使命使得他们相信自己是超级英雄，没有任何东西可以伤害到他们。

毒素与大脑

你的大脑是人体中代谢最活跃的器官。因此，它很容易受到毒素的侵害。毒素是脑健康/心理健康问题的主要原因，但是却几乎被传统的精神科医生忽略。在我作为精神科医生的第一个 10 年中，我也忽略了它们。但是，当我开始使用脑 SPECT 成像来开展诊疗后，我很快就发现，排除药物滥用，不少患者其实是中毒了。这时我会提醒自己，患者的病因比我想象的要复杂得多。我想知道，我错过了多少未查出毒物的患者？

明智
贴士

毒素是脑健康/心理健康问题的主要原因，但是却几乎被传统的精神科医生忽略。

环境毒素几乎影响着身体的各个方面，也会损害大脑，导致各种生理和心理症状。生理方面包括自身免疫性疾病、糖尿病、癌症、疲劳、麻木、刺痛、震颤、过敏、腹痛、腹泻、大便臭、口臭、体重问题、皮疹、出汗等。在心理方面，接触毒素会增加抑郁症、自杀、ADD/ADHD、学习问题、记忆力障碍、脑雾、自闭症、脾气爆发、精神错乱、痴呆等。虽然我们的组织器官（肠道、肝脏、肾脏和皮肤）有一些解毒能力，但是当它们不堪重负时，我们就会患上脑雾、疲劳甚至危及生命的疾病。这肯定会危害我们的心理健康。

毒素毒害大脑的 10 个途径及引发的精神疾病

1. 减少脑血流量，SPECT 扫描结果显示与抑郁症、双相情感障碍、精神分裂症、ADD/ADHD 等有关。正如第五章中写的那样，低血流量是预测大脑发展为阿尔茨海默病的首要指标。

2. 破坏内分泌系统，干扰激素的产生，导致内分泌失调，增加抑郁症、焦虑症和惊恐症的发作。

3. 损害免疫系统，增加自身免疫病、癌症、焦虑症、抑郁症甚至精神错乱的风险。

4. 破坏肠道菌群，导致肠道渗漏及相关问题。例如情绪不稳、焦虑症、ADD/ADHD、帕金森病和阿尔茨海默病。

5. 随着毒物负荷增加，患糖尿病和肥胖症的风险也增加。这些毒素也被称为糖尿病原和肥胖原，因为它们会导致糖尿病和肥胖，增加焦虑症、抑郁症和阿尔茨海默病的风险。

6. 破坏 DNA，加速大脑衰老并导致情绪波动、焦虑、烦躁、发脾气、行为异常、记忆力问题。

7. 损害酶系统和许多生物过程，例如能量代谢和清除自由基的能力。

8. 损伤器官如消化道、肝脏、肾脏和大脑。这些损伤会降低身体的排毒能力，使身体积累很多毒素。

9. 改变基因表达，开启有害基因的表达，关闭有益基因的表达。

10. 损坏细胞膜，并破坏细胞之间的通信。

你的大脑中毒了吗？毒素暴露测试

基于多年的经验积累，我们诊所制定了一份清单，以帮助患者确定是否接触有害物质。通过回答以下问题，就可以确定自己的风险，然后可以采取措施来应对这些风险。

1. 你吸烟吗，是否常处于二手烟环境？

2. 你吸大麻吗？

3. 你是否经常使用清洁剂并无意间吸入了它们？

4. 你是否吸入过一氧化碳？

5. 你每年乘坐飞机 6 次以上吗？

6. 你是否自己加油或经常呼吸到汽车尾气？

7. 你是否居住在空气污染程度中等甚至重度地区？

8. 你住的地方送水管道是否有破损或被霉菌污染？

9. 你是否接触过防火服或防火毯（含石棉），或接触过喷洒过防污剂的家具？

10. 你是否给花园、农场或果园喷洒过农药，或者在有农药残留的地方居住？

11. 你曾在没有通风设施的室内刷过油漆吗？

12. 你一周饮酒 4 杯以上吗？

13. 你是否经常吃精加工食品或快餐食品？

14. 你是否经常吃常规培植的农产品、肉类、奶制品或养殖的鱼？

15. 你是否食用过剑鱼之类的肉食性鱼类？（可能有汞污染）

16. 你是否经常吃非有机水果和蔬菜？

17. 你是否食用带有人造色素或甜味剂的食物，例如减肥汽水；食用人造甜味剂，例如阿斯巴甜、三氯蔗糖或糖精？

18. 你是否每天使用 2 种以上的美容产品？（大多数人从不阅读产品说明，不去了解其中包含多少有害物质）

19. 你是否居住在装有铅管的老式房屋中？

20. 你涂的口红是否含铅？（美国市场上 60％的口红含铅）

21. 你用过汞齐补牙吗，补了多少？

22. 你是否在工作中暴露于环境毒素中，例如消防、油漆、焊接、码头工人？

23. 你是否进行过全身麻醉，多少次？

表 10 - 1　毒素的影响

邪恶的国王将……	仁慈的国王将……
1. 废除确保空气清洁、水清洁和建筑物安全的法律。	1. 加强法律，确保空气清洁、水清洁和建筑物的安全。
2. 忽视那些倾倒有毒废物的公司。	2. 对倾倒有毒废物的公司进行处罚。
3. 推广精加工食品。	3. 宣传精加工食品的危害。
4. 宣传那些鼓吹酒精和大麻对健康无害的研究。	4. 科普酒精和大麻会如何危害脑健康。
5. 鼓励青少年吸食大麻，大麻会增加成年人患抑郁症和自杀的风险。一项研究发现，约 50 万人因为青少年时期吸食大麻而在成年后患上精神疾病。	5. 禁止青少年吸食大麻。
6. 隐藏化妆品上的成分说明，这样人们就不会担心自己每天涂抹了多少有害物质。	6. 要求标注化妆品中的所有成分，让人们在知情的情况下购买和使用。

现代社会如何毒害大脑并助长精神疾病

每一天，我们都会接触到化合物、农药、烟雾和大量毒害大脑的商品。含污染物的空气、所吃的食物、抹在皮肤上的化妆品等，都会通过我们的肺、消化系统或毛孔进入我们的身体，最终影响到大脑。日常生活中你接触这些毒素越多，大脑面临的风险就越大，从而引发脑健康/心理健康问题。通过以下列表，检查下你曾经接触过多少有毒物质。

你无法避免毒素，但是可以减少对它们的接触并提高身体的排毒能力。清除生活环境中的毒素将有助你和家人的健康，特别是孩子们的健康。期待我的侄女艾丽兹和艾米丽不再暴露于这些风险因素中。我们需要尽力清洁我们的环境。

每天你接触毒素的次数越多，大脑的健康风险就越大，从而引发脑健康/心理健康问题。

常见的毒素

能被吸入的毒素

- 空气污染。
- 石棉。
- 汽车尾气。
- 航空废气。
- 一氧化碳。
- 香烟、二手烟、大麻。
- 化学清洁用品。
- 灶台油烟。
- 阻燃烟雾。
- 火场毒气（急救人员在火中吸入）。
- 汽油味。
- 霉菌。
- 油漆和溶剂挥发物。
- 农场或庭院中的农药和除草剂残留物。
- 焊接、锡焊的烟雾。

可以经皮肤吸收或摄入

- 苹果上喷洒的二苯胺，使苹果发亮，但会分解为致癌的亚硝胺，与帕金森病和阿尔茨海默病有关。
- 人造食用色素、防腐剂和甜味剂。
- BPA（或双酚 A，存在于塑料、食品和饮料容器、牙科密封剂、收银小票上）。

- 化学疗法。
- 全身麻醉。
- 重金属，如：
  - 汞："银色"牙科填充物中含 50％ 的汞，大型鱼类也富含汞。美国环境保护署建议孕妇每周吃鱼不要超过 2 次，避免食用四大类鱼：鲭鱼、剑鱼、鲨鱼、方头鱼。限制食用石斑鱼和长鳍金枪鱼。
  - 铅：油漆、管道、航空燃料、口红中富含铅（可参阅下文）。
  - 镉：香烟、施过化肥的土壤、工业垃圾场含镉。镉有剧毒，会在肝脏和肾脏中累积，并损害你的解毒能力。它与骨质疏松症、心脏病、癌症和糖尿病有关。一旦它进入体内，半衰期长达 16 年！
- 过量饮酒。
- 用塑料设备盛放的食品，会有增塑剂污染。
- 美容和健康产品（可参阅下文的图表）。
- 除草剂如草甘膦等。例如用于转基因作物大田的有机磷除草剂农达（品牌名），会破坏人体的内分泌系统，影响睾酮和雌激素的分泌，使患癌症的风险提高 41％。除草剂还可能破坏 DNA 复制，使细胞衰老加快，并增加细胞癌变的风险。
- 众多药物，例如苯二氮䓬类药物（用于焦虑、失眠）或麻醉性止痛药。
- 大麻。
- 味精（谷氨酸钠）。
- 多氯联苯。

- 杀虫剂。如有机氯和有机磷农药（神经毒素），可刺激酶将能量转化为脂肪，然后储积毒素。那些在有机磷中暴露最严重的前 5％ 的人罹患痴呆的风险增加了 650％。
- 被污染的水（含铅、砷等）。
- 破损的乳房的硅胶假体泄漏。

引发精神疾病的常见毒素

作为精神科医生，我见过很多抑郁症、脑雾、焦虑症、记忆力和注意力不集中、言语混乱、头痛、眩晕、食欲过度的患者，他们具有一个共同点：曾暴露于毒素。如下是亚蒙诊所患者最常见的八类毒素问题。

1. 酒精并不是健康食品

一些大样本研究发现，轻度至中度饮酒有益于心脏和大脑。但我不这么看。我曾当过救护车司机，在急诊室里见过因酒后驾车而丧生的悲剧。作为一名从业 40 年的精神科医生，我目睹了许多患者和家庭因为酗酒而妻离子散。作为大脑成像专家，我见过数千位"中度"饮酒者的 SPECT 扫描结果，他们的结果看上去很糟，而酗酒者的扫描结果看起来更糟。

酒精对于大脑并不是一种健康食品。饮酒会损害你的认知功能和心理健康，而酗酒会导致各种精神疾病。例如，你是否知道每天喝酒的人的大脑较小？大脑的大小很重要！过量饮酒会改变与情绪和焦虑相关的神经递质和激素系统。你是否知道与不饮酒者相比，中度或重度饮酒者罹患痴呆的风险增加了 57％，并且发病得较早？酒精会降低判断力和决策能力，并让人暴饮暴食。而且由于酒精会减少流向小脑的血液，小脑与身体的运动协调能力有关，因此会使你的协调性变差。在美国，有 3000 万儿童喝过酒，其中许多人因为在酗酒家庭长大或遭受过虐待而患有创伤后应激障碍。过量饮酒也是离婚、入狱、财务问题的主要原因，这会让人陷入悲伤、焦虑和绝望的境地。

酒精被列为人类的第七大死因，它与七种不同类型的癌症有关，但可以预防。为什么护士在打针或输液之前要在皮肤上擦拭酒精？杀死细菌。酒精为什么用于保存标本？固定住标本中的细胞和组织。那么不用想，你就知道酒精对你的肠道有何影响。如果你想要一个更健康的大脑，少喝酒为妙。对于想喝酒又没有酗酒家族史的人，我建议每周喝酒不要超过 2 杯。

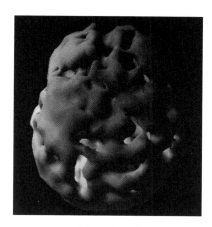

整体活跃度低

酗酒者的扫描结果

2. 大麻：谨慎的理由

美国越来越多的州把医疗和休闲用途的大麻合法化，引起了人们用大麻治疗身心健康问题的兴趣。一些研究表明，大麻对抑郁症、焦虑症和创伤后应激障碍患者有益。然而，另外一些研究发现，大麻会危害心理健康。2016 年，我们发布了样本量最大的大麻使用者的大脑成像研究，与健康组相比，982 名使用者的血流总体上有所减少。右侧海马区的血流减少最多，此脑区与阿尔茨海默病和记忆力损失有关。2019 年一篇综述囊括涉及 23 000 多人的 11 项研究发现，青少年时期使用大麻会增加这些人成年后的抑郁症和自杀风险。另外有研究表明，大麻会损害短期记忆，引发学习或注意力问题，减少专注和协调能力，增加精神错乱的风险。2019 年《柳叶刀·精神病学》杂志上的一项研究发现，大麻可能与 10% 的新增精神病病例有关。

3. 吸烟/吸电子烟：危害比你想象的大

香烟是日常生活中有极大毒害性的事物。根据美国肺脏协会的统计，香烟燃烧时会产生约 7000 种化合物，大多数都有毒。

表 10 - 2　香烟中常见的 10 种毒素

毒素	同时也存在于
醋酸	染发剂
氨	清洁产品
砷	老鼠药
苯	树胶胶水
丁烷	打火机油
镉	蓄电池酸液
甲醛	防腐液
甲醇	火箭燃料
焦油	沥青
甲苯	油漆涂料

众所周知，尽管吸烟有害健康，烟草业仍在不断地促进产业发展。但是你可能不知道的是，它还在促进精神健康领域应用其产品，并资助了一些研究，鼓吹精神分裂症患者可以从吸烟中受益。如今，高达 80% 的精神分裂症患者吸烟。除此以外，有脑健康/心理健康问题的人、药物滥用的人比普通人更容易吸烟。根据美国疾病控制与预防中心（CDC）的数据，这部

分人消费的香烟量占市场流通的 40% 之多。

尽管吸烟率已经下降了多年，但电子烟的吸烟率却在上升。2018 年的一份涉及全美 4 万多名青少年的报告显示，超过 20% 的十二年级学生表示他们最近曾吸过烟。这是 2017 年报告人数的 2 倍。过去一年中，有 11% 的八年级学生承认吸烟。年轻人的吸烟率迅速上升，以至于在 2018 年，美国公共卫生局局长称电子烟是年轻人的流行病。

吸食香烟（烟草和大麻）或者吸食尼古丁、咖啡因，你的肺部会吸入大量超细的有毒颗粒，这些颗粒能够渗透到大脑。颗粒的大小重要吗？重要！颗粒越小，引起的炎症反应和对大脑的损害就越大。

我想看看吸食咖啡因对大脑的影响，那时候《奥兹医生秀》节目正流行，我扫描了主持人奥兹在吸食咖啡因前后的大脑影像，结果并不乐观。吸食咖啡因后，扫描显示她的枕叶（负责注意力的脑区）活动增加，额叶（控制不良行为的脑区）活动减少，效果比较分裂！

4. 霉菌：精神疾病的创造者

我从大脑影像工作中学到的第一课就是，许多日常事物都会危害大脑健康，危害最大的事物之一是霉菌。"防弹咖啡"馆的首席执行官戴夫·阿普雷给了我这方面的经验。他一直存在专注和记忆力问题，几乎难以通过沃顿商学院的课程考试。2003 年，在阅读了我的书之后，他进行了一次大脑 SPECT 扫描。他说这改变了他的一生。事实证明，戴夫在家中曾接触过有毒的霉菌。实施了特定的治疗方案后，他的健康状况明显改善，然后他制作了《发霉：有毒的霉菌》这部电影。

霉菌种类	描述、后果
赭曲霉毒素	食源性霉菌；会引发癌症。
黄曲霉毒素	食源性霉菌；引起癌症，阻碍儿童成长。
伏马毒素	污染玉米、小麦和其他谷物；诱发神经管发育缺陷和生长迟缓。
玉米赤霉烯酮、镰刀霉菌毒素	粮食污染；破坏激素平衡（雌激素）。
曲霉	室内外均有发现；对儿童危害较大。
镰刀菌毒素、黑霉	粮食污染，多生长在潮湿的室内环境中；抑制人体的蛋白质合成，对皮肤、肾脏、肝脏等危害极大。

另外一位 32 岁的患者乔治来我们诊所看病，他抱怨自己有焦虑、脑雾、记忆力问题和睡眠障碍的症状。从我们收集的详细病史清楚地看到，乔治的症状始于他大学毕业后回到父母的地下室居住时期。霉菌测试显示，乔治体内含有大量的霉菌毒素。在看到这些化验结果后，乔治才想起来地下室曾被水淹过几次。

我们建议乔治搬出发霉的地下室，这是减轻霉菌毒害的第一步。接下来，我们给他开了抗真菌药和支持代谢的膳食补充剂。消除霉菌的影响，加上吃药，乔治的症状得到改善。他并不需要精神类药物，他需要的是准确的诊断和适当的治疗。如果没有人检查过他是否有霉菌毒素，那么他很可能会被诊断出患有一种或多种精神疾病，然后接受精神药物的治疗（这不会成功），那么他的病情只会越来越恶化。

霉菌毒害的 6 种常见症状

· 无法解释的肌肉问题。

- 脑雾、记忆力问题。
- 难以保持专注。
- 皮肤麻木或"针刺"的感觉。
- 消化系统问题。
- 呼吸系统问题（慢性咳嗽、鼻窦炎、喘息）。

5. 铅：当前较为明显的风险

铅会伤害大脑，铅暴露会降低智力，还会带来癌症、言语问题、心血管问题、关节炎、癫痫发作、头痛、贫血、肾脏疾病以及死亡风险。铅暴露还与多种心理健康问题有关。在儿童中，它与 ADD/ADHD、学习问题、烦躁、攻击性、恐惧、反社会行为、精神分裂症等有关。2010 年，一项针对近 2000 名铅暴露水平较低的年轻人的研究发现，血液中铅含量较高者患抑郁症和惊恐症的风险显著增加。研究人员得出结论，即使在通常认为安全的水平下，铅暴露对心理健康也有明显负面影响。

美国政府之前报告说，血铅"安全"标准是每天低于 60 $\mu g/dL$。当前定的"安全"标准低于 10 $\mu g/dL$。美国疾病控制与预防中心在 2012 年 7 月的报告中认为，5.0～10.0 $\mu g/dL$ 的范围对于儿童也是高风险的。许多科学家说，任何水平的铅暴露都是不安全的。年龄大的人可能还记得，之前政府强制性要求从汽油和油漆中去除铅。奇怪的是，这不适用于小型飞机的航空燃料。在亚蒙诊所，我们扫描了 100 名飞行员的大脑，发现三分之二的人处于严重脑部中毒状态。我们怀疑这是由铅和其他毒素引起的。飞行时他们很容易接触到这些毒素。关于油漆方面的问题是，1978 年之前刷了白漆的房子都含有高水平的铅。一旦这些油漆剥落或起皮，就会使家里的人暴露在铅中。1984 年之前建造或改建的房屋的管道中，也可能含有铅。

口红是最常使用的化妆品，也含有铅，因为没有法规要求它除铅。60％的美国品牌口红中发现了铅。2013年，加州大学伯克利分校的研究人员在32种口红产品中发现24种含有铅。一些口红中还含有大量的重金属，包括镉和铬。

明智贴士

为避免购买到含铅的口红，请仔细了解下口红品牌的产品信息。

6. 全身麻醉：外科医生不会提的风险

我的一位患者流着泪诉说了她在接受膝关节手术后的情况。那时起，我开始意识到全身麻醉的潜在风险。她告诉我，自己好像有脑雾，担心自己得了阿尔茨海默病。之前我曾对她的大脑做过 SPECT 扫描，所以我再次做了扫描看看是否有病变。新的扫描结果显示她的大脑好像中毒了，额叶和颞叶显著恶化，这两个脑区与记忆和注意力相关。某种东西影响到了她的大脑。借助本书中的 BRIGHT MINDS 方法，她得以清除脑雾并恢复了记忆力。

一些研究显示全身麻醉不会对脑健康有负面影响，而另一些研究则显示全身麻醉的毒性作用。近期的 2 项研究值得注意。其中一项表明，4 岁之前接受过全身麻醉的儿童智商较低，语言理解能力降低，大脑后部的灰质减少。另一项研究是，接受过冠状动脉搭桥术的患者，SPECT 结果显示 68％的患者在手术后大脑的血流量减少，这与术后 6 个月的语言和视觉记忆下降有关。正如本书所讲的，低血流量是导致精神疾病的 BRIGHT MINDS 风险因素之一。如果你必须进行手术，我建议尽可能进行局部或脊髓麻醉。如果还是得全麻，请确保在手术时尽一切可能保证大脑健康。

**明智
贴士**

如果必须进行手术，我建议尽可能进行局部或脊髓麻醉。如果必须全麻，请确保在手术时尽一切可能保证大脑健康。

凯伦是我的助手，很能干也深受患者爱戴。有一天她被诊断患有主动脉瘤。我们在她动脉瘤手术后不久进行了一次SPECT扫描，然后在她做了大脑康复之后又进行了一次SPECT扫描。毫无疑问，手术对她的大脑和心智都产生了影响，但是使用正确的BRIGHT MINDS方案可以恢复。

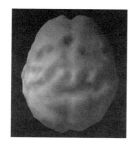
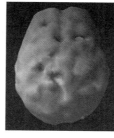
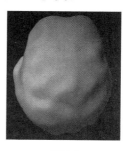

手术之前　　　　　手术后总体血流量降低　　　　康复后

凯伦在主动脉瘤手术前、 手术后、 BRIGHT MINDS康复后的扫描结果

7. 化疗和重金属：偷走你的心智

在亚蒙诊所，我们见到很多化疗的癌症患者。化疗杀死了癌细胞，但不幸的是，它也可以杀死健康的脑细胞。大量接触重金属（如砷、汞、铁和铝）也会导致记忆力问题。我建议有症状时请医生做一个重金属筛查，尤其是你曾经有过重金属暴露。

8. 个人护理产品：美容用品丑陋的一面

你每天使用多少个人护理用品和化妆品？美国普通女性使用了大约 12 种产品，普通男性大约用了 6 种产品。根据大数据，化妆品、香水和卫浴产品行业 2019 年预计花费 190 亿美元的广告费，诱使我们使用更多的家化产品。但是这些产品中的有害物质很容易通过毛孔被吸收，并可以传输到身体的每个组织器官，包括大脑。这意味着，你在试图让自己的外表看起来更漂亮的同时，你的身体内部却中毒了，也带来了脑健康/心理健康问题。这些用品带来的风险非常真实。2016 年，强生被勒令向一名妇女的家庭支付 7200 万美元，该妇女因为使用了强生的爽身粉及其他产品后罹患卵巢癌而死亡。

如果你有脑健康/心理健康问题相关的症状，我强烈建议你抛弃那些含有有害成分的个人护理产品，以减轻毒性负荷。下表来自巴斯帝尔大学创始人约瑟夫·皮佐诺的一本专著《环境毒素》（*The Toxin Solution*），列出了化妆品中常见的化合物，以及它们的危害。

明智
贴士

体表接触的东西会进入体内。

表 10–4 化妆品和洗护产品中常见的有害化合物

化合物	产品	毒性
丙烯酸酯	人造指甲（美甲）	神经毒性
铝	止汗剂	有可能引发阿尔茨海默病
甲醛	洗发水、指甲油、发胶、指甲和睫毛胶、沐浴露、彩妆	癌症、过敏反应

化合物	产品	毒性
香精	洗发水、液体婴儿肥皂、指甲油、发胶、柔发剂、沐浴露、彩妆	癌症、内分泌紊乱、过敏反应
二苯甲酮	防晒霜	内分泌问题、降低精子数量、皮肤过敏
对羟基苯甲酸酯	防腐剂、化妆品中的香精（眼影、粉底、睫毛膏）、洗发水、护发素、乳液、面部/身体清洁剂	内分泌问题、乳腺癌、儿童发育问题、生殖问题、过敏
邻苯二甲酸酯（欧洲已禁止）	化妆品中的香精，也用于增塑剂（保鲜膜、塑料包装盒）	内分泌问题、降低智商、降低男性的脑源性神经营养因子
聚乙二醇	液体皂、"高泡沫"洗发水	癌症、出生缺陷、脱发、过敏
三氯生	抗菌清洁剂、牙膏	内分泌紊乱、危害肠道菌群
铅	唇膏（死亡之吻）	神经毒素、对海马体和前额叶皮层有损害

资料来源：约瑟夫·皮佐诺著《环境毒素》。经许可使用。

9. 家居用品：当甜蜜的家变成"有毒的家"时

家中的许多常见物品都可能含有有毒的化合物，特别是一些自助组装的产品往往会增加有毒物质的暴露。例如，人们在铺地毯、组装阻燃床具或家具、铺地板、喷油漆时，往往会暴露于高浓度的毒物中。2019年杜克大学的一项研究表明，在有阻燃沙发的家庭中长大的儿童，其血清中的多溴二苯醚（PBDE）含量是对照组儿童的6倍以上。这些化合物会造成神经发育迟缓，干扰内分泌系统，造成甲状腺功能紊乱、肥胖、癌症或其他疾病。

帕梅拉的抑郁、偏头痛和记忆力问题的惊人病因

在来亚蒙诊所前，帕梅拉每天大部分时间都是躺在床上。

我的孩子们一大早就出门上学了。我因为偏头痛，一直躺在床上，想着何时才能够健健康康地出门。当时我的体重降到了 52 kg，没有食欲，没有任何念想，记忆力也不行了。我不想看书，也不想说话。一度我都记不起孩子们的名字。没有人能告诉我病因。我以前不是这样，那时我充满活力。我是一个成功的女商人。我获益很多，然后突然间就变成这样了。我崩溃了，一切看起来越来越糟……

我尝试各种治疗，你能想到的我都尝试过了……但是病情继续恶化，症状越来越多。我最终变得抑郁起来，似乎没有人能理解我的处境。我当时同时吃着 21 种处方药，因为那就是精神科医生能给我的治疗。"好吧，如果你有这种感觉那就试试这种药。好吧，添上这种药，再添上那种药。"我觉得一定可以找到病因，我只需要找到它就有希望。很多时候，一些医生会告诉我，是我精神出了问题。我在想，不，这是生理上的。我无法呼吸，我开始偏头痛。这些不是精神问题，这些都是生理上的问题……

当我遇到这些记忆方面的问题时，我想我一定要试试亚蒙诊所。当我见到穆尼尔·阿里医生时，我还带着 21 种药的处方：早上要服用 11 种，晚上 10 种。阿里医生说："我们不会给你开很多药。"他去掉了大部分药物，只剩下 5 种。

帕梅拉在亚特兰大的亚蒙诊所待了 3 天，那里的医护人员给她做了全面的病史梳理和 SPECT 扫描，也做了一系列的医学检验。阿里博士发现帕梅拉有遗传缺陷，这使她难以抵御某些病毒的感染，同时还发现她患有莱姆病。当阿里博士听说帕梅拉的屋顶漏水时，对她进行了真菌测试，结果黑霉呈阳性反应，黑霉很难缠。莱姆病和真菌能够解释她的很多症状。

当我来到这里（亚蒙诊所）时我病得很厉害，而现在好多了。我能够舒心地笑了，也能够坐起来一会儿。我现在精力充沛，正在写书……我的记忆力恢复了，就像重生了一样。我想成为孩子们的好妈妈，这是我的生活目标。

令人不安的事实： 母乳喂养是妇女减少体内毒性负荷的有效方法之一， 还可以降低患乳腺癌的风险。不幸的是， 婴儿会受到一些毒害。

消失但未被遗忘：多氯联苯及其对脑健康/心理健康的持久影响

多氯联苯即 PCBs，是一种常用于电器或电气产品的工业化合物。尽管美国政府 1979 年就禁止使用它们，但它们不易降解，现在依然残留在水、土壤和空气中。因此，它们继续引发着各种环境和健康问题。2014 年的一项研究发现，工作环境中多氯联苯暴露水平较高的人，患抑郁症的风险显著增加。研究表明，多氯联苯也与自闭症、ADD/ADHD、精神分裂症、学习障碍等问题相关。多氯联苯还会抑制甲状腺功能，让人总是感到疲倦。此外，生活在受污染的河流中或沿海地区的鱼类的脂肪组织里，多氯联苯的积累非常多。消费食用这些鱼后，你的脂肪组织就会积累多氯联苯。你可以通过除去生鱼和熟鱼的皮肤和脂肪组织来限制暴露量，另外避免用油炸的方式做鱼。

检查毒素问题

你的排毒或解毒器官包括肠道、肝脏、肾脏和皮肤。为了保持功能正常，它们必须处于健康状态。例如，肝脏能够过滤血液，识别并截留其中的毒素。它的酶系统可以将毒素分解，产生的胆汁有助于毒素的排泄。肝脏的解毒能力有一个上限，这意味着它一旦超载，就极易受到过量毒素的伤害。

肾脏每天会过滤全身血液 60 次。肾功能会随着年龄的增长而降低，从 20 岁到 85 岁逐步降低了 50% 左右，因此保护好肾脏至关重要。

第七章有一些检查消化系统的方法，对于其他器官也有介绍。

明智贴士

注意：如果你不想把钱花在医学检验上，那么请花钱购买高品质、无毒的食品。

医学检验项目

肝功能

• 谷丙转氨酶正常范围：7～56 U/L。

- 谷草转氨酶正常范围：5～40 U/L。
- 胆红素正常范围：0.2～1.2 mg/dL。
- 锌的正常范围：60～110 mcg/dL（缺锌会限制肝脏的解毒功能）。

如果测试肝功能指标结果较高，请检查是否摄入了过多的糖或碳水化合物、酒精、肝炎或升高肝酶的药物如对乙酰氨基酚（Tylenol）。

肾脏功能
- 尿素氮正常范围：7～20 mg/dL。
- 肌酐正常范围：0.5～1.2 mg/dL。

皮肤
- 检查是否有皮疹、痤疮和酒渣鼻，这可能是身体正在产生解毒作用的症状。

霉菌
- 通过血检看转化生长因子 TGF-β_1 的水平，该蛋白质参与调控身体的免疫系统，在霉菌毒素暴露者体内较高。某些感染如莱姆病使它的水平也会升高。正常水平的数值在 2380 以下，0 是最佳。真菌暴露可将其提高到 15 000 以上。

重金属
- 常用的检查是测试头发样本和尿液。若检测尿液，需要事先服用螯合剂。

减少毒素危害的办法

(以及与 4 个环的相互作用)

策略

你可以用几种简单的策略来减少毒物摄入：

1. （灵性环）关心你的解毒器官。

2. （生物环、心理环、社会环、灵性环）**尽可能避免毒素：**

- 戒烟。如果你受到别人的影响而吸烟，属于社会环。你相信自己可以戒烟，则属于心理环。知道自己为什么要戒烟，则属于灵性环。催眠、尼古丁贴或安非他酮等药物可以帮助你戒烟。

- 解决药物和酒精滥用问题。你这么做的根本原因是什么？是否是因为焦虑或抑郁？即使你要用药物或酒精进行自我治疗，你也不要碰大麻。请参阅上文社会、心理、灵性部分关于"戒烟"的解释。

- 逐渐替换"银色"的牙科填充物。不再使用银汞齐补牙，而是用陶瓷材料。尽快清除口腔中的汞齐填充物，但不要一次性全部清除，因为有将毒素释放到血液中的风险。建议一次只替换一两个牙。

- 避免使用铝和特氟龙炊具（不粘锅）。

- 若要储存食物，请用玻璃器皿；塑料容器可能含邻苯二甲酸酯和双酚 A。切勿在塑料容器中加热食物。

3. （生物环、社会环）**减少被毒素污染的食物的摄入**（社会环是因为朋友和家人会影响你的饮食习惯）。

- 吃有机食品，并始终清洗好农产品。一项研究发现，当一个家庭转为食用有机食品 2 周后，他们尿液中的农药水平降低了 95%。另一项研究表明，针对体内危害神经发育的农药含量一项，食用普通农产品的儿童是食用有机食品的儿童的 9 倍。

- 务必阅读食品标签。如果你看不出某种食物的成分是什么，请不要贸然食用它或将它用在身上。以下是应避免使用的化合物、添加剂和防腐剂：

  - 溴酸钾——致癌。
  - 丁基羟基茴香醚（BHA）、二丁基羟基甲苯（BHT）——与肿瘤有关。
  - 苯甲酸钠——可能会破坏 DNA。
  - 硝酸钠——与癌症有关。
  - 酒石黄染料（使奶酪变黄）——与哮喘有关。
  - 味精——与癫痫和心脏疾病有关。（味精又称为谷氨酸钠、水解蛋白、自溶蛋白、自溶酵母提取物、组织化蛋白）。
  - 诱惑红色素。
  - 人造甜味剂——阿斯巴甜（蓝色包装）和糖精（粉色包装）与肥胖、糖尿病和癌症相关。三氯蔗糖（黄色包装）具有潜在的直接毒性，它还可能通过破坏肠道健康来诱发葡萄糖不耐受。

- 请忽略商标上的"天然"一词，这并不代表真实情况。毕竟，砷和氰化物也可以是天然的。

- 限制或消除用了农药和除草剂的农产品；用激素和抗生素饲养的乳制品；用激素和抗生素或谷物喂大的肉类；以及谷物喂养或含有多氯联苯的养殖鱼类。

- 避免食用熏肉和熟食肉等加工肉（它们含有亚硝胺，导致肝脏产生对大脑有毒的脂肪）。

- 清除含毒食物，2 周内不摄入：
  - 精加工食品。

- 麸质（存在于面粉、小黑麦、单粒小麦、粗面粉、硬粒小麦、普通小麦、黑麦和大麦中。麸质会增加肠通透性，即使对它们不过敏的人也是如此）。
- 非有机乳制品。
- 非有机的牛肉和鸡肉（避免激素、抗生素和砷）。
- 大豆（可能有高含量的砷、镉，美国市场上 96％的大豆是转基因品种）。
- 人造甜味剂。
- 酒精、消遣性毒品（如大麻）。
- 未净化或不干净的水。

4.（生物环）净化空气。

- 对你的房屋进行霉菌测试，无论是否出现症状，都应消除霉菌。
- 避免在家中燃烧木柴，这会释放有毒化合物。
- 定期更换加热和冷却系统上的过滤器。

5.（生物环）减少使用有毒害的洗护用品、化妆品及美容辅助品。

- 进行浴室清洁。检视浴室中的所有产品，如果你想保持健康，那就扔掉有毒的产品。
- 使用不含香精、化学物质低、不含邻苯二甲酸酯的产品。这样做的效果非常明显：短短 3 天内，100 名避免使用含这些物质的少女的尿液中的毒素明显降低。健康产品看似更昂贵，但从长远来看用它们是合算的，因为减少了花在看病买药上的钱。

6.（生物环）彻底清扫房子。

- 安装一氧化碳警报器和非放射性烟雾警报器。
- 使用不含香精、不含有害化合物的家用清洁剂。
- 定期清洁、除灰和吸尘。

- 请不要给屋里的任何东西（如织物、皮革等）使用防油防水剂。
- 定期检查房屋中水管道附件是否有黑霉菌（例如在水槽下）。
- 使用那些不含 VOC（挥发性有机物）的清洁产品、天然产品制成的无 VOC 或低 VOC 的床上用品、低 VOC 涂料。用天然织物地毯代替化纤地毯。

7.（生物环）养成良好习惯，维护好体内的解毒系统。

- 保持肠道健康。（可参阅第七章"I 代表炎症"）
  - 多吃富含膳食纤维的食物，膳食纤维会与毒素结合，帮助消化系统清除毒素。在过去，人类每天吃 100～150 g 膳食纤维。现在，美国人平均每天吃 15 g。女性每天至少食用 25 g 膳食纤维，男性应食用 30 g。
- 保持肝脏健康。
  - 少饮酒，多吃芸薹类等有排毒作用的蔬菜，如球芽甘蓝、卷心菜、西兰花和花椰菜。
  - 服用有利于肝脏的膳食补充剂。
  - N-乙酰半胱氨酸（NAC）——NAC 可在血液、肝脏、细胞和线粒体层面提高半胱氨酸和抗氧化谷胱甘肽的水平。它还有助于降低化疗药物和抗生素的毒性。剂量建议：每天 2 次，每次 600 mg。
  - 维生素 C。剂量建议：每天 2 次，每次 1000 mg。
  - 洋蓟提取物——2～3 个小时就可以显著增加肝脏的胆汁分泌。剂量建议：每天 2 次，每次 500 mg。
- 保持肾脏健康。
  - 每天喝 3～4 L 的水。"污染的解决方案是稀释。"水有助于清除肾脏中的毒素。用反渗材料过滤饮用水。
  - 服用有利于肾脏的膳食补充剂。

- 服用甘氨酸镁、柠檬酸或苹果酸。剂量建议：每天2次，每次 200 mg。
- 银杏叶提取物会增加流向大脑和肾脏的血流量，有助于减轻草甘膦毒性。剂量建议：每天 2 次，每次 60～120 mg。

- 保持皮肤健康。皮肤是人体最大的器官。它也反映了大脑的健康状况。

- 运动时出汗为宜，出汗可以清洁你的皮肤系统。汗液中大多数毒素的浓度如砷、镉、铅和汞比血液中的高2～10 倍。这表明人体出汗可以有效地排出体内的毒素。运动时出汗越多，谷胱甘肽的产量越多，它是重要的解毒剂之一，能够抵御多氯联苯（PCBs）暴露，或有助于清除邻苯二甲酸酯和双酚 A（BPA），从而保持皮肤健康。

- 洗个桑拿浴。研究表明，桑拿浴可降低消防员体内的毒素。一项长达 20 年的持续研究表明，桑拿浴次数与记忆力之间存在正比关系。每周仅进行一次桑拿浴的男性，与那些进行 2～7 次桑拿浴的男性相比，患痴呆症的可能性分别降低了 22％或 66％。在其他研究中，经常洗桑拿浴的男性突发心脏病和其他疾病的可能性也较低；抑郁症的症状会减轻；内啡肽、睾酮和生长激素增加；皮质醇水平和血糖水平降低。当你洗桑拿浴时，出汗 20～30 分钟为宜。

- 服用有利于皮肤健康的膳食补充剂。

- 维生素 D。剂量建议：每天 2000 IU 或更多，具体取决于你的基础水平。

- 维生素 E。剂量建议：每天 60 mg。

- ω-3 脂肪酸。剂量建议：1400 mg 或更多，EPA

与 DHA 的比例约为 60:40。

表 10-5　毒素相关 BRIGHT MINDS 风险因素

引发精神疾病的步骤，曾让艾丽兹和艾米丽患病	消除精神疾病的步骤，让艾丽兹和艾米丽恢复了健康
1. 不在乎你的解毒器官。	1. 关心你的排毒器官。
2. 有接触毒素的生活习惯。 ·抽烟，吸食大麻，酗酒。 ·吃含农药残留的食物。 ·食用精加工食品以及含有害化合物、添加剂和防腐剂的食物。 ·吃用激素和抗生素养殖的肉类和奶制品。 ·吃含有多氯联苯污染的鱼。 ·使用塑料食品盒，用它加热食物。 ·不关注自己是否足量饮水。 ·接触霉菌。 ·经常在家里壁炉中烧火。 ·不更换加热和冷却系统的过滤器。 ·使用含有化合物的清洁用品和个人洗护产品。 3. 逃避提升身体的解毒系统的策略。	2. 尽可能避免暴露于毒素之下。 3. 养成习惯，加强身体解毒系统的生活习惯。 ·戒烟，停用大麻，每周饮酒不超过2～4杯。 ·去除"银色"的含汞补牙剂。 ·减少食用被毒素污染的食物。 ·尽可能选择有机食品。 ·务必洗净水果和蔬菜。 ·避免精加工食品和含有害成分的食品。 ·选择不含抗生素和激素残留的肉类和奶制品。 ·每天喝 3～4 L 的水。 ·检查房屋是否发霉，并及时清除。 ·进行浴室清洁，以消除不安全的清洁用品和个人洗护产品。 ·维持肠道健康（参阅第七章"I 代表炎症"）。 ·锻炼身体，出一点汗。 ·吃一些膳食补充剂来维护肝脏、肾脏和皮肤健康。

从今天开始养成降低毒素的 BRIGHT MINDS 小习惯

小习惯

1. 去超市购物时，我会尽可能购买有机食品。

2. 加油时，我不会站在油泵旁呼吸油气。

3. 当我拜访朋友和家人时，我会避免吸二手烟。

4. 喝酒时，每周不超过 2～4 杯。

5. 当我服用补充剂时，别忘了服用 N-乙酰半胱氨酸（NAC）。

6. 吃饭时，我会多吃芸薹类蔬菜。

7. 购物时，我将避免接触购物小票（上面涂层中的 BPA 会从皮肤进入体内）。

8. 喝饮料时，我不再使用塑料吸管。

9. 我不会购买任何含味精、人造色素或防腐剂的食品。

10. 当我要购买或使用家化或化妆品时，我将首先对其进行调查，不使用含有毒素的产品。

第十一章

M 代表精神风暴：消解导致情绪波动、焦虑或攻击行为的异常脑电活动

> 癫痫发作之前总有一个瞬间……内心突然陷入了悲伤、黑暗和紧迫的迷雾中。大脑似乎瞬间起火，像一次非同寻常的奔忙，体内的生命力处于最紧张的状态。在这一刻，生命的觉知、自我意识似乎增加了 10 倍，持续的时间不比闪电长。他的思想和内心充满了非凡的光芒，所有的不安、所有的疑虑、所有的焦虑都立刻得到了缓解。随即又化解在高远的静谧中，内心充满了宁静、和谐的喜悦和希望，充满了理性之光和终极意义。但是这个时刻，这些火花，不过只是厄运开始的最初一秒钟而已，永远不会超过一秒钟。
>
> ——费奥多尔·陀思妥耶夫斯基《白痴》

一天，我刚走进加州的亚蒙诊所，行政主管迅速将我拉到一边说："丹尼尔，你得去看看汤米。"我告诉她日程上已经有 14 位患者等着我了，但是她不容迟疑地对我说："丹尼尔，你真的需要看下汤米。他很可爱，9 岁大，来自佛罗里达州的奥兰多。他读过你的书。"好吧，一个 9 岁的孩子读了我的书？现在我倒要见见他。

我在另一位医生的办公室见到了汤米。当这个小男孩看到

我时，他喊道："嘿，你是亚蒙医生！"他接下来说的话让我惊诧不已，"亚蒙博士，我的左颞叶有问题。"

"真的？你怎么知道的？"我问道。

他说他按书上的列表做了筛查。"我的脾气很差，而且你写道，脾气不好的人往往颞叶会出现问题。"他说得对。然后他补充说："我曾经见过鬼。"我问他这是什么意思，他说："我曾经看到一些绿色东西浮在眼前。我以为它们是鬼。它们吓倒了我，直到我读完你的书，才意识到这只是幻觉，颞叶有问题的人会有这种情况。"他用漂亮的大蓝眼睛看着我，"去年，为了摆脱我头脑中的不良念头，我曾试图自杀过。"

这个可爱的小男孩想过自杀，因为他以为自己见到了怪物。这让我很伤心，但是他是对的。患有颞叶疾病的人的确有黑暗、邪恶、可怕的想法，我认为这是一种精神风暴。可悲的是，这类患者常常会自杀。汤米的病情让我担心起来。我问他是否做过大脑扫描，他说还没。

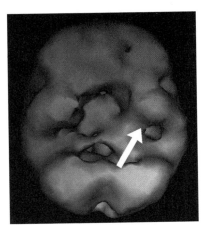

左颞叶活动度减小

汤米的表层 SPECT 扫描结果

"想做吗？"我问。

"好呀！"他回答。

所以我把他和他的父母带到影像中心。当我给他看扫描结果时，很明显左颞叶有异常。

"瞧，我是对的。"他说。一位 9 岁的孩子准确地预测到了自己的大脑扫描结果。当他确定自己的精神风暴实际上是颞叶出了问题，这给了他恢复健康的希望。我们可以帮他摆脱那些不良幻想。这就是科学的力量所在，即使没有做过扫描，也可以预测脑健康/心理健康问题。这非常令人兴奋，让人充满了力量，最重要的是可以依据科学治愈疾病。

蒂姆和温迪

美国人口中 51% 的人在生活的某个时刻会出现心理问题。因此我经常在演讲中说"正常"是一个神话，有"问题"比没有"问题"更为常见。"正常"只是烘干机的一个状态，或伊利诺伊州某个城市的名字（那里有个城市叫 Normal，直译"正常"）。我曾经在伊利诺伊州的"正常"镇做过一次讲座。在"正常"镇的超市里购过物，在"正常"镇的电台接受过采访，结识"正常"的人是一件很有趣的事情。从加州出差到那里，有一种很享受、很新奇的感觉。我发现那里的"正常"人实际上也有其他地方见到的心理问题。在演讲中，我遇到了心理学家温迪，她告诉我她的丈夫蒂姆病了。蒂姆因家庭暴力被捕，温迪即将与他离婚，并且很伤心。她爱他，即使知道他的大脑出了问题。她的治疗师说他患有人格障碍，她应该尽快离开他。于是温迪和蒂姆飞到加州来找我看病。

蒂姆今年 54 岁，告诉我他有记忆力减退、抑郁、烦躁的症状。他还经常感觉到眼角有阴影，听到刺耳的嗡嗡声，他的心理医生无法解释原因。他没来由地脾气暴躁。"最微不足道的事也能让我抑郁，然后我会非常内疚。"他哭着说，"她要离开我了，我明白自己做不了什么，我理解她为什么要离开，请帮助我消除这些攻击人的愤怒。"

蒂姆 6 岁那年，曾从二层楼的窗户跌落到地上。他不记得当时自己是否失去知觉，他的父母现在已不在世，也没法去问。小时候，他有学习障碍，并且经常因打架被叫到校长办公室。他曾尝试抗抑郁药、心理治疗和夫妻咨询，但都没有效。他的大脑 SPECT 结果显示，前额叶皮层和左颞叶活动度明显降低。前额叶皮层活动度低，通常与预测和冲动控制较差相关。颞叶活动异常尤其是左侧异常，与情绪不稳定、易怒、学习和记忆问题、幻觉（例如看到阴影和听见嗡嗡声）和没来由的愤怒相关。这会引发大脑中的精神风暴，让人精神异常。

我开始做精神科医生时很年轻，受到了杰克·德雷福斯（Jack Dreyfus）的故事的启发。德雷福斯现在已经不在人世了。他建立了德雷福斯基金会，运作很成功。1981 年他出版了《被忽略的非凡医学》一书，其中讲述自己的故事：尽管他有名有利，但经常从噩梦中醒来。他陷入了严重的抑郁中，传统的心理治疗并不管用。他感觉身体有电流通过，自己的恐惧、愤怒和焦虑在增强，这使他想到癫痫患者。他问医生是否可以尝试下抗癫痫药苯妥英钠（Dilantin）。服用该药一天后，他的症状开始消退。他在书中写道："几天后，我就对心理治疗不再抱任何希望了。"德雷福斯继续自掏腰包花了 6000 万美元，研究苯妥英钠对各种"心理问题"的疗效，例如焦虑、暴力倾向和情绪波动。

当我在 1991 年第一次听说脑 SPECT 时，其主要用途就是评估癫痫发作。当患者癫痫发作时，SPECT 结果显示脑活动度增加，发作间隙活动度减少。神经外科医生通常使用 SPECT 来评估癫痫患者的发病脑区以进行手术。在给温迪和蒂姆看病时，我想到了德雷福斯。

我用抗癫痫药拉莫三嗪来稳定蒂姆的左颞叶，用一种神经兴奋剂来激活他的前额叶，辅以神经反馈和我们的 BRIGHT MINDS 策略。蒂姆的脾气不再易躁易怒，记忆力得到了改善，与温迪的关系处于 20 年来最好的时期。温迪后来告诉我，我们的治疗策略彻底改变了她治疗自己患者的方式。

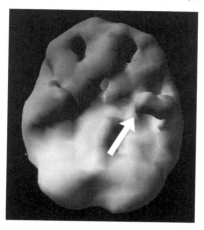

前额叶和左颞叶（箭头处）活动度降低

蒂姆脑扫描结果

世界上最强大的电化学引擎

你的大脑是世界上最强大的电化学引擎。它使用电位和神经递质来让人思考、感知和行动。神经电流（带电的离子流）在人的身体中不断移动，维持着心脏跳动、肌肉收缩。然而，用电位作为记录形式，还没有任何东西的效率可以超越大脑中的 1 万亿条生物线（神经元）的效率。

神经元的主要工作是产生一种称为动作电位的电信号，如果其他神经元充分"激发"了邻近的神经元，就会发生这种信号。单个神经元的动作电位就像一个微小的闪电，这是神经科学家称神经元电活动为"放电"的原因，并且可能激活下游的许多神经元。然后，受激活的神经元再生成自己的动作电位，并刺激到更多的神经元，从而形成执行大脑功能的协同网络。

动作电位以约 25 m/s 的速度向前运动。能这么快地传播，是因为随着大脑发育，从幼年到成年，轴突被称为髓磷脂的特殊脂质（髓鞘）包裹和绝缘，髓磷脂可以提高动作电位的传输速度。在没有髓磷脂包裹的情况下，不论是正常状态还是病理状态，传输速度要慢 10 倍。

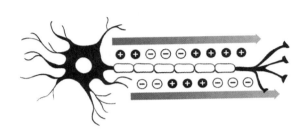

动作电位

神经元的主要工作是产生一种称为动作电位的电信号。若神经元充分"激发"了与它连接的神经元，就会触发动作电位。

大脑中的"演员"

轴突可以分支数千次，每个分支会与另一个神经元形成电或化学接触，称为突触。突触空间是神经元连接处的微小区域。轴突的末端是蘑菇状的分支，内含许多神经递质分子。神经递质可以激发或抑制其他神经元。每个神经元的神经递质属于单一类型，例如谷氨酸、γ-氨基丁酸、多巴胺、去甲肾上腺素、5-羟色胺、乙酰胆碱、组胺。其中兴奋性的神经递质是谷氨酸，大脑中 75% 的神经元可以释放它；抑制性神经递质是 γ-氨基丁酸，20% 的神经元可以释放它。当动作电位到达轴突末端时，它会刺激数千种神经递质分子释放到突触空间中。神经递质漂浮在突触空间中，其中一些递质会与神经元接收端的受体结合，继续刺激或抑制下一个神经元的活动。

所有这些脑电活动都是以毫秒为速度在人脑中进行传输。而且它运行非常精准，维持了良好的大脑功能和心理健康。

疾病如何损害大脑功能

大脑的某些疾病，源于神经元连接受损或不能产生合适的动作电位（放电）。神经元的放电过多或过少都会引发疾病，必须恰如其分地控制。否则：

- 神经连接网络中的突触较少，这在抑郁症、用脑较少、体育锻炼少的人中很常见。
- 神经连接网络中的神经元较少，在阿尔茨海默病中很常见。
- 动作电位的产生受损，如果你一次喝 3 杯酒或更多，可能就会发生这种情况。
- 神经元受损、动作电位的速度减慢，常见于头部创伤或中风。
- 过度的脑电活动，见于癫痫发作。

异常的脑电活动不仅改变了大脑的活跃度，还可以改变心智并引起精神风暴。这可能与脾气爆发、抑郁、自杀冲动、惊恐症、注意力不集中、精神错乱有关。早在 1907 年，埃米尔·克雷佩林①就曾讨论过发作间期焦虑障碍（IDD）。这里发作指癫痫发作，间期指癫痫发作之间的间隔。他观察到患者的抑郁

译者注：

① 埃米尔·克雷佩林（1856—1926），德国精神病学家，现代精神病学的创始人。

症状混着欣快感、易怒、惊恐、焦虑。在未经治疗的癫痫患者身上，还有疲劳、疼痛和失眠。

异常的脑电活动不仅改变了大脑的活动度，还可以改变患者心智并引起精神风暴。这可能与脾气爆发、抑郁、自杀冲动、惊恐症、注意力不集中、意识混乱有关。

精神风暴的风险因素

（及与 4 个环的相互作用）

- （**生物环**）癫痫发作或癫痫病史。
- （**心理环**）周期性精神错乱。
- （**生物环**）经常抱怨事物的外观、声音、味道、感觉或者觉得气味很"有趣"。
- （**心理环**）突然的、反复的恐惧感或愤怒。
- （**心理环**）易怒，脾气爆发然后消退，发怒后十分疲倦。
- （**心理环**）没有原因的恐慌或恐惧。
- （**生物环**）视觉或听觉上出现幻觉，例如感觉看到了阴影或听到了絮语。
- （**心理环**）经常感觉一些人或场景似曾相识（感觉曾去过这些地方）。
- （**心理环**）轻度偏执。
- （**生物环**）不明原因的头痛或腹痛。

表 11 - 1　不同的"国王"对待脑部扫描

邪恶的国王将……	仁慈的国王将……
劝阻人们进行脑部扫描或做其他检查。	鼓励人们进行脑部扫描或做其他检查，以确定脑电活动异常引发的精神疾病。

减少精神风暴的办法

（及与 4 个环的相互作用）

策略

1.（灵性环）关心大脑中的神经元如何发电和通信。

2.（生物环、心理环、社会环、灵性环）避免任何会增加精神风暴的事情。自己的生活方式或饮食中是否有容易引起癫痫发作或精神风暴的因素？这些因素包括：

- 压力。
- 劳累。
- 睡眠不足。
- 忘记吃药。
- 经常喘息。
- 酗酒和吸毒。
- 低血糖或高血糖状态。
- 饮食不规律。
- 经前期综合征（PMS）。
- 疾病。
- 疼痛。
- 青少年沉溺于电子游戏。
- 刷屏时间过多。
- 没诊断出的艾伦综合征（见第九章"H 代表脑损伤"）。

3.（生物环、社会环）注意那些引发精神风暴的食物、食用色素和防腐剂（尤其是糖、味精、阿斯巴甜和诱惑红）。社会环代表家人和朋友会影响你的饮食习惯。例如，我的一位患者吃了加了味精的食物就会变得很暴力。当他摄取味精后，我们扫描了他的大脑，发现他的大脑影像模式变得与攻击性强的人很一致。若食品中添加了味精，那么就必须说明，这一点很重要。通常味精与其他成分一起存在于食物中，没有被标注出来。它存在于肉汤、大豆蛋白提取物、植物蛋白提取物、乳清蛋白中。请注意，只要食物成分中出现"酵母提取物"一词，它实际上就含有味精。

特雷7岁时，他的父母注意到，他吃了鲜红色的食物或喝了红色的思乐冰饮料后，就会有各种抽动和奇怪的神经症状，而且他的行为变得具有攻击性和敌意。同时他很容易哭泣、发脾气或乱扔东西。他的母亲尽量在餐食中减少这类食物，但是在学校里他经常能够吃到它们：奇多玉米棒、多力多滋玉米片、果汁饮料、红葡萄、棒棒糖等。他的母亲没有意识到的是，家中特地为特雷准备的许多"健康"食品如草莓酸奶、全麦草莓棒，甚至罐装意大利面酱、番茄酱等都含有其他休闲食品也有的成分：一种叫作"诱惑红"的色素。

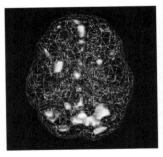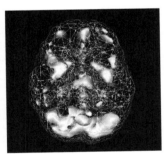

特雷的基础脑活动　　吃了含"诱惑红"食物后的脑活动显著增加

正常状态下脑活动性轻度增加

当特雷14岁时，他的家人带他来到亚蒙诊所看病，证实了他对"诱惑红"有反应。他的SPECT结果显示吃了"诱惑红"后，脑部活动显著增强，即产生了精神风暴。看到这种常见的食用色素对儿子的影响后，特雷的父母开始警惕地阅读每个食品的标签，远离有问题的食物。通过远离"诱惑红"色素，特雷的情绪和行为恢复了正常，成了一个善良、贴心、乐于助人的小伙子。

4.（生物环、心理环、社会环）注意电子游戏和闪烁的灯光。如果你的大脑比较脆弱，请避免闪烁的灯光和过度玩电子游戏。我有一些患者在玩电子游戏时曾发作癫痫，即使他们以前没有癫痫病。也有一些患者因玩电子游戏而变得暴力或情绪激动。这是一种称为畏光性癫痫的现象，1997 年 12 月 16 日，日本有 685 名儿童爆发此症状，当时他们正在观看《神奇宝贝》动画片。

在《神奇宝贝》中，动画师使用了不常用的快速频闪技术，闪烁着红色和蓝色，使爆炸看起来特别的酷。突然，日本各地电视机前有一些孩子昏倒了，他们视物模糊，感到头晕或恶心，有癫痫症状或暂时的失明。该事件在日本被称为"神奇宝贝休克"，儿童动画产业受到很大的负面影响，口袋妖怪和任天堂的股票大跌。

我的一些患者在玩电子游戏后会变得暴力。当然，这些情况可能比较极端，但我看不出每天玩几个小时的游戏会带来什么好处。我相信它们有一些潜在危害。因此我的建议是：不要沉迷于游戏，每天玩电子游戏或手机游戏的时间不要超过 1 个小时。

5. 一些能够减少精神风暴的行为。

- **（灵性环）**每天花时间祷告或冥想。我在第五章中提到了这一点，这可以帮助改善大脑血液流动。这些做法也有助于缓解压力。

- **（生物环）**服用抗癫痫药：在亚蒙诊所，我们会酌情使用抗癫痫药来平息患者的精神风暴。我们也会用：
  - 拉莫三嗪和丙戊酸治疗双相情感障碍。
  - 拉莫三嗪治疗顽固性抑郁症。

- 加巴喷丁治疗社交焦虑、烦躁、失眠和疼痛。

- 普瑞巴林止痛。

- 奥卡西平治疗易怒和喜怒无常。

- 托吡酯治疗暴食症和偏头痛。

需要注意的是，处方药等药物的服用顺序至关重要。例如，对于某些患精神风暴的人，我们从抗癫痫药开始，然后是生酮饮食（见下文），然后再加上其他疗法。相反，如果不是这个顺序，就没有什么疗效。

- （生物环）生酮饮食：自 20 世纪 20 年代以来，这种饮食就一直被用于治疗顽固性的癫痫症。它可以将儿童患者的癫痫发作频率降低 50％或更多。许多研究表明，它也有助于稳定情绪。我的一名有经前期综合征的患者，采用生酮饮食后情绪明显好转。在她月经来临之前，她的大脑活动性过强，生酮饮食后活动度明显下降。

  保持生酮饮食可能比较难，但是它的作用非常明显、有效。主要原理是让人更多地从蛋白质和脂肪中获取能量，而不是碳水化合物。因此需要削减容易消化的碳水化合物食物，如糖、可乐、糕点、白面包等。无论如何，你可以尝试一下。当每天摄入 50 g 以下的碳水化合物时，身体就会耗尽血糖，最终（通常在 3～4 天后）开始分解蛋白质和脂肪以获得能量。这称为生酮代谢。人们常用这种饮食来减肥，因为脂肪的能量密度要比碳水化合物的高，它可以让人长时间保持饱腹感。事实证明，它有助于癫痫、糖尿病、痤疮甚至一些癌症患者。

- （生物环、心理环）神经反馈：神经反馈可以通过训练你的自我调节来控制脑电波，从而平息异常的脑电活动。具体可见第九章"H 代表脑损伤"。

6. （生物环、心理环、社会环）每晚保证 7～8 小时的睡

眠。你的工作、家人或朋友会影响你上床或起床的时间。请参见第十五章"S代表睡眠"。

7. （生物环）服用有助于镇静或控制大脑兴奋性的膳食补充剂。与医生一起确定最适合你的产品和正确的剂量。

- 镁具有镇定神经元的作用，参与人体300多种生化反应，对人体能量代谢至关重要，并且在血糖调控中起着关键作用。镁含量低与癫痫、炎症、糖尿病、焦虑症和抑郁症有关。按照美国标准饮食，68%的美国人摄入的镁不足。一些研究认为，补充镁可以降低癫痫发作频率，另一些研究表明，镁有助于缓解压力、偏头痛、抑郁、慢性疼痛、焦虑和中风。镁主要存在于绿叶蔬菜如菠菜、羽衣甘蓝和瑞士甜菜、豆类、坚果和种子中。通常，含有膳食纤维的食物含有镁。剂量建议：成人每天50～400 mg。

- γ-氨基丁酸（GABA）是一种氨基酸，有助于调节大脑的兴奋性，并缓解大脑的过度放电。γ-氨基丁酸和γ-氨基丁酸增强剂，例如抗惊厥药加巴喷丁和L-茶氨酸（存在于绿茶中）具有抑制神经元过度放电的作用，从而使人感到镇定，能够自我控制。许多心理疾病患者，体内γ-氨基丁酸水平较低，包括焦虑症和某些类型的抑郁症。补充γ-氨基丁酸有助于缓解焦虑，而暴饮暴食、饮酒或使用药物往往并不能缓解焦虑。研究人员认为γ-氨基丁酸不能穿越血脑屏障（保护大脑的血管网络），但研究结果相互矛盾。在我们的脑成像研究中，γ-氨基丁酸的镇定作用很明显。其中还有一些研究表明α脑电波增加了（表明处于放松状态）。剂量建议：成人推荐剂量是每天100～1500 mg，儿童每天50～750 mg。为了获得最佳效果，应每天分2～3次服用。

表 11 - 2　精神风暴相关的 BRIGHT MINDS 风险因素

引发精神疾病的步骤，曾让艾丽兹和艾米丽患病	消除精神疾病的步骤，让艾丽兹和艾米丽恢复了健康
1. 不在乎你的脑细胞如何相互通信。 2. 养成一些增加精神风暴的习惯。 • 过着充满压力的生活。 • 经常熬夜。 • 滥用毒品和酒精。 • 饮食中含糖量高，吃饭不规律。 • 吃含有"诱惑红"、味精及有害添加剂的食物。 • 不治疗经前综合征（PMS）或慢性疼痛。 • 连续几个小时玩电子游戏。 • 使用荧光灯。 3. 不去用能降低精神风暴的策略。	1. 关心大脑的电生理活动。 2. 避免任何增加精神风暴的事物。 3. 养成健康的生活习惯，减少发生精神风暴的风险，必要时进行治疗。 • 学习压力管理技巧。 • 每晚睡 7～8 个小时。 • 禁止毒品，限制饮酒。 • 考虑生酮饮食。 • 治疗经前期综合征和慢性疼痛。 • 限制电子游戏。 • 考虑使用神经反馈、膳食补充剂以平息大脑中的过度放电。 • 必要时服用抗癫痫药。

从今天开始，养成一些防止精神风暴的 BRIGHT MINDS 习惯

┌小习惯┐

1. 当我感到压力时，我将用深呼吸和冥想等来缓解压力，平息负面情绪。

2. 购物时避免含糖量高的食物，以及含人工色素和防腐剂的食物。

3. 玩电子游戏每天不超过 1 小时。

4. 接近睡眠时间时，我将准时上床以保证快速入睡。

5. 日常饮食我会考虑生酮饮食。

第十二章
I 代表免疫和感染：来自身体内外的攻击

> 每当免疫系统成功击退一次感染时，它就会变得更强大，将来能够更好地应对类似的威胁。我们的免疫能力在对抗感染中不断成熟和完善。假若在感染最初就使用了抗生素，那么免疫系统就没有机会得到锻炼而变强。
>
> ——安德鲁·威尔

 胡安

22 岁的胡安在威斯康星大学学习法律，一直在与学习障碍作斗争。他的家人来自西班牙。自从数年前我给他祖父看过抑郁症以来，胡安的许多家人和朋友都来过我们诊所看病。胡安从小就被诊断出患有 ADHD，从 10 岁开始就一直服用兴奋神经的药物。他说药物让他保持专注，但也使他烦躁和喜怒无常。即使他智商测试得分较高，但依然担心自己功课不及格。他最近变得抑郁起来，有了从未有过的自杀念头。

小时候胡安很容易分心、坐不住，不听大人和老师的话。记得有一天他坐在教室里，看见窗外有只鸟飞过，就跑出教室去追鸟。若服用药物利他林，他就能集中注意力。但是他的母亲回忆说，一旦晚上药效降低，胡安就会变得烦躁不安、易怒。家人说他很容易脾气暴躁，尤其是在服药期间。青春期时他酗酒，酒精使他变得十分好斗，因此他不再喝酒。

上学期当他意识到自己可能无法通过几门课的考试时，他的焦虑感加剧了。他越来越担心，以至于失眠。医生开了药物赞安诺来缓解他的焦虑，这个药改善了睡眠，但同时引起了记忆问题。

SPECT 扫描显示，静息状态下他的大脑总体活动度低，这种毒性模式对于年轻的人来说罕见。当集中注意力时大脑活动度略好，这与通常在 ADD/ADHD 患者中看到的相反。我们很纳闷，为什么静息状态下他的 SPECT 扫描看起来如此糟。一种可能性是毒品和酒精，但他否认了。我们知道吸毒者容易撒谎，就对他做了化验。另外，排查了环境毒素（如霉菌或一氧化碳中毒）、缺氧（溺水经历、心脏病发作等）、甲状腺功能低下、贫血、传染病等情况。传染病检查时，我们发现胡安曾经历过多种感染，包括莱姆病、EB 病毒、弓形虫、肺炎支原体和人类疱疹病毒 6 型（HHV‐6）。莱姆病和 HHV‐6 会降低人体免疫功能，使胡安更容易感染其他病原体。他的甲状腺功能也很低。

我们对胡安进行了抗感染治疗，他的免疫能力立马增强了。然后他的情绪、脾气、注意力和学业都得到了改善。他不再需要服用神经兴奋性药物，最近毕业并获得了法律学位。

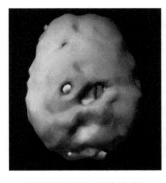 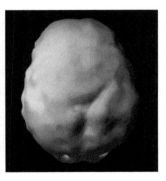

总体活动度低（类似中毒）　　　　　总体有所改善

（与 ADD/ADHD 相反）

胡安静息状态和注意力集中时扫描结果对比

SPECT 扫描告诉我们，如果常规治疗无法改善脑健康/心理健康问题，那么就要考虑免疫系统问题或感染。我相信 30 年内，会有专门的精神病学亚专业用于研究这些问题。

免疫力： 人体的自然保护系统

免疫是人体的自然保护系统，它具有两项主要功能：防疫和耐受。免疫系统可以防御外界入侵者如细菌、病毒和寄生虫的侵害。在人体内部，免疫细胞不断"巡逻"以寻找麻烦制造者，例如癌细胞。它还可以调节你对环境因素如变应原（包括花粉、蜂蜜、草、小麦、花生、大豆和玉米）的耐受水平。当免疫系统的这两大功能都正常时，人体就健康。但是，如果免疫系统无法抵御入侵者，或者免疫耐受过低/过高，那么人体就容易被感染，易患上癌症或自身免疫病，同时有抑郁症、焦虑症甚至精神错乱的风险。人体免疫系统通过 4 种方式发挥作用：

- 识别外部入侵者、内部病变的细胞或组织。
- 招募白细胞攻击入侵者。
- 标记并消除身体内外的免疫问题。
- 对入侵者和麻烦制造者产生记忆，它们再来时及时进行扑灭。

表 12-1 免疫系统的 4 种主要功能

防御外部入侵者 如果失败，你将被感染。	防御内部突变 如果失败，人体会得癌症。
耐受外部环境 如果失败，你会过敏。	容忍体内环境 如果失败，你会得自身免疫病。

免疫疾病分为 5 类，所有这些疾病都会影响脑健康/心理健康：

1. 免疫缺陷疾病：这些疾病可能是天生的，也可能是患病

引起的，例如人类免疫缺陷病毒（HIV）引起的获得性
自身免疫缺陷综合征（AIDS），将严重破坏人体的免疫
系统。HIV 感染者的抑郁症发病率是普通人的 2 倍，而
且他们患焦虑症和认知障碍（包括痴呆）的风险也
较高。

2. **过敏**：当免疫系统将中性环境中的"访客"（如花粉或
   宠物皮屑）视为敌人时，就会引发过敏、哮喘、湿疹，
   甚至危及生命。2018 年一项纳入了 186 000 多人的研究
   表明，与没有过敏症的人相比，患有哮喘、花粉症和湿
   疹的人们发生精神疾病的风险升高了 66%。哮喘会使痴
   呆症的患病风险增加 30%。

3. **免疫系统癌症**：白血病和淋巴瘤是两种最常见的影响免
   疫系统的癌症。长期数据表明，任何类型的癌症都伴随
   一定的心理健康问题，癌症患者也更容易出现精神健康
   问题。实际上，高达 25% 的癌症患者有临床症状明确的
   抑郁症。

4. **自身免疫性疾病**：当免疫系统将自体组织误认为是麻烦
   制造者并攻击它们时，就造成了自身免疫病。我通常称
   之为"来自友军的炮火"。

5. **持续感染**：当你反复感染时，可能表明免疫系统受损。

本章将详细介绍自身免疫性疾病和感染，以及它们如何增
加了多种类型的脑健康/心理健康问题的风险。它们会使人失去
注意力，陷入抑郁或焦虑。

自身免疫病：增加大脑疾病/精神疾病风险

当人体免疫系统出问题时，它可能会攻击自身，并破坏健
康组织，从而导致自身免疫性疾病。目前有 100 多种自身免疫
病，包括多发性硬化症、类风湿关节炎、系统性红斑狼疮、克

罗恩病、牛皮癣、桥本甲状腺炎和 1 型糖尿病。这些疾病影响到了 8000 万美国人。患有自身免疫病的人中，75％以上是女性。

患有纤维肌痛的 Lady Gaga 就是其中之一。2019 年她在接受美国电影演员协会和电视广播艺术家联合会的颁奖时，感到自己的慢性疼痛加剧了，同时伴有"惊恐、急性创伤应激和精神回旋"（既想自杀又享受受虐）。她称心理健康问题为"史诗般的危机"，并主张美国电影演员协会开展一些针对演员的心理健康计划。与 Lady Gaga 的病情一样，许多精神疾病与自身免疫病有关。患有自身免疫病会增加以下精神疾病风险：

- 情绪障碍（风险增加 45％）。
- 精神分裂症（风险增加 45％）。
- 双相情感障碍。
- ADD/ADHD。
- 痴呆，包括阿尔茨海默病。

研究人员仍在研究自身免疫病的确切病因，但是许多因素都会在自身免疫病的发展中起作用。我在《拯救记忆力》（*Memory Rescue*）中曾写道：

- 肠道渗漏（第七章"I 代表炎症"）。
- 环境变应原——花粉、尘螨、霉菌。
- 食物变应原——据 FDA 的统计，乳制品、鸡蛋、鱼类、贝类、坚果、花生、小麦和大豆最为常见。
- 毒素（第十章"T 代表毒素"）。
- 肥胖（第十四章"D 代表糖尿病"）。
- 头部创伤（第九章"H 代表脑损伤"）。
- 缺乏运动或过度运动。
- 营养不良（第十八章"健康饮食很简单"）。
- 营养缺陷。

- 压力。

- 睡眠障碍（第十五章"S 代表睡眠"）。

- 被忽视的感染（见下文有关感染的部分）。

治疗自身免疫病的常规方案，主要是用一些强效药物来抑制免疫系统，例如非甾体抗炎药（NSAID）、类固醇或抗肿瘤药如甲氨蝶呤。我的朋友兼同事、克利夫兰诊所功能医学中心主任马克·海曼医生认为，医生给你开一种药物来治疗关节炎，开另一种药物来治疗克罗恩病，但这些都是治标不治本。他认为"头痛医头，脚痛医脚"的做法是错误的。将所有这些病症看作一种疾病更具有临床意义：问题出在你的免疫系统在攻击自身。如果你患有自身免疫病，他认为首要问题是：什么原因使你的免疫系统攻击自身组织？在我看来，使免疫系停止攻击身体并发挥免疫作用的策略，就是本书一直在讲的消除 BRIGHT MINDS 风险因素的方法。

感染身体的病也会感染脑

包括莱姆病、链球菌（链球菌性咽炎）、弓形虫病、梅毒、幽门螺杆菌、艾滋病、疱疹等在内的传染病是引发精神病和认知问题的主要原因，但业界并不熟悉。丹麦一项大型研究发现，儿童时期的传染病与晚年精神病的发生显著相关。丹麦的另一项研究追踪了 350 万人（包含儿童）的健康情况，发现感染以后出现情绪障碍的风险增加了 62％。

1991 年，当我首次使用 SPECT 扫描时，我看到许多患者被诊断出患有慢性疲劳综合征（CFS）和纤维肌痛。令人遗憾的是，他们被误诊后以为自己的疾病主要是"心理上的"，医护人员也将他们看作是"精神病患者"。当时医生要么将病因归咎于压力，要么称他们是"歇斯底里的"，然后转诊给我。当医生无法确定患者的病因时，非常令人沮丧，他们姑且被人归类为

"精神病患者"。好吧，我想，找病因是我的工作！这些患者的扫描结果看起来很糟糕（如下图中的扫描结果），显示了由于感染导致的大脑总体血流不足。当然了，这些患者会有歇斯底里、悲伤、烦躁、紧张的症状！指挥行为的器官——大脑——也会被感染。临床证据表明，慢性疲劳综合征是一种传染性疾病，我希望更多的精神科医生能够查一下患者的感染情况。

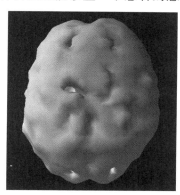

活动度总体低下

慢性疲劳综合征的脑扫描结果

科学家猜测梅毒改变了人类历史的进程。克里斯托弗·哥伦布和他的船员将梅毒带到了欧洲。此后，许多著名的统治者、音乐家和文学巨匠如查理八世、玛丽一世、凯瑟琳一世、保罗一世、弗拉基米尔·列宁等都得过梅毒。梅毒螺旋体侵入神经系统后，可引发精神疾病的症状。

明智
贴士

你的疾病易感性取决于许多因素：免疫力大小、暴露水平、生活压力、日常习惯等。消除 BRIGHT MINDS 风险因素，可以增强你的免疫系统，从而降低疾病风险。

2016 年，来自世界各地的 33 位科学家一起署名，在《阿尔茨海默病》杂志上发表了一篇社论，指出医学界长期忽视的传染病是记忆力问题和痴呆等精神疾病的根源。他们从 100 多项研究中得出的结论是，过大的压力或抑制免疫系统，可激活大脑中休眠的病毒。当然，接触传染源并不意味着会生病。你的疾病易感性取决于许多因素——免疫系统的强度、暴露水平、生活压力和日常习惯等。消除 BRIGHT MINDS 风险因素，可以增强你的免疫系统，从而降低疾病风险。

下一节中，你将看到亚蒙诊所接诊的一些常见的传染病，以及它们引发的精神症状。

传染病是精神健康问题的主要原因，业界鲜为人知。

莱姆病：造成精神疾病的蜱虫

阿德里安娜

16 岁的阿德里安娜是一名健康美丽的好学生，曾和家人一起去优胜美地国家公园度假。当他们到达自己的小木屋时，6 头鹿围了上来，让人感觉很温馨。

10 天之后，阿德里安娜变得情绪激动，开始出现幻听。她的父母带她去看病，然后她被送往精神病院，医生开了抗精神病药，但没有疗效。接下来的 3 个月十分曲折，阿德里安娜像完全变了一个人，25 位医生为她开了多种药物，花费了数万美元。斯坦福大学的一名医生告诉她母亲："你的女儿得了精神分裂症，一生都需要服药治疗。"

她的母亲黛布不愿接受这个诊断，一直为女儿寻求治愈的希望。黛布看了我的书，带着阿德里安娜来到我们在加利福尼亚州北部的诊所做了检查。扫描结果显示大脑异常活跃区域有炎症迹象，这引导我们深入地排查她的潜在病因，例如感染或自身免疫病。事实证明，阿德里安娜得了莱姆病，这是一种由鹿身上的蜱虫带来的感染。抗生素治疗让她恢复了正常生活。随后，她毕业于佩珀代因大学，然后求学于伦敦的玛丽皇后大学，获得了国际人力资源管理硕士学位。现在，她过着幸福的生活。几乎每天中午我都会收到黛布的短信，说她一直在为我祈祷。

命运常常出其不意，阿德里安娜的叔叔27年前曾因偏执型精神分裂症，一直在纳帕州立医院疗养。事实证明，他也患有莱姆病。这个诊断很不容易，阿德里安娜的母亲与医院管理部门争论一番，才将他释放出来做了相关检查。黛布兄弟的莱姆病治疗后还存在幻觉问题，但是在小剂量精神药物氯氮平的控制下，他能够与家人生活在一起，并作为一个自由人自在地生活着。随后，黛布介绍很多人来看病，这些患者往往因为感染而精神或行为异常。

像阿德里安娜一样，成千上万的人因心理健康问题来到亚蒙诊所。这些人的莱姆病的检测呈阳性，用精神药物治疗往往无效。他们中的许多人在几年前甚至几十年前就已被感染，但没有人想到对他们进行传染病检测。经过适当的治疗，他们的症状明显改善。2017年，澳大利亚和中国的科学家综述了8种使用抗生素米诺环素的临床试验。该抗生素主要用于治疗莱姆病，也可以作为精神分裂症的辅助药物。综述发现，米诺环素对激进症状（如妄想、幻觉、不安）和消极症状（如没有动力、社交退缩、嗜睡）均有帮助。

在可以影响"终生"的精神病诊断中，一定要排除传染病和自身免疫方面的病因。

弓形虫： 你的猫让你发疯了吗

小测验：猫带来以下疾病的共同病因是？

· 阿尔茨海默病

· 焦虑症

· 双相情感障碍

- 抑郁症
- 冲动行为
- 精神分裂症
- 自杀的念头

答案：弓形虫。

你是否知道，4000 多万美国人可能感染过这种微小的单细胞寄生虫，这种寄生虫通常由猫携带并借猫粪传播？这种被称为弓形虫病的感染，与精神分裂症和双相情感障碍密切相关，此外还有焦虑症和抑郁症，以及冲动行为和自杀念头。它也与阿尔茨海默病和帕金森病、自身免疫病、癌症和心脏病有关。如果孕妇被感染，则可以将其传染给正在发育的胎儿，这可能导致胎儿大脑发育受损或失明，或者在出生后出现精神疾病。

科普作家埃德·勇在 TED 演讲中讲述了一个令人难忘的、不寻常的"爱情"故事：弓形虫可以感染多种哺乳动物，但只能在猫当中进行有性繁殖……如果弓形虫感染了

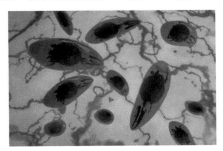

弓形虫

大鼠或小鼠，这两种啮齿动物就会不怕猫，反而去寻找猫。感染弓形虫的鼠类闻到猫尿后，不像正常的鼠类逃之夭夭，反而觉得气味愉悦，它会去找猫而不是逃开。猫吃掉了老鼠，弓形虫开始在猫身上落户增殖。这就是一个关于美餐、猎物、爱情的经典故事……弓形虫会释放一种催化多巴胺的酶，多巴胺与大脑的奖赏与动力机制相关。我们知道弓形虫的目标是刺激啮齿动物大脑的某些部分，包括那些涉及性唤起的部分。当意识到一个微小的寄生虫可以控制宿主的行为时，人们开始怀疑自己对自身行为有多少的控制权。

PANS，PANDAS 和心灵

大多数人都知道，治疗链球菌性咽炎很重要。如果不及时治疗，会导致风湿性心脏病和充血性心力衰竭。20 世纪 90 年代初期，美国国立精神卫生研究所的科学家报告说，它还可能导致儿童和青少年罹患强迫症和图雷特征（抽动障碍）。这种新的疾病名称是，与链球菌感染有关的小儿自身免疫性神经精神疾病（PANDAS）。

 亨利

10 岁的亨利来就诊时，正服用着 3 种精神科药物，用于治疗他的焦虑症、抑郁症、ADHD 和图雷特征。他的父母那时正在办离婚，医生将他的症状归咎于家庭压力。但他的祖父曾在我们纽约的诊所接受过治疗，因此他说服亨利的父母带他来看病。亨利的脑部扫描显示整体活动度增加，我觉得他脑部有发炎。进一步检查显示，他同时患有莱姆病和 PANDAS。用抗生素治疗并保持健脑的生活方式一年后，他的父亲告诉我，亨利

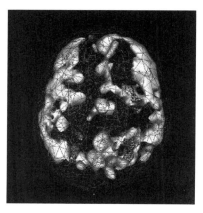

整体活动度增加，有炎症存在

亨利的扫描结果

升入了四年级，并且无须服用任何精神药物。

　　神经科学家意识到，除了链球菌引发的 PANDAS 之外，其他传染病也可能引起精神问题。他们将这种情况称为 PANS（小儿急性发作神经精神综合征），它们的临床表现几乎相同。NIMH 的苏珊·史薇多博士表示："患有 PANS 的孩子的父母会说，自己的孩子被强迫性的想法、强迫性的习惯、难以抑制的恐惧所折磨。当儿童或青少年出现急性强迫症或食欲不振时，又没有查到链球菌感染，这时候临床医生应考虑 PANS 的可能性。"许多感染都可以引起 PANS，包括伯氏疏螺旋体（莱姆病）、支原体肺炎、单纯疱疹、普通感冒、流行性感冒和多种病毒。

　　丹麦的一项重要研究发现，感染者即使没有严重到要住院的地步，他们精神分裂症和抑郁症发病率也较高。研究人员不知道是攻击脑组织的感染引起了心理健康问题，还是服用的抗生素改变了肠道菌群而使人容易患病。

不容忽视的真菌感染

　　人体是多种真菌的宿主，其中就包括一种称为念珠菌的酵母菌。白色念珠菌最为常见，通常少量存在于肠道菌群和口腔中。肠道中的好细菌通常会抑制白色念珠菌的生长。但是免疫系统较弱时，这些真菌就会过度生长，尤其是在生殖器或口腔等温暖潮湿的区域。这种称为念珠菌病的真菌感染，会伴有灼烧和发痒的感觉，例如念珠菌性阴道炎。当然，这些症状也可能由其他病因引起。最新研究表明，真菌感染与脑健康/心理疾病之间存在关联。

　　2016 年约翰·霍普金斯大学的一项研究表明，患有双相情感障碍或精神分裂症的男性更容易感染念珠菌。在患有双相情感障碍或精神分裂症的女性中，伴有念珠菌感染的女性，记忆力测试的表现要差于没有感染史的女性。此项研究参与者艾米丽·塞弗伦斯博士说："大多数念珠菌感染都可以在早期阶段治好，临床医生应着重检查精神病患者是否有这类感染。"

真菌感染以多种方式影响大脑健康。对小鼠的研究表明，念珠菌感染可能导致记忆力丧失和脑部病变，类似于阿尔茨海默病。2019年的一项研究表明，感染了念珠菌的小鼠空间记忆力下降；感染治好后，小鼠的空间记忆又恢复了正常。研究人员还发现，念珠菌可以穿越血脑屏障并影响到大脑中的免疫细胞，造成脑部感染。这可能与神经退行性疾病如阿尔茨海默病、帕金森病及多发性硬化症有关。

是什么让你更容易感染真菌？

- 免疫力下降
- 服用了免疫抑制剂
- 服用了抗生素或口服避孕药
- 酗酒
- 摄入了高糖和精加工含糖食品
- 食用了大量发酵食品
- 精神压力过大
- 不加治疗的糖尿病
- 汞中毒

如果身上有些地方发痒，请及时检查并治疗。

免疫和感染的风险因素

（及与4个环的相互作用）

- （生物环）患有自身免疫病如多发性硬化症、类风湿关节炎、系统性红斑狼疮、克罗恩病、牛皮癣、桥本甲状腺炎和1型糖尿病。
- （生物环）不明原因的感染，如莱姆病、弓形虫病、梅毒、幽门螺杆菌、HIV/AIDS、疱疹、PANDAS（或 PANS）、念珠菌感染等。

- （**生物环**）体内维生素 D 水平低。
- （**生物环**）哮喘和花粉过敏。
- （**生物环、心理环、社会环**）对麸质、乳制品、花生、玉米、大豆等食物中的物质过敏（心理环是因为你觉得自己"嗜好"这些食物，而社会环是因为你与别人的饮食变得大同小异）。

表 12‑2　不同的"国王"对待免疫和感染的风险因素

邪恶的国王将……	仁慈的国王将……
1. 不让咽喉痛的人进行咽拭子真菌培养，不让医护人员测试患者的维生素 D 水平。	1. 鼓励咽喉痛的人进行咽拭子真菌培养，让医生定期检测患者的维生素 D 水平。
2. 让人食用通常会引起自身免疫反应或过敏的食品，例如麸质、奶制品、玉米和大豆。	2. 让人们不去食用可能触发自身免疫反应的变应原，如麸质、大豆、玉米和奶制品。鼓励食品生产商减少食品中的这类成分。
3. 告诉人们没必要一周换一次猫砂，让人在硬蜱多的森林步道上远足。	3. 让养猫的人知道每天都要更换猫砂，建议远足者远离硬蜱多的地方。
4. 没有安全措施的性行为。	4. 告知公众无安全措施的性行为的风险。

降低免疫和感染风险的办法

（及与 4 个环的相互作用）

策略

1. （**灵性环**）**关爱你的免疫系统**。这事关乎个人生存。

2. （**生物环**）**了解你的病史，时常检查免疫系统的状况**。经常过敏、哮喘、出疹子或反复感染，意味着你的免疫系统出了问题。如下的血液检查可以揭示人体免疫系统的状态：

- 全血细胞计数（CBC），血液中有抵抗多种感染所必需的白细胞。

- 红细胞沉降率（ESR），炎症指标之一，自身免疫病患者很高。

- 抗核抗体（ANA），这个抗体可抗击感染，但它常常会攻击自身组织。ANA在自身免疫病患者中较高。

- 维生素 D，调节人体器官中钙、磷的吸收和代谢。约25％的美国人维生素 D处于健康水平。一般血检25－羟基维生素 D即可，正常水平是30～100 ng/mL，最佳值为50～100 ng/mL。

- 对常见的感染进行检测。在亚蒙诊所，我们的医学检验实验室可以开展感染项目的检测。通常可以确认脑扫描结果中的感染症状。阅读本书的多数人可能知道 SPECT扫描在治疗心理疾病中的重要性。如果你或朋友的心理疾病经过常规治疗后无效，那么就要考虑感染的可能性，例如：

  - 引起莱姆病的伯氏疏螺旋体。

  - HIV/AIDS。

  - 梅毒。

  - 单纯疱疹病毒 1 和 2。

  - 巨细胞病毒。

  - EB 病毒。

  - 人类疱疹病毒 6 型（HHV-6）。

  - 弓形虫。

  - 幽门螺杆菌。

  - 肺炎衣原体。

・念珠菌病。

若有感染症状，去综合性的医院进行诊断和治疗。

3.（生物环）尽可能避免变应原和感染。

・进行为期 30 天的无糖饮食，这样就形成了习惯。其间去掉糖、麸质、乳制品、玉米、大豆、人造色素、添加剂、防腐剂等，看看你的健康状况是否改善。

・避免弓形虫源：

  ・如果你养猫，请每天戴上手套和口罩后再更换猫砂盆。猫粪排出体外 1～5 天后，其中的寄生虫才具有传染性。

  ・遮盖好儿童沙箱，免得流浪猫在里面留下弓形虫。

  ・将猫养在室内，喂食猫粮或猫罐头而不是生肉，使猫处于无病原体状态。

  ・避免接触流浪猫或室外的小猫，因为它们更容易携带病原体。

  ・在做园艺活时戴上手套，接触过土壤后彻底洗手。

  ・不要吃生的或未煮熟的肉，避免接触生的羊肉、猪肉和牛肉制品，因为它们可能带有弓形虫。

  ・处理过肉类后，彻底清洗厨房用具。

  ・不要喝未经巴氏消毒的牛奶，因为它可能含有弓形虫。

4.（生物环、心理环、社会环）养成提高免疫力的生活习惯。

・提高维生素 D 水平。可参阅下文中的"免疫维生素"部分。

・降低生活压力（牵涉心理环和社会环，是因为与你共处的人可能会增加或降低你的压力水平）。压力会危害你的免疫系统，并增加自身免疫病的风险。我最喜欢的一种增强免疫力、缓解管理压力的办法是经常开怀大笑。"喜乐的心，乃是良药。"从字面上看，看喜剧也有安抚心灵的作用。其他缓解压力的方法包括腹式呼吸、祈祷或冥想，聆听轻音乐，用意念温暖手，催眠或图景导引，让五官充满积极向上的力量。

5.（生物环）服用能增强免疫力、抵御感染的膳食补充剂。我建议大家开始服用多种维生素和ω-3脂肪酸，并优化自己的维生素 D 水平。除此之外，去看自己的家庭医生，看看是否需要服用以下提高免疫力的膳食补充剂。

- 食用菌：这些真菌含有一些高等植物中没有的独特成分，具有增强免疫力的作用。研究表明它们还有抗氧化、抗肿瘤、抗病毒、抗炎和抗糖尿病的作用。我建议如下食物可以与蘑菇一起烹饪或食用。研究较多的是：
  - 猴头菇——改善轻度认知障碍患者的情绪和记忆力。
  - 香菇——提高免疫力并减少炎症。
  - 灵芝——抗炎/增强免疫力、改善情绪。
  - 冬虫夏草——深受运动员欢迎，因为它可以增加 ATP 的生成、提高力气和耐力，并且具有抗衰老作用。
- 有利于增强免疫系统以抵抗感染的膳食补充剂：
  - 大蒜素。
  - 花青素——水果和蔬菜提取物、蓝莓、树莓、葡萄中比较多。
  - 紫锥菊。
  - 益生菌。
  - 维生素 C。
  - 维生素 D，详见下文"免疫维生素"。
  - 维生素 E。
  - 锌。

免疫维生素

维生素 D 通常被称为"阳光维生素"。同时由于它对免疫系统具有促进作用，又被称为"免疫维生素"。在脑健康、情绪、记忆、体重、代谢等方面，它也起着不可或缺的作用。维生素 D 缺乏与 200 余种疾病相关，包括脑健康/心理健康问题（抑郁症、自闭症、精神错乱等），自身免疫性疾病（多发性硬化症、类风湿关节炎、糖尿病等）以及心脏病、癌症和肥胖。维生素 D 与心理健康之间的关联非常强，半数以上的精神病住院患者缺乏维生素 D。维生素 D 不足也与记忆力障碍和痴呆症有关。

越来越多的研究支持维生素 D 在预防自身免疫性疾病、抑郁症、认知障碍等方面的作用。2008 年的一项研究追踪了 441 名抑郁症患者达一年之久，这些成年患者同时有超重或肥胖症。服用了维生素 D 的人（每周 2 万 IU 或 4 万 IU）症状明显减轻，但服用安慰剂的人却没有这种改善。瑞士的一项研究表明，服用维生素 D 一个月，人的疲劳感明显降低。

在亚蒙诊所，我们会测试所有患者的维生素 D 水平，其中不少人都是维生素 D 水平过低。一份针对 1988—1994 年美国成年人和 2001—2004 年成年人体内维生素 D 水平的报告显示，人群中维生素 D 的水平正在下降。达到 30 ng/mL 或以上的人的比例，从 45％降至 23％。这意味着，四分之三的美国人体内缺乏这种重要的维生素。部分原因是我们在室内花费了更多的时间，在户外时又涂了很多的防晒霜。以下人群更容易出现维生素 D 缺乏：

- 老年人。

- 皮肤较黑的人（这会降低吸收阳光来合成维生素 D 的能力）。

- 缺乏阳光地区的人（想想北温带或寒带的人）。

- 服用了某些药物的人，例如抗高血压药、抗糖尿病药或苯二氮䓬类药物。

- 油脂吸收不良的人，肝病、囊性纤维化、克罗恩病患者常常如此。

- 肥胖者或接受了胃旁路手术的人。

表 12 - 3　免疫和感染相关的 BRIGHT MINDS 风险因素

引发精神疾病的步骤，曾让艾丽兹和艾米丽患病	消除精神疾病的步骤，让艾丽兹和艾米丽恢复了健康
1. 不在乎你的免疫系统。	1. 关心你的免疫系统。
2. 有一些危害免疫系统或增加感染风险的习惯。 · 不在意过敏、皮疹或反复感染。 · 不注意生活环境中的变应原。 · 经常食用高糖、麸质、乳制品或含其他变应原的食品。 · 生活中充满了压力。 · 不检测自己的维生素 D 水平或可能的感染。 3. 不去管增强免疫系统的策略。	2. 避免损害免疫系统的事情。 3. 养成增强免疫系统、降低感染风险的生活习惯。 · 了解病史当中是否有哮喘、湿疹或感染。 · 消除家中的变应原。 · 避免吃含有变应原或高糖、麸质、乳制品、玉米、大豆、人造色素、添加剂、防腐剂的食物。 · 多吃可增强免疫力的蘑菇。 · 练习压力管理技巧。 · 筛查可能的感染。 · 检查你的维生素 D 含量，并在维生素 D 含量低时补充。 · 每天清空猫砂盆。

养成降低免疫和感染的 BRIGHT MINDS 习惯

┌─小习惯─┐

1. 当我遇到常规药物无法治愈的焦虑症或抑郁症时，就要考虑到是否有感染。

2. 假如常规药物无效，就会尝试一个月的脱敏食谱，看我吃的食物中是否有破坏免疫系统的变应原。

3. 远足时，我会避开硬蜱多的地方。我会穿长袖和裤子，远足后会检查身上是否有蜱虫。

4. 当做体检时，我将检测下我的维生素 D 水平。

5. 当我每天服用营养品时，我会添加点维生素 C。

6. 当我做饭时，会在饭菜中加入一些香菇。

7. 外出吃饭时，我会限制酒量，因为喝酒过多会破坏肠道菌群，菌群对于免疫力至关重要。

8. 当我想用自然方法增强免疫力时，我会去看喜剧。

9. 如果有猫，我会把它养在室内，并且每天更换猫砂盆。

第十三章
N 代表神经激素问题：心智成长的奇迹

许多夫妇因内分泌失调而分手，越来越缺乏相互理解的心。这真是令人难过。当内分泌恢复平衡时……女人或男人就会恢复正常生活，自我感觉良好，并拥有充实的生活。

——苏珊·索默斯

珍妮

珍妮 42 岁了，婚姻处于破裂边缘。她十分焦虑、疲倦、易怒、抑郁，难以入睡。在来我们诊所看病之前的两年，她喝的酒越来越多，丈夫也拿她没办法。她也没有什么性欲，性生活名存实亡。她经常责怪孩子，丈夫对此很沮丧。她的家庭医生开了来士普（一种 5- 羟色胺选择性重摄取抑制剂）来治疗她的抑郁症，开了赞安诺来治疗她的焦虑症，开了安必恩（Ambien）来治疗失眠，但是没有哪种药物能使她感觉好些。她和丈夫一起来到亚蒙诊所。目前为止，还没有医生测试过她的激素。测试显示，她的甲状腺激素（能量）、睾酮（性欲、情绪和力量）、孕酮（镇定感）水平都很低。大多数人不知道女性在进入更年期前 10 年，孕酮水平就开始下降了。我们停掉了珍妮的精神类药物，通过补充相关激素，她在几个月内与家人的关系得以改善，生活恢复了正常。

当影响大脑的激素（神经激素）不再分泌时，你的健康就会出问题。内分泌失调相关的许多症状都与脑健康/心理健康问题相似。如果没人检查你的激素水平（这就是珍妮的经历），就很难知道问题的根本原因，并可能被误诊为精神疾病。当内分泌系统出现问题时，没有任何精神类药物能使你恢复健康。下表13-1中，显示了内分泌出问题的患者的一些抱怨，患者往往因此被误诊为精神疾病。

表 13 - 1　内分泌失调患者的抱怨和常被误诊的精神疾病

内分泌失调患者的抱怨	可能会被误诊为……
"我很焦虑。"	焦虑症
"我一直很伤心。"	抑郁症
"我觉得自己像换了个人。"	抑郁症
"我的大脑一片空白。"	痴呆
"我的记忆比以往任何时候都要糟。"	痴呆
"我全身都疼。"	疼痛症
"我无法入睡。"	抑郁症、焦虑症
"我对性不感兴趣。" "我无缘无故地对我的孩子们大喊大叫。"	抑郁症 间歇性暴怒症
"我好像要爬出我的躯壳。"	惊恐症、焦虑症
"我一直很饿。" "我老听到一些奇怪的声音。" "我不能专心。"	饮食失调症 精神错乱 ADHD

　　激素是人体内分泌腺体产生的化学信使，控制和调节着靶细胞或靶器官的活动。神经激素对大脑有重要影响。当它们正常时，你往往会感到年轻而充满活力；当它们失去平衡时，你会感到力不从心，可能会出现一些类似精神疾病的症状，并且更容易患上脑健康/心理健康疾病，例如焦虑症、抑郁症或其他精神病。千禧健康中心的临床医学主任马克·戈登博士说，"激

素会影响到每一种精神问题"。他认为"神经激素的绝对或相对失常，将会导致我们的心理健康状态出现变化，我们的应对方式也会出现变化"。因此当你的神经激素失衡时，你会遇到影响所有4个环的两大心理问题：

1. （心理环、社会环、灵性环）令人痛苦的心理症状将会改变你的思维方式、感知方式和行为方式，从而影响到你的生活意义。

2. （生物环）患上脑健康/心理健康问题（如抑郁症、惊恐症、阿尔茨海默病等）以及身体疾病（如心脏病、糖尿病、某些癌症等）的风险增加。

大脑和激素之间的通信是双向的。大脑发出信号，指示腺体产生和释放激素。体内的激素将信号反馈到大脑，从而影响大脑的功能。例如，当甲状腺功能低下时，大脑功能通常也较低。因此，甲状腺功能不足的人，通常会有抑郁、易怒和脑雾症状。

影响脑健康/心理健康的 7 种神经激素

人体产生了数百种激素，但是本书仅讨论以下 7 种对脑健康/心理健康具有直接影响的神经激素：

- **甲状腺激素**——调节精力和情绪。

- **皮质醇**——调控压力和焦虑。

- **脱氢表雄酮（DHEA）**——抵御压力和抑郁，减少脑部炎症。

- **雌激素、孕酮**——两者平衡时，可保持情绪稳定。

- **睾酮**——影响情绪、动机、性行为和力量。

- **胰岛素**——平衡血糖（详见第十四章"D 代表糖尿病"）。

甲状腺激素失衡如何导致抑郁、 焦虑和认知障碍

甲状腺是位于颈部的蝴蝶状腺体。尽管它尺寸很小，但在

保持大脑和身体健康方面发挥着重要作用。它产生了 3 种主要的甲状腺激素，即促甲状腺激素（TSH）、T_3 和 T_4。它们对身体的影响非常大，调节着身体的能量代谢和利用。它对大脑也有很强的影响，控制着许多神经递质的产生，例如多巴胺、5 - 羟色胺和 γ - 氨基丁酸。这三种甲状腺激素的产生必须保持平衡，才能让大脑和身体处于最佳状态。当甲状腺功能异常导致腺体产生的激素过少（甲状腺功能低下）或激素过多（甲状腺功能亢进）时，就会出现健康问题。

甲状腺功能不全的症状，往往会误诊为精神疾病，并且会增加精神疾病的风险。甲状腺功能障碍与心理健康之间的关联，200 年前就已发现。1825 年，凯莱布·帕里医生报告称，甲状腺疾病患者同时也有较高的"神经疾病"患病率。1969 年，研究人员报告称，抑郁症可能是甲状腺疾病的先发症状之一。从那时起，研究人员还发现甲状腺功能障碍与精神分裂症、双相情感障碍、边缘型人格障碍和其他精神疾病之间存在关联。

对于某些患者来说，抑郁症可能是甲状腺疾病的先发症状之一。

甲状腺功能减退症：当甲状腺功能低下时，产生不了足够的激素，身体机能大受影响。在美国，12 岁及以上的人口中，有 5% 的人患有甲状腺功能减退症。甲状腺激素不足会使人变得慵懒，让人只想整天躺在床上端着一碗冰激凌吃。从心跳到消化再到大脑活动，身体中所有的过程都比较慢。对甲状腺功能减退症患者进行 SPECT 扫描后数据显示，大脑总体活动度下降，通常有着抑郁症、认知障碍、焦虑症和脑雾。甲状腺功能低下与抑郁症的关联性，已经有 43 万篇科学论文进行了研究论述。研究表明，甲状腺疾病还会导致注意力问题甚至精神错乱。低度甲状腺功能减退症患者中，80% 以上存在记忆问题；

抑郁症患者中，三分之一存在甲状腺功能障碍。

甲状腺功能亢进症：甲状腺过度激活而产生了过量的甲状腺素，从而使体内的生理或代谢过程过快。感觉就像处于超速驾驶状态，让人紧张不安和烦躁，又像喝了太多的咖啡。甲状腺功能亢进往往与焦虑症、抑郁症、躁动不安和精神错乱关联，在美国大约每 100 人中就有 1 人受其影响。

表 13－2　甲状腺功能异常引起的脑健康/心理健康问题

甲状腺功能低下 *	甲状腺功能亢进
容易疲劳	失眠、烦躁
难以集中注意力	焦虑
记忆问题	易怒
抑郁	思维飞跃
注意力问题	难以集中注意力
精神错乱	记忆问题
	抑郁
	狂躁
	精神错乱

＊注释：假若甲状腺产生的甲状腺水平较低或达到正常水平，一些人仍会处于亚临床的甲状腺功能减退状态（亚甲炎），可以通过治疗加以改善。

什么原因导致甲状腺疾病呢？甲状腺功能减退最常见原因是桥本甲状腺炎，甲状腺功能亢进的最常见原因是格雷夫斯病。两者都是自身免疫病，意味着免疫系统在攻击自身组织。这可能是由于肠道渗漏、体内环境毒素积累或食物过敏（尤其是麸质和乳制品）引起的。因此，一些医学专业人士认为甲状腺如同"煤矿中的金丝雀"，预示着人体可能摄入了过多的毒素。

皮质醇和脱氢表雄酮：与脑健康/心理健康相关的压力调节

肾上腺位于肾脏上方，在身体应对压力过程中起着至关重要的作用。当面临急剧的压力时，肾上腺会释放出一系列激素，包括肾上腺素、脱氢表雄酮和皮质醇，这是"战斗/逃跑"反应的一部分。想象一下，当你在山路上旅行时，突然迎面遭遇了一只熊。你的肾上腺立刻开始分泌出肾上腺素和其他激素，心跳和呼吸加快，肌肉处于紧张状态。这是生物进化出的生存机制，旨在为你提供打败熊或立马逃离所需的能量。如果你成功逃脱熊的追击，你的身体就会恢复正常状态——肌肉放松、心跳和呼吸减慢至正常速度，肾上腺素回到最低水平。

但是在当今社会，我们面临着源源不断的压力，这些压力会使我们始终处于高度警觉的状态。收入问题、工作压力、日程过紧、担忧未来，都会导致肾上腺不断地释放出较高水平的"压力激素"。当压力变成慢性压力时，加上有害化合物的侵害，就会压垮身体并导致脑健康/心理健康问题。

当皮质醇水平升高时，会引起血糖和胰岛素水平的飙升。这会危害大脑功能，如使有镇静作用的神经递质血清素水平下降，还会导致一系列的精神健康问题。加州大学伯克利分校的研究人员发现，慢性压力会在大脑中产生各种破坏性的变化，导致脑健康/心理健康问题高发。特别是，慢性压力会产生更多的脑白质而降低神经元数目，脑灰质比正常情况要少；这样白质与灰质的比例失衡，大脑内部的交流通信就出现问题。

归根结底，高水平的皮质醇诱发了持续性的精神疾病，例如焦虑症、抑郁症或创伤后应激障碍。在儿童期暴露于压力之下，会增加以后与焦虑相关的疾病风险。多年来，科学家注意到抑郁症和高水平的皮质醇之间存在关联，但很难弄清楚"谁是因谁是果，哪一个先发生"。2006年的一项研究得出的结论是，长期的高水平皮质醇实际上会导致抑郁及其他症状。如果你已经有了心理问题，反复出现的压力往往会使症状恶化。

2017年的一篇综述总结了压力与焦虑和抑郁之间的关系。

作者得出结论，压力"在心理健康中起着非常有害的作用，应该从一开始就消除它，防止造成严重后果"。

慢性压力影响着身心健康。压力会杀死大脑中负责记忆的脑细胞，尤其是当脱氢表雄酮含量也较低时。脱氢表雄酮水平通常在 20 多岁达到峰值，然后每过 10 年就逐渐下降。当你达到 40 岁左右时，身体产生的这个激素的量约为之前的一半。脱氢表雄酮含量下降与抑郁、疲倦、无聊感有关。慢性压力与许多 BRIGHT MINDS 风险因素结合，带来一系列有害影响：

- 消化系统问题（见第七章"I 代表炎症"）。
- 暴食和腹部脂肪堆积（见第十四章"D 代表糖尿病"）。
- 患心血管疾病的风险升高（见第五章"B 代表血液循环"）。
- 患糖尿病的风险增加（见第十四章"D 代表糖尿病"）。
- 炎症水平升高（见第七章"I 代表炎症"）。
- 免疫系统变弱（见第十二章"I 代表免疫和感染"）。
- 睡眠质量差（见第十五章"S 代表睡眠"）。

持续数月和数年的生活压力会使身体各个系统负担加重，导致肾上腺失能，这意味着人体将难以应对日常压力，从而使人感到精疲力尽，睡眠不好，陷入精力耗尽的循环，让人更容易出现脑健康/心理健康问题。

肾上腺失能的常见体征

- 承受压力的能力下降
- 早上和下午容易疲劳，缺乏耐力
- 高血压、心跳加快
- 腹部脂肪堆积，锻炼难以消除
- 记忆力较差、难以集中注意力、脑雾症状
- 性欲低下

- 爱吃甜食或咸食
- 从坐姿或卧姿起身时头晕
- 早衰
- 对感染的抵抗力降低
- 伤口愈合不良

雌激素和孕激素的平衡：保证了脑健康/心理健康

雌激素：情绪调节剂

女性月经周期中的主要激素是雌激素和孕激素。这些性激素影响了女性的许多生理过程，包括骨质代谢、心血管系统以及脑功能。尽管我们认为雌激素和孕激素属于女性，但是这些激素也在男性身体中存在，只是含量比较低。除非男性的腹部脂肪过多，这时候睾酮就会转变为雌激素，后者会引发一些病变或癌变。我经常问为什么我们的社会中有这么多大腹便便的男性"孕妇"……男人，是时候分娩（减肥）了！

在女性典型的 28 天月经周期中，雌激素和孕酮升升降降。当两者水平平衡时，雌激素在一个周期中会和缓地上升和下降 2 次，而孕酮则上升和下降 1 次。图中显示了雌二醇（雌激素的主要形式之一）和孕酮的升降循环。请注意，图中的第 1 天指女性月经周期第 1 天。

雌激素通过多种方式影响到大脑或心理健康，包括：

- 影响调节情绪的神经递质，如 5 -羟色胺、多巴胺和 γ -氨基丁酸的产生；还会影响参与记忆和学习的谷氨酸的水平。
- 调节海马体的活动，海马对于情绪稳定和记忆至关重要。

当雌激素的水平正常时，神经递质的产生和大脑功能处于最优状态，让人感到精力充沛。假若孕激素水平不变而雌激素分泌过多，就会产生雌激素占优势的状况。这会打破每个月中激素的温和变化，变成一系列急剧上升和下降，从而影响到大脑功能，让人感到焦虑和烦躁。它还会减少孕激素和γ-氨基丁酸，导致失眠以及相关的不适症状。假若雌激素分泌过少，会导致情绪低落、困乏，同时也会让人失去批判性思维、短期记忆或其他认知功能。在更年期之前雌激素水平急剧波动，而在更年期雌激素下降到较低水平，这些问题会更严重。

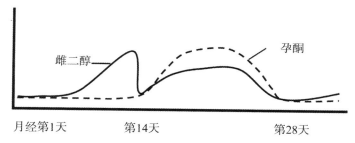

女性体内产生了3种雌激素：雌一醇（E1）、雌二醇（E2）和雌三醇（E3）。男性仅产生E1和E2。肝脏、肠道和肾上腺的健康状况决定人体产生哪种雌激素。这就是为什么BRIGHT MINDS风险因素会影响到人的生理状况，以及脑健康/心理健康。

- **雌一醇**（E1），主要产生于绝经后的女性，同时与乳腺癌和子宫癌的发病有关。女性身体同时产生着孕激素和3种雌激素，但是更年期后E2、E3和孕酮的水平会急剧下降，这意味着女性会失去这些激素的健康保护。这就是为什么大多数乳腺癌病例都发生在绝经后的原因。肥胖女性的风险更高，因为脂肪会促进孕酮和E2转化为E1。其他增加E1产生的因素包括，服用避孕药或抗胃酸的西咪替丁、甲状腺功能减退症、吸烟、农药暴露、饮食中糖过量、酗酒等。这是酗酒引发乳腺癌的原因之一。

- **雌二醇**（E2）是功效最强的雌激素，维持情绪稳定和认知功能。E2 产生于卵巢，具有维持骨骼密度、生长激素的产生和心血管功能的作用。它还可以防止血液黏稠，改善脂质代谢。E2 过高往往与雌激素相关的癌症有关，但 E2 过少会导致骨质疏松症、心脏病、痴呆和其他衰老性疾病。

- **雌三醇**（E3）保护着乳房和阴道组织、泌尿道和骨密度。E3 还有助于减少女性潮热。一项独特的研究表明，患有多发性硬化症（MS）的妇女服用 E3 可部分地逆转脑部病变。

表 13-3　雌激素不平衡相关的症状

雌激素偏高	雌激素偏低
情绪波动、抑郁	情绪波动、抑郁、爱哭
易疲劳	易疲劳
新陈代谢缓慢	心悸
性欲低下	骨质疏松症
头痛或偏头痛	性交疼痛
脑雾、记忆力减退	脑雾、记忆力减退、注意力不易集中
腹部和臀部脂肪堆积，体重增加	体重增加
甲状腺功能障碍	膀胱失禁或感染
睡眠障碍	睡眠障碍
乳房纤维囊肿	身体疼痛
腹胀	潮热
阴道或口腔易感染白色念珠菌（鹅口疮）	
不易止血	
喜欢甜食	

孕酮：大自然的抗抑郁药

女性月经周期中另一种主要激素是孕酮。它的主要作用是，在胚胎植入前预先准备好子宫内膜。如果没有受精卵植入，则孕酮水平下降，子宫内膜脱落，月经周期继续进行。但是，像雌激素一样，孕激素的作用不仅限于女性生殖系统，大脑中也有较高浓度的受体。孕酮通过以下方式影响大脑：

- 维持 γ-氨基丁酸产生，有助于放松大脑。
- 保护神经元。
- 养护髓磷脂，其有"绝缘"神经元并保护神经元的作用。

我一直把孕酮称为"镇定"激素。当它与雌激素的水平保持平衡时可以让人镇定，带来安宁感并促进睡眠。研究显示它还可以减少炎症并抵消脑部损伤造成的伤害，这对于颅脑外伤和炎症而言非常重要。

在月经周期的前 2 周，孕酮处于低水平。它在周期的后半段开始上升，随着雌激素的升降而升降。当激素水平之间相互平衡时，女性每个月的情绪变化比较缓和。但是，当激素分泌失调或孕酮水平急剧下降时，就让人失去安宁，取而代之的是烦躁、焦虑、沮丧、失眠和脑雾。对于某些女性来说，当月经来潮前的孕激素和雌激素水平骤然下降，情绪就难以稳定。

孕期孕酮水平升高，孕妇自我感觉良好并发出令人羡慕的母性光芒。鉴于孕酮这种舒缓情绪的作用，某些内分泌或情绪异常的女性，甚至会通过怀孕来改善自己的情绪。

低孕酮的常见症状

- 焦虑/抑郁
- 失眠
- 乳房纤维囊肿

- 经前综合征（PMS）
- 经前头痛
- 产后抑郁
- 骨质流失

30～40多岁的女性中，孕酮的剧烈波动往往会使她们感到焦虑、不适。在专业医生的指导下，使用孕酮栓通常会有帮助（见下文）。

避孕药惊人和可怕的副作用

美国数以百万的妇女通过口服避孕药（OCP）避孕，其主要成分是合成激素。如果你服用它们，应该了解下它们对内分泌系统的作用以及伴随的副作用。OCP的成分是低水平的合成雌激素和孕激素，使用后取代了人体周期性的激素生发过程。你也许知道，OCP会引起血压和凝血问题，增加中风的发生率，尤其对于有吸烟史或有偏头痛的女性。但是你是否知道OCP也会影响大脑？

研究表明，服用避孕药会导致大脑结构的变化，改变神经递质功能并破坏情绪调节。丹麦科学家发现，15～34岁服用OCP的女性比未服用者使用抗抑郁药的可能性高23％。据报道，使用OCP的女性中16％～56％患有抑郁症，这会消耗大脑中的5-羟色胺。OCP也会让人容易患上自身免疫病、皮质醇水平升高、睾酮水平降低（女性身体也会产生睾酮）进而降低性欲。即使停止使用OCP，低睾酮的问题依然存在，让人面临长期性的脑健康/心理健康风险。OCP还可能破坏肠道菌群，并干扰必需维生素和微量元素的吸收，导致营养不良。如果你在服用OCP，请在饮食中补充 B 族维生素（叶酸、维生素 B_6 和维生素 B_{12}）、维生素 E、镁剂。如果出现了心理症状，想一想是精神疾病还是避孕药的原因。

停用 OCP 不一定可以快速解决问题。一些女性在停用 OCP 后的几个月中出现一系列急性症状，包括情绪波动、焦虑、抑郁等。一些内分泌专家将此效应称为"避孕药后综合征"。

围绝经期和更年期：脆弱的过渡

当女性到 30 多岁或 40 多岁时，体内的激素水平开始出现较大的波动，因为她们的身体不再需要养育婴儿。这不是在一夜之间发生，月经周期完全结束之前的 10 多年，女性将经历一个称为围绝经期的过渡期。多数女性在更年期的潮热和盗汗（是最常见、且令人讨厌的症状）烦扰之前，可能不会意识到有这个过渡期。然而，等到潮热到来的时候，女性大概已经经历了 10 多年的围绝经期。

这种过渡很难预测是具体哪天开始，通常在女性第一次服用精神类药物前后。随着年龄增长，女性体内多种激素的效用降低，导致雌激素水平的大起大落，从而引起严重的经前综合征症状——情绪波动、焦虑、哭泣或抑郁。最重要的是，短期记忆也会受损。雌激素水平越低，女性对疼痛的敏感性越高。为了掌握激素的变化，35 岁左右女性应查激素水平以建立基线，然后每 3～4 年复查一次。早期干预可以预防很多问题。

绝经期从女性最后一次月经之后开始。这时候由于雌激素和孕激素的含量已降至非常低的水平，女性从这两个激素受益锐减，他们更容易患上抑郁症、阿尔茨海默病、骨质疏松症、心脏病和中风。当雌激素水平降低时，脑血液也会减少，这与抑郁、焦虑、失眠、体重增加以及注意力和记忆力减退有关。在这一时期，认真对待大脑健康就变得尤为重要，因为大脑储备开始下降了。

明智贴士

绝经期，认真对待大脑健康尤为重要，因为大脑储备开始下降了。

睾酮：情绪、动机及其他

大多数人认为睾酮属于男性。的确，这种至关重要的激素驱动了男性大脑的发育，并影响到男性低沉的声音、胡须以及男性的许多其他体征。但是女性也会产生并且需要睾酮（就像男性也分泌一些雌激素一样），只是数量较少。在男性和女性中，睾酮都可以协助保护神经系统并抵御抑郁症、认知障碍和阿尔茨海默病。它似乎还可以保护细胞免于炎症。一些研究人员认为，这就是为什么男性（拥有更多睾酮）比女性患类风湿关节炎、牛皮癣和哮喘等炎症疾病更少的原因，甚至是男性患抑郁症的人更少的原因。

睾酮水平在男性的青春期达到峰值，在 20 多岁时一直保持较高水平，但是从 30 岁开始逐年下降。最佳激素水平有益于大脑健康、精力、力量、动力和性欲。衰老过程可能会使一部分男性的睾酮水平降低，从而带来焦虑、抑郁及其他心理问题。

睾酮低的常见症状

• 情绪波动

• 抑郁

• 焦虑

- 难以集中注意力
- 缺乏动力
- 性欲低下
- 容易疲劳
- 失眠
- 勃起问题
- 脂肪堆积、肌肉减少（见第十四章"D代表糖尿病"）
- 骨密度变低
- 潮热
- 脱发

衰老并不是导致睾酮水平降低的唯一原因。颅脑外伤也会阻止某些促性腺激素的产生，进而导致睾酮减少。下文汇总了这些因素。

睾酮水平低不利于健康，睾酮水平高也会引起麻烦。较高的睾酮水平往往与较低的同理心和较高的性欲有关，易引发外遇、离婚、家产分割、失去孩子抚养权。

增加神经激素问题的风险是什么？

高糖饮食、颅脑外伤、炎症、环境毒素会损害神经激素的产生，增加了脑健康/心理健康问题的风险。从与职业橄榄球运动员的合作研究中，我们学到的重要知识是，他们当中许多人的激素水平很低。听到这些健壮的大个子抱怨自己无精打采、缺乏专注、性欲低下，往往让人觉得不可思议。人的垂体位于颅骨中一个称为蝶鞍的骨区，他们那儿非常容易受损，特别是在惯性冲击之下。

颅脑外伤是激素失调的主要原因，但专业人士很少意识到或治疗它。

"邪恶的国王"如何破坏我们的内分泌系统，让我们的激素水平失去平衡？

表 13‐4　不同的"国王"对待我们的免疫系统

邪恶的国王将……	仁慈的国王将……
1. 破坏神经激素：让人们长期处于生活压力之下，生活在人满为患的城市中，以含糖量高的精加工食品为食，并鼓励他们进行可能会伤及垂体的运动。	1. 保护神经激素：减少生活压力，鼓励学校和公司的食堂提供有益大脑健康的食品，预防有脑损伤风险的行为或运动。
2. 让自然环境和家中充斥着农药、塑料或其他会破坏内分泌的产品。	2. 限制农药的使用，禁止使用毒性强的农药，减少塑料制品的使用，限制会破坏内分泌的产品。
3. 劝阻医护人员测试患者的甲状腺、皮质醇、脱氢表雄酮、雌激素、孕激素、睾酮、生长激素或胰岛素的水平。	3. 鼓励体检时进行甲状腺、皮质醇、脱氢表雄酮、雌激素、孕激素、睾酮、生长激素、胰岛素水平的检测。
4. 制定政策不让保险公司报销患者做激素检查的费用以及激素治疗的费用。	4. 要求保险公司为激素检查以及激素治疗提供费用报销。

造成神经激素缺乏的风险因素

（及与 4 个环的相互作用）

· （生物环）异常水平的甲状腺激素、皮质醇、DHEA、雌激素、孕酮、睾酮、生长激素、胰岛素。

· （生物环、心理环）抑制甲状腺产生的因素：

· 压力过大或皮质醇水平过高。

· 缺乏维生素 B_{12} 和维生素 B_9、铁、铁蛋白、碘或硒。

- 摄入蛋白质不足，糖类太多。
- 慢性病。
- 肝或肾功能受损。
- 镉、汞、铅中毒。
- 除草剂、农药。
- 口服避孕药、雌激素过多。

- （**生物环、心理环、社会环**）造成雌激素过多的因素：
  - 慢性压力，皮质醇水平升高。
  - 暴露于环境毒素下。
  - 免疫力下降。
  - 肥胖。
  - 高糖和精制的糖类饮食。

- （**生物环、心理环**）导致雌激素水平过低的因素：
  - 围绝经期和更年期。
  - 甲状腺功能障碍。
  - 过度锻炼。
  - 饮食失调。
  - 体重过低。
  - 垂体功能低下。
  - 卵巢早衰。
  - 先天性疾病。
  - 化疗。

- （**生物环、心理环、社会环**）导致孕激素水平低的因素：
  - 甲状腺功能不全。
  - 服用了抗抑郁药。
  - 慢性压力。
  - 维生素 A、维生素 B_6、维生素 C 或锌缺乏。
  - 高糖和精制的糖类饮食。

- （生物环、心理环、社会环）导致睾酮水平低的因素：
  - 腹部脂肪。
  - 生活压力大。
  - 摄入糖类和精加工食品过多，胰岛素分泌过多。
  - 低锌。
  - 酗酒。
  - 头部创伤。

减少神经激素紊乱的办法
（及与 4 个环的相互作用）

策略

1.（灵性环）关心自己的激素水平并定期检测。（重要的健康数字见第十七章）

2.（生物环、心理环、社会环）限制任何会损害内分泌系统的物质。心理环是因为你必须相信自己能够改变生活习惯，社会环是因为朋友和家人会影响你的生活习惯。为保持内分泌健康，请避免吸烟（这会让绝经期提前）、慢性压力、精加工食品、吃糖太多、摄入不健康的脂质、麸质乃至肥胖。另外还要限制咖啡因和酒精的摄入。

3.（生物环、心理环）避免"内分泌干扰物"。心理环是因为你需要考量购物时的便利性、价格、价值。第十章中，我讨论了毒素如何引发脑健康/心理健康问题。众所周知，许多毒素（例如杀虫剂）会引起激素水平的相互失衡，干扰人体的内分泌系统，导致各种健康问题。其他可能对内分泌造成严重破坏的干扰物，包括一些个人洗护产品、阻燃剂等。（如何避免接触这些物质，见第十章）

4.（生物环、心理环、社会环）增强健康激素。要优化激素的分泌，请保持健康的生活习惯：锻炼、举重、充足的睡眠、健康饮食、控制压力。

5.（生物环）明智地使用激素类膳食补充剂和药物。对于女性，应尽可能用生物同一性的激素类膳食补充剂，因为这是最自然的形式，副作用通常较少。例如植物雌激素，它们的化学结构与人体内雌激素的化学结构非常相似。传统的激素替代疗法中使用的激素，通常来源于动物尿液或化学合成。

6.（生物环）服用可支持内分泌系统的膳食补充剂。根据你的激素水平，与医生一起确定哪些适合你。

- L-酪氨酸可以支持甲状腺功能。剂量建议：每天 500～1000 mg。

- 锌有助于维持健康的睾酮水平。剂量建议：每天 25 mg。

- 脱氢表雄酮可在药店购买，但最好在家庭医生的指导下进行。我通常建议患者从每天 10 mg 起始，逐步加量。脱氢表雄酮具有较好的耐受性，但它会提高睾酮水平，可能的副作用是痤疮、胡须多等。可以通过服用 7-酮-DHEA 这种代谢中间物来避免这些问题。虽然它价格较高，但不失为一种选择。剂量建议：每天 25～50 mg。

- 二吲哚甲烷（DIM）是一种在十字花科蔬菜（例如西兰花、花椰菜）中发现的植物化合物。它可以转变几种雌激素的比例，增加"好"的雌激素类型。DIM 可以在短短 4 周内显著增加"坏"雌激素在尿液中的排出量。剂量建议：每天 75～300 mg。

- 孕烯醇酮是一种激素前体，能够促进许多神经激素的产生，包括雌激素、孕激素、睾酮和皮质醇。它可以改善双相情感障碍和抑郁症，减轻精神分裂症的症状，改善记忆力。剂量建议：每天 10～50 mg（请咨询医生或药师）。

- D-葡萄糖酸钙是一种存在于水果和蔬菜中的天然化合物，例如苹果、球芽甘蓝、西兰花和卷心菜。D-葡萄糖酸钙会抑制导致乳腺癌、前列腺癌和结肠癌的酶。它还能减少雌激素从消化道的重吸收。剂量建议：每天 $500 \sim 1500$ mg。
- 益生菌有助于维持健康的肠道菌群，进而维持健康的激素水平。

维持激素平衡的关键维生素、微量元素和草药

- 维护多种或全部激素
  - 多种维生素/微量元素复合物
  - $\omega - 3$ 脂肪酸 EPA 和 DHA
  - 促进肠道健康的益生菌
- 雌激素（女性）
  - DIM——每天 $100 \sim 200$ mg
  - D-葡萄糖酸钙——每天 500 mg
  - 植物雌激素，包括黑升麻，每天 2 次，每次 $20 \sim 80$ mg
  - 月见草油——每天 2 次，每次 500 mg
- 孕酮（女性）
  - 圣洁莓——每天 $160 \sim 400$ mg
- 睾酮
  - DHEA——需要检查后确定剂量
  - 锌——每天 $20 \sim 30$ mg
- 甲状腺
  - 锌——每天 $20 \sim 40$ mg
  - L-酪氨酸——每次 500 mg，每天 $2 \sim 3$ 次
  - 碘——每天最多 150 mcg

- 印度人参提取物。每次 250~500 mg，每天 1~
  2 次
- 皮质醇
  - L-茶氨酸——每次 200 mg，每天 2~3 次
  - 印度人参——每次 250 mg，每天 1~2 次
- 脱氢表雄酮
  - DHEA——需要检查后确定剂量
  - 7-酮-DHEA——需要检查后确定剂量

神经激素相关的 BRIGHT MINDS 风险因素

引发精神疾病的步骤，曾让艾丽兹和艾米丽患病	消除精神疾病的步骤，让艾丽兹和艾米丽恢复了健康
1. 不在乎你的内分泌。	1. 关心你的内分泌。
2. 有让激素失衡和内分泌紊乱的生活习惯。 • 饮食中糖类、精制碳水化合物、不健康脂肪和麸质过多。 • 每天过量饮用咖啡和其他含咖啡因的饮料。 • 吸烟。 • 睡眠不足。 • 平时喝酒太多。 • 过度锻炼，每天花费了数小时做有氧运动。 • 体重增长，直到变得肥胖。 • 生活中充满了压力。 • 暴露于环境毒素中和接触内分泌干扰物。	2. 避免任何会损害内分泌功能的事情。 3. 养成促进内分泌健康的习惯。 • 从 35 岁开始，每年检查一次激素水平。如果激素分泌不平衡，则应经常复查。 • 定期运动，但不要过度运动。 • 举哑铃以促进和保持肌肉。 • 每晚睡足 7~8 小时。 • 遵循 BRIGHT MINDS 的饮食习惯（见第十八章）。 • 练习压力管理技巧。 • 不去接触内分泌干扰物。 • 如果需要补充激素，尽可能选择生物等效激素。
3. 不采用保护内分泌系统的策略。	

养成维护神经激素的 BRIGHT MINDS 小习惯

1. 当我 35 岁时，我将检查激素水平以建立基线。

2. 购物时，避免接触内分泌干扰物，如 BPA、邻苯二甲酸盐、对羟基苯甲酸酯和杀虫剂。

3. 当我购买鸡蛋、牛肉、鸡肉或其他动物蛋白时，避免买到含激素或抗生素的产品。

4. 进餐时，我会摄入较多的膳食纤维（以帮助身体排出有害类型的雌激素）。

5. 锻炼时，我会选择举哑铃以增加睾酮。

6. 当我想要甜食时，我会选择水果而不是含糖的零食。

7. 当我服用膳食补充剂时，我将补锌以维持健康水平的睾酮。

8. 服用维生素时，我将吃一些减少皮质醇的补品，例如印度人参，它也有利于甲状腺功能。

9. （对于女性）当血液检查显示雌激素水平过高时，我将避免食用大豆等含植物雌激素的食品，而添加十字花科蔬菜（例如西兰花和球芽甘蓝）来帮助身体消除过多的雌激素。

10. （对于女性）当内分泌失调时，我会考虑用生物等效的激素进行补充。

第十四章

D 代表糖尿病：
扭转破坏大脑、心智和身体健康的流行病

随着体重增加，大脑的重量和功能在下降。
——赛勒斯·拉吉，医学博士，华盛顿大学放射科助理教授

我和妻子在 Facebook 上看了你的资料，因此决定尝试一下你的治疗方案。我们知道必须为家人做出一些改变。我的妻子患有桥本甲状腺炎；我的女儿患有多囊卵巢综合征，情绪起起伏伏；我自己很长一段时间都对生活没啥信心。

作为一家子，我们三个决定按你所说的去做，首先尝试了 2 周。如果不是妻子逼着我们继续，我就放弃了。我承认，在最初的几天里，我们一直在渴望甜食。1 周后，这种渴望消失了！实际上，真正的食物吃起来很美味。我惊讶于胡萝卜竟然这么好吃，之前从没注意到。参加该治疗方案 2 周后，我们变得非常开心。我们每个人都感觉棒极了，每个人都减轻了 4.5～5.5 kg，并且愿意坚持下来了。每周我们的方案实行得越来越好，我们比以往任何时候都更有活力！我不记得上一次这么开心是什么时候。4 周后，我瘦了 9 kg。人们告诉我，我的气色看起来很棒。我有了自信，精力充沛，而且睡眠好多了。

现在，我们推荐亲戚和朋友按这种方式生活。妻子和女儿一直在努力减肥，每天锻炼 2 次。自从我的妻子开始健康饮食以来，她的体重减轻了 11 kg，而且皮肤富有弹性。18 岁的女儿减掉了 10 kg 的重量，感到很快乐、自信。一旦她们按照你

的饮食原则进食，她们就可以让运动的效果事半功倍。吃什么真的很重要！

一件令人惊奇的事情是，看到我们家的这些转变后，不少人开始向我们咨询。我的母亲，遭受了数次中风，现在与我们同住，也开始了健康饮食。她的情绪和精力好多了。她不再避世，不再像以前那样待在房间里。我的丈母娘患有纤维肌痛综合征（免疫/感染），现在疼痛减轻了，走路也更容易了。我的两个年幼的儿子，似乎没有意识到生活方式的变化，但家里不再有垃圾食品，他们很开心地在家吃喝玩耍。我们知道这将对他们的身心健康产生长期影响。作为一个家庭，我们越来越健康、快乐。

我的几个同事注意到了我的变化，也开始学习我们的方案。他们问了我很多问题。当人自我感觉良好时，气色看起来就好。我走路都变得跟过去不一样了，身边的人注意到了这一点。我们的改变如此明显，很难不去分享。

——L. 鲍比

糖尿病患者往往有高血糖，或身体超重、肥胖。在美国，糖尿病已成为一种流行病，并继续蔓延。美国一半的人口受到糖尿病的影响，其中处于前期的人占人口的 36%，确诊的病例占人口的 14%。70% 的人口属于超重，而 40% 的人口属于肥胖。仅肥胖症，每年的医疗费用就超过 1500 亿美元。糖尿病危害着大脑、心智和身体，并影响着子孙后代的健康。除非我们认真对待并采取相应措施，否则未来人口的疾病负担将非常重。糖尿病发病率的上升，是脑健康/心理健康问题增加的主要原因之一。高血糖和超重都会对大脑和心灵造成伤害，并且增加 BRIGHT MINDS 风险因素。

你身上的多余脂肪危害甚广。肥胖对脑健康/心理健康有害，并且与抑郁症、双相情感障碍、惊恐症、社交恐惧、成瘾相关。未经治疗的 ADD/ADHD、低自尊人格、自我形象差也与肥胖有关。女性体重指数（BMI）过高与自杀率上升有关。超重或肥胖也影响着 BRIGHT MINDS 风险因素。例如，它会使脑容量变小，并减少大脑的血流量。它产生的代谢物会增加炎症、储存毒素并破坏内分泌功能。它还使人更容易出现睡眠问题，例如睡眠呼吸暂停。

高血糖与较小的海马体有关，颞叶中的这个结构与情绪、学习和记忆有关。2 型糖尿病患者的焦虑和抑郁水平比普通人群高 2～3 倍。高血糖会导致血管变脆、破裂，延误愈合，增加中风的风险，并导致脑血流降低。这一点在 SPECT 扫描结果上也能看出来。最重要的是，高血糖和糖尿病也会增加患炎症性的疾病的风险，如阿尔茨海默病、中风、心脏病、高血压、早衰。糖尿病患者的饮食紊乱的风险也更大，如暴饮暴食。妊娠期患糖尿病会显著增加其孩子出生后患精神疾病的风险（幻听和幻视）。

糖尿病与脑健康/心理健康的关系中，4 个环都发挥着作用：

·**生物环**：糖尿病会影响许多 BRIGHT MINDS 风险因素，造成脑功能失调，进入一个恶性循环，从而使体重不断增加并造成脑健康/心理健康问题，反之亦然。

·**心理环**：糖尿病让人丧失自信，觉得自己注定会出现体重和血糖问题。这种思维定式使人保持着导致身体超重的习惯，而忽略有助于改善脑健康的因素，例如环境毒素、炎症和神经激素问题。这种思维定式使人不太可能采取行动去改变自己的行为。

·**社会环**：你可能会与家人一起吃不健康的饭菜，与同事一起度过喝酒的欢乐时光，通过吃甜食来应对人际关系压力，这都让人容易得糖尿病。

·**灵性环**：如果你缺乏生活目标，那么你可能不知道自己为什么要减肥或保持健康的血糖水平。

顺道提一下，我们的个人主义文化容易让人放纵自己的饮食，形成不良的生活习惯，就像有一个邪恶的国王控制了我们，让我们出现体重问题，让糖尿病盛行。

表 14-1

邪恶的国王将……	仁慈的国王将……
1. 要求学校午餐提供甜品，吃太多甜食导致孩子们注意力不集中。	1. 在学校午餐中限制含糖零食和甜点，让孩子们保持稳定的血糖水平和健康的体重。
2. 鼓励公司在休息室放置糖果和甜甜圈，以增加患糖尿病的风险。	2. 鼓励公司为员工提供有利于脑健康的零食，预防糖尿病。
3. 欺骗人们把甜点视为对良好行为或出色工作的"奖励"（甜点导致血糖升高、焦虑和其他心理症状）。	3. 控制饮酒，不进食使你发胖或患糖尿病的食物，认识到这并不是一个明智的庆祝方式。
4. 允许不健康、添加剂多的风味食品和饮料供给市场，如可口可乐的"畅爽开怀"的广告语。职业运动员和教练在比赛期间会在镜头前喝可口可乐、百事可乐或佳得乐（这些都含有糖、人造色素和防腐剂），以此引导儿童和青少年消费这些产品。	4. 防止食品和饮料制造商销售会增加糖尿病风险的食品。
5. 告诉人们糖尿病并没有那么糟，不鼓励人们改变生活方式，因为他们可以服药治疗。	5. 向人们宣传糖尿病的后果，鼓励人们改变生活方式（如锻炼和饮食）来调节血糖水平。
6. 将肥胖流行的原因归咎于基因，说人们对此无能为力。	6. 告诉人们 DNA 决定不了他们的命运，生活习惯会影响基因功能，控制体重是可以做到的。

随着体重的增加，大脑的重量和功能在下降，我们不应该太肥胖。

胰岛素与血糖-情绪的关联

在第十三章中，你可以看到影响脑健康/心理健康的 6 种神经激素。本章将展示第七种神经激素，即胰岛素与糖尿病的关系，以及与心理健康的关系。胰岛素主要参与调节血糖水平。人体细胞需要葡萄糖作为能量，但不能直接从血液中获取。这时候就需要胰岛素来调控血糖。当你吃过碳水化合物后，胰岛素源源不断地被胰腺释放，像钥匙一样打开细胞膜，这样细胞就可以从饮食中获取所需的葡萄糖。

并非所有碳水化合物的功能都是一样的。复杂的碳水化合物（如蔬菜、藜麦和水果）有助于保持胰岛素有效运作，并稳定血糖水平。但是，简单的糖类（如饼干、糖果、苏打水）以及精加工的碳水化合物（如面包、意大利面、薄脆饼）需要胰腺排出大量的胰岛素，从而导致血糖水平飙升。如果血液中糖分过多，胰岛素会发出信号，把糖原转运到肝脏中进行储存，最终可能导致脂肪肝。高胰岛素水平的另一个后果是，使人体从分解食物中的脂肪转变为储存脂肪，随着时间的流逝，就会导致肥胖问题。长期高糖饮食和肥胖的主要后果之一是，胰岛素调节血糖的能力下降，导致糖尿病前期或糖尿病。

胰岛素和血糖水平如何影响人的思维？吃糖或精制碳水化合物会导致血糖水平飙升，随后血糖又飞速下降。这种过山车效应会影响你的情绪和心理健康。研究表明，高糖饮食和血糖问题会引发以下问题：

- 焦虑。
- 抑郁。
- 精神分裂症。

- 烦躁。
- 愤怒。
- 嗜糖。
- 注意力难以集中。

如果你想让大脑功能正常，那么就必须正确地饮食。从饮食中消除糖和其他精制碳水化合物，可以帮助调节体内胰岛素的水平，稳定血糖水平，并促进脂肪分解。它还可以防止铬的消耗，铬是胰岛素受体所需的元素。伊利诺伊大学的研究人员进行了一项有趣的研究，他们研究了病人的营养状况，并将其与大脑扫描结果、执行能力（计划和冲动控制）、智力测量结果进行了分析。执行功能改善与 ω - 3 脂肪酸/番茄红素/类胡萝卜素/维生素 D 和维生素 B_2（核黄素）/维生素 B_9（叶酸）和维生素 B_{12}（钴胺素）的含量增加有关。ω - 3 和胡萝卜素含量较高时，大脑功能更好；ω - 3 水平较高者，往往智力测试结果也较高。

明智
贴士

从饮食中消除糖类或精制碳水化合物，有助于调节胰岛素的水平，稳定血糖水平，并促进脂肪分解。

糖尿病的风险因素

（及与 4 个环的相互作用）

- **（生物环）** 空腹高血糖、糖尿病前期、1 型或 2 型糖尿病。
- **（生物环、心理环、社会环、灵性环）** 超重或肥胖。
- **（生物环、心理环、社会环、灵性环）** 老龄化（退休/衰老）。
- **（生物环、社会环）** 具有家族史的疾病（遗传病）。
- **（生物环、心理环、社会环）** 酗酒（毒素）。
- **（生物环）** 接触环境毒素（毒素）。

- （生物环、社会环）久坐（血液流动）。

减少糖尿病风险的办法
（及在 4 个环中的体现）

策略

好消息是，你可以显著降低患糖尿病的风险。若想降低任何的 BRIGHT MINDS 风险因素，需要改变观念和改变生活方式，让自己身心愉悦并形成习惯。

1. （**灵性环**）**关心自己的体重和血糖水平**。为了健康，你必须知道自己的一些重要数字，包括 BMI、腰高比、空腹血糖、糖化血红蛋白（HbA1c）水平、空腹胰岛素水平（见第十七章）。

2. **避免任何会增加糖尿病风险的事情。**

- （**生物环、心理环、社会环、灵性环**）限制或避免会增加糖尿病风险的食物。包括：

  - 高热量食品或高糖食品。

  - 升血糖快、低纤维的食物（意大利面、面包、白土豆、大米饭、糖块），它们也会促进炎症。

  - 精加工食品。

  - 人造色素、甜味剂和食品添加剂。

  - 潜在的致敏食品（每个人有所不同），例如麸质、乳制品、玉米或大豆。

    注意：一项 16 年的随访研究表明，麸质摄入量较高（每天 20 g 或以上）的女性生育的孩子与麸质摄入量低（每天低于 7 g）的女性生育的孩子相比，罹患 1 型糖尿病的风险增加了 1 倍。

- （**心理环**）避免促成糖尿病的心态。这些不正确的内心信念和想法一定不要有，否则你不能获得和保持健康。例如：

- ·"一切都在适度范围内。"这个想法通常在你要进食对身体不利的食物时出现。
- ·"活在当下，你值得拥有。"很有趣，但一些做法会影响寿命。它应该改写为"活得短一点"。
- ·"我只想找个乐子。"但是谁拥有更多的乐趣呢？大脑健康的人还是大脑有病的人？当然是前者。
- ·"我想要什么，就马上要有什么。"这往往是 4 岁孩子都有的心态，但这是为什么大多数人身心不健康的原因。如果我们想终结精神疾病，我们就需要照料好自己，保持良好的生活习惯。
- ·"但是我一直就这么过的"是另一种常见想法，要知道你的坏习惯正在危害你的脑健康。

· 不要听信广告宣传。以下是一些常见的广告语：

- ·可口可乐公司的"畅爽开怀"，应写成"病从口入"。
- ·本杰瑞公司的"吃掉不爽"，应该改写为"吃出抑郁的方法"。
- ·麦当劳公司的"我就喜欢"（I'm loving it），应该改写为"我将讨厌我自己"。
- ·麦当劳公司的"今天忙里偷点闲"，应改写为"今天吃了就得病"。
- ·乐事公司的"薯片不能只吃一份"，应改写为"你不会只吃一份，因为吃了会上瘾"。

3. 养成规律的健脑习惯，降低糖尿病的风险。

· **(心理环)** 像大脑战士一样为健康而战。正如我的妻子塔娜和我在《大脑战士的方式》一书中所揭示的那样，人们正在为大脑健康而战。无论你走到哪里，都有人试图将劣质食物塞进你的嘴里，这样吃了就会让人短寿。你需要武装好自己，做好准备，知道如何赢得这场事关生死的战斗。那本书中我们问了我们的读者，现在我在这里同样问你："你是羊，还是牧羊犬？"

羊有着强烈的模仿行为（羊群效应），羊之间很容易相互影响一起往前走。当一只羊在前面走，其余的羊就会紧紧跟随着，即使会遭遇危险。2005年在土耳其，一只绵羊从悬崖上跳下后死亡，然后1500只羊紧随其后，跟着跳了下去。绵羊活动有两种速度——吃草和惊跑（羊群效应）。因此需要牧羊犬时不时地聚拢羊群，使其远离各种危险。

牧羊犬很认真，有针对性地保护着羊群。它们随时应对各种情况。牧羊犬需要培训才能高效地干活。牧羊犬爱护着羊群，即使羊群不能回报什么。牧羊犬会献出生命来保护自己的羊群。牧羊犬的主要优点是：它们可以在残酷的环境中生存，而绵羊做不到。当绵羊受到攻击时，它们常常忍受至死。当牧羊犬受到攻击时，它们会反击，争得生存的可能。

你是绵羊还是牧羊犬？如果你想终结自己的精神疾病，就必须养成牧羊犬的思维本能。

• （生物环、社会环）遵循 BRIGHT MINDS 的饮食习惯（见第十八章）。"吃得健康才能身心健康"，这是终结精神疾病的重要策略之一。多年来，我们制定了一条涵盖方方面面的食品法则："只偏爱和食用有益身心的食品。"如果你能遵守这条法则，那么你的生活将充满快乐和活力。

最重要的饮食规则是，"只偏爱和食用有益身心的
食品"。

- （生物环、心理环、社会环、灵性环）如果你超重或肥
  胖，请匀速地减肥。较健康的减肥方式是每周减掉
  0.5～1 kg。这里有一些小技巧：

  - 多喝水。

  - 早餐吃些蛋白质含量高的食物，以平衡血糖。

  - 饮食中添加一些膳食纤维，既可以降低 2 型糖尿病的
    风险，也让人有持久的饱腹感。对大脑有益的高纤维
    食品包括蔬菜（如西兰花和球芽甘蓝）、浆果、奇亚籽
    和藜麦等。

  - 绿茶可增进新陈代谢，并降低患糖尿病的风险。它富
    含抗氧化剂，但要小心茶叶质量，添加了咖啡因的茶
    叶不宜多喝。

  - 不要喝含糖饮料。1980 年，美国人平均每天喝 225 cal
    的饮料；2015 年，一天喝 450 cal。每天多出 225 cal
    的热量，一年加起来相当于增加 10 kg 的体脂！另外，
    喝下去的糖比吃下去的吸收得更快。

  - 常洗桑拿浴。吃些排毒食品。脂肪会储存毒素，因此
    减肥时排毒至关重要。

  - 每天称下体重，研究表明它可以让人做好体重管理。

  - 不要过度减肥。太瘦并不可取。如果你的 BMI 太低，
    也会出现认知问题。

- （生物环、心理环、社会环）养成新习惯。你已经有了
  自己的日常习惯。那么要形成促进心理健康的饮食习惯，
  而不是危害心理健康的习惯。我们大多数人重复着自己

的饮食习惯。本周，请尝试多吃 5 种对大脑有益的食物。

- （生物环、社会环）体育锻炼！研究表明，锻炼可以改善血糖水平和体重。力量训练是必须的。与没有进行力量训练的女性相比，参加过力量训练的女性的 2 型糖尿病的发病率降低了 30％。任何类型的体育运动都可以，即使是散步，但散步要快走才有效果。（见第五章 "B 代表血液循环"）

- （生物环）去看医生，决定是否需要其他的治疗。根据你的健康数据和遗传风险，有时候不用服药也能改善健康状况。

4.（生物环）服用有助于平衡血糖的膳食补充剂。 你的医生或医疗保健专家可以确定哪些最适合你。

- ω-3 脂肪酸 EPA 和 DHA。读到这里，你知道这类膳食补充剂有助于消除许多 BRIGHT MINDS 风险因素；这就是为什么我向所有患者推荐它的原因。它有助于维持大脑中的胰岛素信号，抵御非酒精性脂肪肝，并降低代谢综合征的风险。代谢综合征是指具有至少 3 种以下症状：空腹血糖高、腹部肥胖、高甘油三酸酯、低 HDL 胆固醇、高血压。一项关于老年人群的研究表明，血液中 ω-3 含量最高组与最低组相比，患糖尿病的风险降低了 43％。在一项精心设计的安慰剂对照试验中，实验对象是超重的 2 型糖尿病患者，给他们服用 ω-3 脂肪酸 EPA，结果显著降低了血清胰岛素、空腹血糖、HbA1c 和胰岛素抵抗。（第七章中有 ω-3 指数的信息，可以让人知道如何增进体内的 ω-3 水平。）剂量建议：每天有效剂量约为 1400 mg 或更多，EPA 与 DHA 的比例约为 60：40。

- 铬是吡啶甲酸铬的组成元素，后者可以帮助调节胰岛素，从而促进葡萄糖和脂肪的代谢。吡啶甲酸铬还有助于减少对碳水化合物的食欲，减少暴饮暴食，从而优化血糖和体重。一些研究表明，吡啶甲酸铬可显著降低 2 型糖尿病患者的 HbA1c。剂量建议：成人的典型剂量是每天 $200 \sim 1000\ \mu g$。

· 肉桂为糖尿病患者提供了很多好处。研究显示它可以降低空腹血糖水平和 HbA1c，并改善胰岛素的敏感性。这种甜美可口的香料还能降低糖尿病前期老年患者的胆固醇水平，改善其工作记忆，同时改善前额叶皮层的血流。另外，它还可以减少异常的 Tau 蛋白聚集，Tau 蛋白是阿尔茨海默病的主要病因之一。肉桂不仅可以调控血糖水平，还可以丰富你的生活情趣。

剂量建议：控制血糖的典型剂量是每天 $1 \sim 6\ g$。作为香料的话，用量随意。如果你正在服用控制血糖的药物，那么补充肉桂之前先咨询医生，因为肉桂和药物的加合作用会造成低血糖。

表 14 - 2　糖尿病引发的 BRIGHT MINDS 风险因素

引发精神疾病的步骤，曾让艾丽兹和艾米丽患病	消除精神疾病的步骤，让艾丽兹和艾米丽恢复了健康
1. 不在乎你的体重或血糖水平。	1. 关心自己的体重和血糖水平。
2. 养成了一些提高糖尿病风险的习惯。 ·不去管自己的体重。 ·不检查血糖水平或 HbA1c 水平。 ·吃高糖、低纤维的食品。 ·吃很多精加工食品。 ·饮食不规律，饥一顿，饱一顿。	2. 避免任何会增加糖尿病风险的事情。 3. 养成降低糖尿病风险的生活习惯。 ·每天称下体重。 ·每年至少检查一次血糖和 HbA1c 水平。

续表

引发精神疾病的步骤，曾让艾丽兹和艾米丽患病	消除精神疾病的步骤，让艾丽兹和艾米丽恢复了健康
• 经常暴饮暴食。 • 有糖尿病患者的心态，放任超重和生病。 • 减肥时，体重暴减又反弹。 • 经常瘫在沙发上看电视。 3. 不去采用能够降低糖尿病风险的策略。	• 采用 BRIGHT MINDS 饮食方案。 • 饮食中添加更多膳食纤维。 • 用新的日常习惯取代那些会破坏心理健康的习惯。 • 动起来！定期进行力量训练和有氧运动。 • 吃一点维护血糖水平的膳食补充剂。

养成降低糖尿病风险的 BRIGHT MINDS 小习惯

小习惯

1. 我将立即停止喝含糖饮料。

2. 午餐和晚餐时，我将吃些含有彩色蔬菜的沙拉。

3. 每顿饭我都确保有一些优质蛋白质和脂肪，以稳定血糖，降低食欲。

4. 当我想减肥时，我会缓慢地减重，从中养成健康的生活习惯。

5. 每天洗漱时我会称下体重，这会让我知道自己的健康状况，充满动力。

6. 我会每天服用 ω-3 营养品。

第十五章

S 代表睡眠：每晚打扫大脑，让白天更美好

夜晚是我最难熬的时候，凌晨 4 点藏着我所有的秘密。

——鲍比·布里特

 凯茜和克里斯汀

45 岁的凯茜是一家大型金融服务公司的首席执行官，雇佣我们为她的员工做健康计划。她很注重脑健康。随着时间的流逝，我还看到她的丈夫在预防大脑疾病。他有阿尔茨海默病家族史，因此尽一切可能预防这种疾病。

他们十几岁的女儿克里斯汀对于将要去的一所新学校非常焦虑，这是她人生中第一次患上惊恐症。随后又发作多次，她以为自己要死了：心脏感觉要从胸中跳出来，她喘息着好像无法获得足够的氧气，手冰凉又多汗，而且她感觉到某种可怕的事情即将发生在她身上。惊恐症发作使她想要自杀。她告诉了母亲，然后凯茜急忙给我打了电话。

当我深入了解克里斯汀后，发现她有许多常见的对大脑有害的习惯，包括手机成瘾（为此与父母多次争吵）、垃圾食品成瘾（很难让她吃下有助健康的食品）、睡眠习惯差。然而，当克里斯汀意识到自己大脑出了状况后，她开始对照护自己的大脑有了兴趣。我让她记下自己饮食和睡眠的日记。3 周后，我们俩都清楚地看到了她的变化：每晚可以睡 7 个小时以上，上课

时注意力很集中，惊恐症消失了。克里斯汀有了养成健康的睡眠习惯的动力。她讨厌生病，现在她已经知道如何控制心理健康。

作为莫哈韦沙漠里欧文堡国家培训中心的首席精神科医生，我经常目睹睡眠不足的影响。这个培训中心的任务是训练士兵在沙漠中作战。演练进行了数天后，许多士兵睡眠严重不足。如果他们连续2天或更长时间没有睡觉，一些人就会因为精神不佳被带到我这儿。他们声称自己看到了奇怪的东西。这时候给他们的处方通常不是药物，而是睡眠治疗。

当你睡觉时，大脑在奋力执行一些非常重要的工作，以便保持健康。例如，在睡眠期间，你的大脑通过消除白天积聚的细胞碎片和毒素（神经系统中的垃圾）来清洁自身，整合白天学习到的知识和记忆，为第二天做好准备。睡眠期间的大脑活动对于免疫系统的健康、食欲控制和神经递质的产生都很重要。

明智
贴士

当你睡觉时，大脑在奋力执行一些非常重要的工作，以保持健康状态。

充足的睡眠对大脑至关重要，但估计有5000－7000万美国人患有某种形式的睡眠问题。近三分之一的人有过短期失眠，这是最常见的睡眠障碍。慢性失眠症大约影响了十分之一的人口。精神疾病患者中失眠的发病率更高。实际上，50％以上的失眠与压力、焦虑或抑郁有关。

睡眠与脑健康/心理健康紧密相关。研究表明，75％的抑郁症患者同时有失眠症。双相情感障碍患者中69％～99％患有失眠症，或在躁狂发作时感到睡眠需求较少。一半以上的焦虑症患者有失眠症状。患有ADD/ADHD的孩子比没有这种疾病的孩子更容易出现睡眠障碍。

睡眠与脑健康/心理健康之间的关系是双向的。一般而言，失眠使你第二天起床时感到生气、烦躁、悲伤或压力大，不能专心做事，并损害你的判断力。随着时间的流逝，睡眠问题会导致抑郁症、ADD/ADHD、惊恐发作、脑雾、记忆力障碍和痴呆等。例如，平均每晚少睡1个小时的青少年，经受悲伤和绝望的可能性增加了38%，考虑自杀的可能性增加了42%，尝试自杀的可能性增加58%，药物滥用的可能性增加了23%。由于睡眠不足，轮班工人更容易患抑郁症、与工作有关的外伤、心血管疾病、糖尿病和肥胖症。

睡眠过少会带来灾难性后果，增加颅脑外伤的风险。美国汽车协会（AAA）的一份报告指出，睡眠时间为6~7个小时的驾驶员比睡眠时间7个小时以上的驾驶员，发生车祸的可能性高30%。那些晚上只睡4~6个小时的司机发生事故的可能性比睡眠充足者高90%；睡4~5个小时，车祸可能性提高了430%；而少于4个小时的人发生事故的可能性高了1150%。在另一项研究中，夜间睡眠有7个小时的士兵打靶的准确率达到98%；6个小时的士兵的准确率只有50%；5小时的只有28%的准确率；而4个小时的仅有15%的准确性（这很危险）。

睡眠呼吸暂停的症状是——鼾声很大，睡觉时停止呼吸多次，白天感到非常疲倦。这对健康的危害很大，对伴侣的健康也没有好处，因为他们的睡眠老是被鼾声打断。未经治疗的睡眠呼吸暂停使患抑郁症和痴呆症的风险增加了3倍，并且也难以减肥。从SPECT扫描结果来看，睡眠呼吸暂停通常像早老性痴呆（见下文）。睡眠呼吸暂停综合征患者及时进行诊断和治疗，对于保持脑健康、预防和减少精神疾病至关重要。治疗的黄金标准称为连续气道正压通气面罩（CPAP）。面罩可以为呼吸道提供稳定的气流。有些人不愿使用CPAP面罩，认为戴上不舒服。实际上并不是这样。由于大脑非常依赖氧气，未经治疗的睡眠呼吸暂停会杀死很多脑细胞，这对心理健康不利。

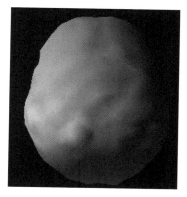 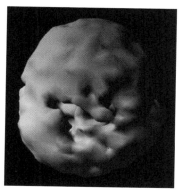

健康的大脑　　　　　　　　睡眠呼吸暂停症患者的大脑

大脑的表层 SPECT 扫描

睡眠的风险因素

（及与 4 个环的相互作用）

4 个环都会影响人的睡眠模式，可以让人在夜间辗转反侧或安然入睡。

· **生物环**：不宁腿综合征、睡眠呼吸暂停、时差、药物影响、不良睡眠习惯、内分泌失调［特别是甲状腺功能亢进症（简称甲亢）或孕激素水平低］等情况，都会妨碍你的睡眠。

· **心理环**：担心工作、收入、人际关系或亲人的健康会使你夜不能寐。无意识的消极想法（ANTs）常常让人难以入睡或半夜醒来。

· **社会环**：做轮班工作，跨越时区出差的工作，与朋友夜里熬太晚，白天和黑夜都在喝咖啡，时不时查看电子邮件，手机浏览社交媒体上瘾，这些均会使你的大脑难以休息，无法进入睡眠状态。

· **灵性环**：如果你不清楚自己为什么要将充足的睡眠放在首位，那么就难以养成好好休息的习惯。

慢性失眠，成年人睡眠时间少于 7 个小时，青少年睡眠时间少于 8 个小时（压力让你彻夜无法入睡，这属于心理环；如果你与朋友在外面待到很晚，则属于社会环）。

现代社会是如何偷走你的睡眠，却给出残缺的解决方案

公司全天候开放，要求员工加班到很晚，酒吧和夜总会凌晨 2 点才关门，上网或手机刷屏都在阻止我们及时上床睡觉。另外，餐馆提供着各种套餐，几乎无处不在的咖啡馆销售着含咖啡因的饮料，酒吧向我们推销着各类美酒，你想按时休息真的很难。随着失眠率的增加，睡眠辅助药物的数量猛增。但是，这些药物副作用很多。研究表明，睡眠药物如安必恩、艾司唑仑（Lunesta）和替马西泮胶囊（镇静催眠药）让死亡风险增加了 3 倍以上。这些药物还与记忆力问题、困倦、焦虑、抑郁和成瘾相关。

表 15 - 1

邪恶的国王将……	仁慈的国王将……
1. 让人们沉迷于电视和社交媒体，睡前收看让人精神紧张的新闻，深夜阅读电子邮件，深夜回复短信，在网站上发布令人反感的消息，让人沉迷于"微信"或"抖音"。	1. 限制社交媒体和看电视时间，以便人们可以早睡，获得充足的休息。
2. 鼓励人们跨时区工作，经常倒时差。	2. 限制过多的出差，以减少时差的发生。
3. 还继续采用"冬令时和夏令时"这种过时的、一年两次改变作息时间的做法，这会打乱人们的睡眠时间。	3. 取消"冬令时和夏令时"，不再需要一年两次调动作息时间。这种调动会影响睡眠。
4. 提倡在早、中、晚喝咖啡以扰乱睡眠，造成不健康的作息循环，诱发精神疾病。	4. 鼓励人们采用对大脑有益的睡眠方式，让大脑得到休养。

续表

邪恶的国王将……	仁慈的国王将……
5. 鼓励孩子们早起上学，这减少了睡眠时间，会增加许多脑健康/心理健康问题。	5. 上课时间延后，让孩子们睡个好觉。
	6. 每天早上锻炼身体，处理工作电话时站起来走走。

减少睡眠相关风险因素的办法

（及与 4 个环的相互作用）

策略

1.（灵性环）关注你的睡眠。 将睡眠作为优先事项，每天晚上记录睡眠情况。现在有很多手机应用程序可用。争取每晚休息 7～9 个小时，对于大多数人来说足够了。

2. 避免任何危害睡眠的事情。 一些健康问题会影响睡眠质量，包括：

- （生物环）睡眠呼吸暂停。它会让人在睡眠中短时间停止了呼吸，从而使人睡眠较浅、疲惫、专注力差、健忘。
- （生物环）不宁腿综合征。
- （生物环）甲状腺疾病。甲状腺功能低下或亢进都会引起睡眠问题。第十三章可以看到甲状腺问题的测试。
- （生物环）充血性心力衰竭。
- （生物环）慢性疼痛。
- （生物环、心理环）未治疗或未发现的心理健康问题，例如强迫症、抑郁症或焦虑症。
- （生物环、心理环）阿尔茨海默病。"痴呆"患者在夜间有"日落综合征"，出现幻觉或在夜里梦游。

- （生物环）慢性胃肠道问题，例如胃酸反流。
- （生物环）前列腺增大（良性前列腺肥大）。这会导致晚上多次去洗手间，无法安睡。

如果患有上述疾病，并且感觉自己睡眠不足，那么及时去看医生并治疗。

3.（生物环、心理环、社会环、灵性环）当心不良的睡眠习惯。 在我们这个全天忙碌的社会中，我们可以轻松地问下自己："是什么导致睡眠不足?"似乎有无数种原因导致成千上万的人难以安眠。下边列举一些最常见的因素：

- 太温暖的卧室。理想的温度因人而异，但应该偏凉爽一些。
- 卧室灯光太亮。如果生活在有光污染的城市中，请考虑遮光的窗帘。
- 噪声。尝试耳塞，如果你住的地方比较吵或室友打鼾。
- 床边的电子产品太多。将手机、平板电脑、智能手表等放到一边，或者至少关闭音量。将数字时钟转向墙壁，这样就不会被发光的时间显示分散了注意力。
- 屏幕。天黑之后，在看手机时请使用防蓝光膜或打开护眼模式。
- 上床时带着担心或怒气。
- 药物。许多药物，包括哮喘和咳嗽药、抗组胺药、抗惊厥药和神经兴奋药［如治疗 ADD/ADHD 的阿德拉或盐酸哌醋甲酯（Concerta）等处方］等，都会影响睡眠。
- 午睡。即使你晚上失眠或难以入睡，建议白天也不要午睡。白天的困倦让人想午睡，但却干扰了夜间的睡眠周期。
- 咖啡因。咖啡、茶、巧克力或某些草药中有很多兴奋物质。当你下午或晚上食用它们后，夜里就难以入睡。下午 2 点后不要食用它们。

- 酒精、尼古丁、大麻。尽管这些化合物一开始让人昏昏欲睡，但它们功效消退时会产生相反的效果。这就是为什么你入睡后几个小时可能会醒来，却再也无法入睡的原因。

- 睡前 4 个小时内进行了锻炼。定期锻炼身体对失眠非常有益，但夜晚进行剧烈运动让人一直精神高涨，保持着清醒状态。

- 激素变化。无论是由于怀孕、经前期综合征、围绝经期还是绝经期，激素变化都可能扰乱女性的睡眠。

- 打鼾。如果声音很大，它可以吵醒你自己或配偶，或房屋中的其他人。

- 换班。护士、消防员、安保人员、业务代表、卡车司机、飞行员等许多人员，他们在晚上工作，白天睡觉。轮班工人特别容易出现睡眠不规律，从而导致嗜睡、效率下降、烦躁和情绪问题。为了改善睡眠，可以在夜晚上班时打开明亮的灯光，白天睡觉时使用遮光百叶窗或窗帘。

- 压力大的情况。死亡消息、婚姻冲突、工作最后期限、搬家、即将到来的考试，都会让人难以入睡。

- 在就寝前吃东西。这会让人胃肠道活跃，并且血压升高。它还增加了心脏病发作和中风的风险。

- 时差。不同时区之间的出差会干扰身体的自然睡眠节奏。为了最大限度地减少出差对睡眠的干扰，请在出行前的几个晚上就开始将每晚的睡眠时间改变一小时，着陆后立即开启当地时间。

4.（生物环、心理环、社会环、灵性环）养成规律的、健康的睡眠习惯。我的侄女艾丽兹和艾米丽刚来和我们住时睡得不好。艾丽兹常做噩梦，然后就难以入睡，而艾米丽却盼望着能和妈妈一起睡觉。有了健康的日常习惯后，她们俩能够安然熟睡了。有利于脑健康的睡眠习惯将使你更容易进入梦境，并睡个好觉。我们都是独一无二的，因此请记住，对一个人有用的东西，对另一个人可能不起作用。继续尝试其他的办法，直到找到适合你的办法。

- 重新布置下卧室：要看起来清爽、暗色调和安静。
- 不要让宠物进入卧室，或至少让它们离开床。
- 入睡前解决情绪问题。遵循《以弗所书》中"4：26"的建议，不要"含怒到日落"。发送积极的短消息或电子邮件消除矛盾，或计划好在第二天处理该问题。如果你能够原谅对方，就可以结束争论了。思虑过多者，可以花一些时间（10～15分钟）在床前写写日记或梳理下你的烦恼，然后不再去考虑烦心事。
- 实施规律的作息时间。尝试每天晚上在同一时间上床睡觉，并在每天早晨相同时间醒来。无论晚上睡了多长时间，每天都在同一时间起床，有助于设定体内的生物钟并防止失眠。
- 读纸质书，而不是电子阅读器或平板电脑。因为灯光会让大脑保持警觉。要想快速入睡，最好选择厚重或乏味的东西。如果在睡前读的是《盗墓笔记》或侦探小说，反而很难入睡了。
- 尝试音乐疗法。它可以舒缓人的心情。考虑听一些模仿自然界的声音、风铃、扇子或轻柔的音乐。缓慢的古典音乐或任何每分钟节律为60～80拍的慢音乐，都可以帮助睡眠。许多网站上都有一些增强睡眠的音乐。
- 喝一杯温暖、不加糖的杏仁奶。加入一茶匙的香草（正宗的、非合成的）和几滴甜菊糖。这种组合会增加你大脑中的血清素，并帮助你入眠。
- 给脚保暖。研究表明，如果手脚温暖，就会更快入睡。

- 如果你晚上醒来了，请勿检查时钟。如果知道"现在几点了"，会让人感到焦虑。
- 将床和卧室仅用于睡眠或"夫妻生活"。性活动可以放松肌肉，释放大量天然激素，促进身心健康。性生活健康的成年人往往会睡得更好。如果你无法入睡或老是醒来，可以换个房间。
- 使用薰衣草来改善睡眠。薰衣草的气味可以减轻焦虑感，改善心情和睡眠。
- 如果你不得不求助于药物，请远离苯二氮䓬类药物和传统的安眠药物。我经常给患者开曲唑酮、加巴喷丁或阿米替林。
- 创建一个舒缓的睡前历程，慢慢进入睡眠。在就寝时间前一个小时就关闭所有电子设备，并降低房屋中的照明亮度。进入温暖的浴缸或者淋浴，做一些让人放松的祈祷或按摩。

通过催眠获得安宁的睡眠

　　心理催眠是一种安全有效的工具，可以增强身心健康和幸福感，并促进睡眠。早在 1958 年，美国医学会就将催眠疗法视为一种标准的医学疗法。随后，美国心理学会在 1960 年认可了催眠疗法作为心理学的一个分支。数十年来，我一直在使用催眠术。

　　当我在沃尔特·里德陆军医疗中心实习时，我的许多患者都想用安眠药。可以想象，在繁忙而喧闹的医院里人们很难入睡。在给他们安眠药之前，我询问他们是否可以先尝试下催眠。几乎所有人都同意了。催眠非常有用，许多人根本不需要安眠药。

5.（生物环）服用有助于睡眠的膳食补充剂。这些产品通常需要反复验证，以确定哪些对你有效。我的患者倾向于用褪黑素、镁和 γ-氨基丁酸的组合。我建议可以尝试以下品类，每一种坚持几天，并在入睡前 30 分钟服用：

- 褪黑素是一种神经激素，有助于调节睡眠周期。黑暗会促进褪黑素的分泌，而自然光或人造光会降低褪黑素的产生。晚上光线过多或白天光线不足会干扰褪黑素的产生。已经发现服用褪黑素可以减少入睡时间，增加睡眠时间，并在第二天增加清醒时间。患有抑郁症、季节性情感障碍或惊恐症的人，褪黑素水平往往较低。一项研究表明，服用褪黑素可改善绝经妇女的抑郁症和焦虑症。褪黑素可促进血清素的产生，从而帮助睡眠，缓解抑郁症状。剂量建议：每天 0.3～6 mg（少量即有效）。

- 5-羟色氨酸（5-HTP）可以促进神经递质血清素的产生，并有助于平息前扣带回的活动。这对忧虑者或睡前胡思乱想的人特别有用。研究表明，5-HTP 可以和抗抑郁药一样有效。剂量建议：每天 50～200 mg。

- 甘氨酸镁或柠檬酸镁是一种矿物质，参与了人体 300 多个生化过程，发挥着重要作用。在大脑中，它有助于激活 γ-氨基丁酸受体，有助于让大脑平静并减少睡前焦虑。剂量建议：每天 50～400 mg。

- γ-氨基丁酸是一种氨基酸，对那些因焦虑或压力大而难以入睡的人具有镇定作用。它让人放松，有助于睡眠。剂量建议：每天 250～1000 mg。

表 15-2　睡眠相关的 BRIGHT MINDS 风险因素

引发精神疾病的步骤，曾让艾丽兹和艾米丽患病	消除精神疾病的步骤，让艾丽兹和艾米丽恢复了健康
1. 不在乎自己的睡眠。 2. 养成了打破睡眠周期的坏习惯。 ·下午和晚上喝咖啡或含糖饮料。 ·晚上喝酒。 ·不接受睡眠呼吸暂停综合征的检查；如果确诊，也不使用 CPAP 治疗。 ·晚上在床上玩智能手机、平板电脑或电子阅读器；将手机放在床头柜上。 ·睡前一两个小时吃了一顿丰盛的大餐，增加了夜间胃灼热和胃酸反流的可能性。 ·上床睡觉前几个小时进行了一次有氧运动。 ·夜间卧室内一直开着夜灯。 ·下午午睡。 ·经常上夜班。 ·经常跨时区出差。 ·依靠安眠药物入睡。 3. 不用让人安睡的策略。	1. 关心如何可以安眠。 2. 避免任何会伤害睡眠的事物。 3. 养成促进健康睡眠的习惯。 ·创建一个睡眠习惯并坚持下来。 ·每天晚上在同一时间上床睡觉。 ·将床放在家里较为凉爽的地方。 ·在下午或晚上不喝含咖啡因的饮料。 ·使用舒缓的音乐帮助入睡。 ·尝试带有薰衣草香味的枕头。 ·每晚睡足 7～8 个小时。 ·睡前给自己 4 个小时来消化晚餐。 ·练习压力管理技巧，例如冥想和祈祷。 ·有光线干扰时，戴上睡眠面罩。 ·服用一些能使自己镇静并有助于产生褪黑素的膳食补充剂。

养成有助睡眠的 BRIGHT MINDS 小习惯

小习惯　　1. 当我的配偶抱怨我打鼾或睡觉中暂停呼吸时，我将去医院检查是否患有睡眠呼吸暂停综合征。

　　　　2. 当我想睡得更好时，在白天就不要喝含咖啡因的饮品（可以逐渐减少）。

3. 天黑后使用科技产品时，确保它们具有防蓝光膜。

4. 快到睡觉的时候，我会调整卧室温度，保证温度合适。

5. 当我准备入睡时，我会戴上睡眠面罩或使卧室保持黑暗。

6. 当我上床睡觉时，我将关闭电子产品，以免它们打扰到我。

7. 当我制订每天日程时，会写下睡眠历程的时间，这样我就不会忘记它。

8. 当我服用膳食补充剂时，如果睡眠困难，我会吃一些褪黑素和镁剂。

9. 上床睡觉时，我会听些轻音乐或催眠音乐。

10. 当我忧愁时，我会补充一些 5 - HTP。

The **End** of
Mental Illness

第三部分

消除精神疾病的实用策略

**Practical Strategies To End
Mental Illness Now**

第十六章
精神药物与膳食补充剂：有没有科学证据？

今天，数百万美国人正在服用膳食补充剂，练习瑜伽，并将其他的自然疗法融入生活。这些都是很好的预防措施，可以让人远离医院，减少了治疗心脏病和糖尿病等严重疾病的成本。

——马里兰安德鲁·威尔，医学博士

艾丽西亚

现年 53 岁的艾丽西亚初次来到亚蒙诊所时，有着脑雾、记忆力问题、焦虑症、ADD/ADHD（注意力短且分散、没有条理、冲动）的症状。她的 SPECT 扫描显示总体活动度较低，尤其是在前额叶皮层中（见下图）。我们一项项消除她的 BRIGHT MINDS 风险因素，给她补充了 ω-3 脂肪酸、多种维生素、银杏、石杉碱甲和磷脂酰丝氨酸这几种膳食补充剂。她的脑雾消失了，记忆力和注意力也得到了改善。还有一件对她来说很重要的事情，她的乒乓球打得也越来越好了。

艾丽西亚几个月来一直在打乒乓球，以增强自己的大脑功能。我认为乒乓球是最锻炼大脑的运动。但最初她总是输给丈夫，因为她老是走神。她的丈夫甚至用左手打球来让着她。开始服用膳食补充剂后，她说："我每场比赛都能打败我丈夫，好像一夜之间改变了什么……我丈夫很生气，我居然能打败他！"艾丽西亚随后聘了乒乓球教练，因为"我想继续打败我的丈夫"。关于工作，她说："我有很多活要干，现在比以前快乐多了。"她的随访扫描结果很好。她的丈夫不甘示弱，也开始服用一些膳食补充剂，并减掉了 13.6 kg 的体重，开始认真对待自己的脑健康。我敢打赌，他们夫妇的乒乓球比赛一定很精彩。此外，艾丽西亚已成年的儿女在母亲那儿看到了疗效，也开始了健康饮食、锻炼、服用膳食补充剂。

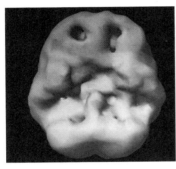 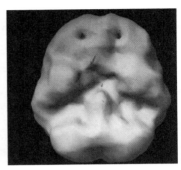

治疗前：前额叶皮层活动度低　　　　治疗后：总体有所改善

艾丽西亚的表层 SPECT 扫描结果

开始服用膳食补充剂后，她说："我每场比赛都能打败我丈夫，好像一夜之间改变了什么……"

在亚蒙诊所，我们不反对精神药物，可以在必要时开药。但是，我们反对药物作为治疗精神疾病和维护脑健康的唯一手段。正如你在本书中所看到的那样，现在要终结精神疾病还有很多事情可以做，也需要去做。

在过去的 50 年中，药物革命使得精神领域消费越来越多的药物。不幸的是，社会效益并没有随着领域的发展而提高。如前所述，结果滞后的原因之一是，医疗领域的专业人员正在错误的范式下工作：在没有任何生物信息的情况下，仅基于症状群进行诊断，而忽略了大脑的整体健康和 BRIGHT MINDS 风险因素。

开始使用 SPECT 扫描后，我对用膳食补充剂预防脑健康/

心理健康问题产生了兴趣。我看到上学或实习时学到的药物治疗方法，特别是用苯二氮䓬类药物治疗焦虑症和用阿片类药物治疗疼痛，往往治标不治本，呈现出的大脑扫描结果十分不理想。

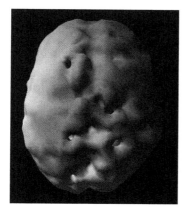

苯二氮䓬类药物　　　　　　　　阿片类药物

表层 SPECT 扫描显示的药物毒性

所有医学生在医学院的第一年都会接受伦理培训——Primum non nocere，这句拉丁语的意思是"首要的是不去伤害（患者）。"考虑到这一伦理原则，我开始为患者寻找毒性更小的治疗方法，并惊讶地发现越来越多的科学文献支持在许多脑健康/心理健康疾病中使用膳食补充剂。在为患者制订治疗方案时，我们始终牢记这些原则：

· 首要的是不去伤害（患者）。

· 使用毒性最小、最有效的、基于科学证据的疗法。

· 综合考虑患者的短期痛苦与长期收益（不要按下葫芦起了瓢——顾了这头，顾不了那头）。

· 不要用一些患者康复后无法停止的疗法（患者使用许多抗焦虑药或抗抑郁药，往往在症状好转后难以戒除），治标不治本。

- 膳食补充剂或药物绝不应成为患者第一位且仅有的疗法。

除非我们心里有这些理念，否则这个社会无法治愈精神疾病。

我一直在思考，如果患者是我的母亲、我的妻子或我的孩子，我该怎么办？因此在担任精神科医生近 40 年之后，我给患者推荐了越来越多的自然疗法，包括食物和膳食补充剂。我们希望患者用上所有可用的疗法，尤其是这些疗法是基于科学的、有效的、便宜的且副作用最小的。

许多网站致力于科普营养保健知识，包括大脑保健，例如美国国家医学图书馆的 medlineplus. gov 及天然药物网 natural-medicines. therapeuticresearch. com。这两个网站根据临床科学证据对膳食补充剂疗效进行了评分，类似于药品评分的方式（见下表 16 - 1）。

表 16 - 1　膳食补充剂的评分方式

分级	证据强度
A	研究比较可靠，有 2 项以上安慰剂——对照的双盲临床实验。
B	多项研究证据，其中至少 2 项是安慰剂——对照、双盲实验。
C	单侧双盲、安慰剂对照试验（目前为止仅有 1 项研究）。
D	开放标签试验（参与者、研究人员知道谁在服用药物或安慰剂）。
F	研究表明没有疗效。

下文的图表显示了针对脑健康/心理健康问题的 A 级或 B 级营养药品。与药物一样，开具膳食补充剂的主要缺陷是，通常这些处方往往基于症状而非病理学证据。我们的经验是，当我们从大脑成像结果中获得一些病理信息后，再使用有针对性的膳食补充剂或药物往往会更加有效。美国疾病控制与预防中

心的调查发现，大多数人由于饮食质量低下，往往缺乏一种或多种营养元素，或者由于压力或某些药物的作用，体内的某些营养物质被消耗而缺乏。因此，要咨询有营养学和保健知识的专业医生或药师，为你的脑健康/心理健康问题制订出最佳的药物和膳食补充剂方案，这一点很重要。

表 16－2　常见的精神症状及对应的膳食补充剂证据等级

症状群	A 级证据	B 级证据	注释
焦虑和压力（焦虑、紧张、担心、强迫症、恐慌、创伤后应激障碍）	印度人参（治疗强迫症）茶氨酸 $\omega-3$ 脂肪酸 EPA 和 DHA	肌醇（治疗强迫症、惊恐症） γ-氨基丁酸 镁（同时服用 30 mg 维生素 B_6 更好） 藏红花素 西番莲 薰衣草 5-羟色胺酸 多种维生素 NAC（治疗强迫症、创伤后应激障碍） 益生菌 红景天 银杏 Relora	惊恐症患者往往锌水平低 Relora 是厚朴和黄柏树皮提取物专利配方
注意力，聚焦能力和能量代谢	$\omega-3s$ EPA 磷脂酰丝氨酸（PS）	锌 碧萝芷 镁 红景天 人参 印度人参 绿茶提取物 多种维生素 假马齿苋提取物	低锌水平与情绪低落相关

续表

症状群	A级证据	B级证据	注释
情绪	ω-3s EPA 圣约翰草 藏红花素 SAM	姜黄素 锌 镁 5-羟色胺酸 叶酸 NAC（16周疗程） 磷脂酰丝氨酸 红景天 多种维生素 维生素D 益生菌 银杏	SAM似乎对男性更有效，一些报道表明它可能在双相情感障碍患者中引发躁狂 叶酸可作为5-羟色胺选择性重摄取抑制剂的辅助药物 高C反应蛋白时NAC的疗效很好
记忆	银杏 磷脂酰丝氨酸 阿尔法GPC（又称胆碱磷灰石）	ω-3s 多种维生素 石杉碱甲 巴可氏菌 可可黄烷醇 碧萝芷 藏红花素 印度人参 维生素D	
精神病症状	肌氨酸	NAC ω-3s（预防精神病） 叶酸	肌氨酸有助于提高精神病药物的疗效
睡眠	褪黑素（改善时差）	茶氨酸 镁 缬草 益生菌	褪黑素、镁和锌可以合用
成瘾		维生素D 石杉碱甲 NAC（食欲过旺） 印度人参	NAC有助于预防疾病复发

我的同事帕里斯·基德博士在研究膳食补充剂方面拥有 35 年以上的经验。他建议每个人都可以给自己做一个核心营养计划，其中应包括广谱的复合维生素、微量元素，以及浓缩的鱼油或素食性的 ω-3s EPA 和 DHA。这些对于维护人体内的酶系统至关重要。

对于更严重的精神健康问题，例如精神分裂症或双相情感障碍，我通常会先开一些精神类药物，例如奥氮平（Zyprexa）、阿立哌唑或利培酮，或情绪稳定药如拉莫三嗪。同时，我建议补充一些膳食补充剂，例如 ω-3 脂肪酸、多种维生素和维生素 D。这对于消除 BRIGHT MINDS 风险因素、补充营养很有帮助。这样可以更好地维持脑健康，人们通常会更快地康复，并且复发率低。如下是我们为患者推荐的常见的干预措施。

精神分裂症、双相情感障碍或其他精神病

1. 使用合适的药物控制精神病进程。
2. 服用基本的膳食补充剂，包括多种维生素、叶酸、鱼油。
3. 消除 BRIGHT MINDS 风险因素。
4. 从饮食中去除人造色素、防腐剂和甜味剂。
5. 尝试脱敏饮食 3 周，这段时间内不吃含糖食物、麸质、乳制品、玉米、大豆或其他可能引起过敏的食物。然后每次只多吃一种（不包括糖），看看身体是否有过敏反应，否则要避免食用这种食物。通常来说，建议不在饮食中加糖。
6. 开始服用以下膳食补充剂：
   · 姜黄素。
   · 镁剂。
   · 锌剂。

·益生菌。

对于大多数疾病，例如 ADD/ADHD、焦虑症、抑郁症、失眠症和成瘾，我经常建议患者先服用一些膳食补充剂。如果它们无效，那么再考虑使用药物。

在使用处方药之前，我建议患者先尝试一些恢复脑健康/心理健康的简单策略。

ADD/ADHD

ADD/ADHD 的症状包括注意力不集中、注意力分散、做事缺乏条理、拖延、冲动和烦躁不安。

1. 消除 BRIGHT MINDS 风险因素。

2. 从饮食中消除人造色素、防腐剂和甜味剂。

3. 尽量减少或消除精加工食品（所有的盒装食品）。

4. 尝试脱敏饮食 3 周（见上文中的步骤）。

5. 尝试高蛋白、低碳水化合物的饮食。加强运动：每天 30 分钟或以上，每周 5 次。

6. 补充睡眠，形成良好的睡眠习惯。

7. 减少刷屏时间。

8. 去看家庭医生，检查铁蛋白、维生素 D、镁、锌和甲状腺素以及其他化验，补充缺乏的营养或元素。

9. 开始服用以下膳食补充剂：

   ·富含 EPA 的鱼油。剂量建议：每 18 kg 体重每天 1000 mg EPA 和 DHA，每天最多 3000 mg。

   ·磷脂酰丝氨酸（PS）。剂量建议：每天 200～300 mg。

   ·柠檬酸锌或甘氨酸锌。剂量建议：每天 30 mg（可耐受的剂量：成人每天 40 mg，青少年每天 34 mg，幼儿较少）。

   ·镁，主要有甘氨酸盐、柠檬酸盐或苹果酸盐形式。剂量建议：每天 100～400 mg。

10. 考虑神经反馈疗法。

11. 让孩子年龄大一点再去上学（班上最小的孩子更容易患 ADD/ADHD）。

如果某人确实患有 ADD/ADHD，那么几个月后他们可能依然处于患病状态。因此花一些时间来优化脑健康/心理健康是值得的。若这些办法无效，再考虑使用精神类药物，因为药物可能需要服用多年。

ADD/ADHD 的诊疗曾是我的专长领域之一。现代社会依然存在着很多对精神类药物的偏见。我听到无数父母说：

"我不会给孩子吃药。"

"如果你吃了这种药，就丧失了创造力。"

"吃药后你将丧失自我。"

问题在于大多数医生认为 ADD/ADHD 是一种病而不是多种，因此他们用相同类别的药物——利他林或阿得拉等兴奋类药物来治疗不同类型的患者。这些药物对一些患者有效，但让另外一些患者变得更糟。

关于兴奋类药物的"奇迹"和"恐怖"事件比比皆是。我的一个孩子患有 ADD/ADHD，但从成绩平平变成了优等生。10 年来，她使用兴奋类药物来优化前额叶皮层的低活性，曾考入世界上最好的兽医学校。药物刺激了她的额叶，使她有了正常的思辨能力，这也增强了她的自尊心。另一方面，有一个转诊给我的患者，他因为之前使用了利他林而企图自杀。他的大脑过度活跃，因此刺激它只会使他更加焦虑和抑郁。问题出在医生认为具有相同症状表现的人其大脑的发病模式也相同。这种看法显然是错误的，并且会导致治疗失败，医生也充满了挫败感。

成瘾

1. 停用上瘾的物质，该物质在直接或间接地毒害你的大脑！

2. 参加一些诸如"十二步戒除"的项目，例如"匿名戒酒"计划。

3. BRIGHT MINDS 脑康复计划，消除所有的风险因素。

4. BRIGHT MINDS 饮食有助于预防复发。大多数治疗方案都提供了非常不健康的食物，往往会促使复发。

5. 防止复发。具体就是不要太饿（平衡血糖），不要生气（消除自发消极想法），不要孤独（与他人保持联系），不要太累（多休息）。

6. 消除自发消极想法（ANTs）。

7. 开始服用以下膳食补充剂：
    - ω-3 脂肪酸。剂量建议：1400 mg 或更多，EPA 与 DHA 的比例约为 60∶40。
    - NAC。剂量建议：每天 1200～2400 mg；临床研究效果明显。

如果上述干预措施无效，我将针对某人特定成瘾类型，尝试其他的膳食补充剂或药物。

焦虑症

1. 消除 BRIGHT MINDS 风险因素。

2. 检查是否有低血糖、贫血和甲状腺功能亢进。

3. 从饮食中消除人造色素、防腐剂、甜味剂。

4. 尝试脱敏饮食 3 周（详细步骤见上文）。

5. 练习祈祷、冥想和催眠。研究表明，它们可以缓解压力和焦虑，你可以用音乐辅助冥想和催眠。

6. 心率变异性（HRV）训练。焦虑症与低水平的 HRV 相关。

7. 练习腹式呼吸和生物反馈。

8. 有镇静作用的运动，例如瑜伽、气功和太极拳。

9. 开始服用以下膳食补充剂：

   - L-茶氨酸。剂量建议：每天 $200\sim400$ mg。
   - γ-氨基丁酸。剂量建议：每天 $500\sim1000$ mg。
   - 镁的甘氨酸盐、柠檬酸盐或苹果酸盐。剂量建议：每天 $100\sim500$ mg，加上 30 mg 维生素 B_6。
   - 益生菌。

10. 检查你的 ω-3 指数（www.omegaquant.com），使其达到 8% 以上。可以每天补充 1 400 mg 或更多，EPA 与 DHA 的比例约为 60 : 40。

11. 考虑神经反馈疗法。

焦虑症非常痛苦，但是人们常常会用酒精或苯二氮䓬类药物应对。它们可能短期内有效，但会导致成瘾和记忆力方面的问题。如果上述干预措施无效或仅部分有效，那么针对特定类型的焦虑症，我将尝试其他的膳食补充剂或药物。

抑郁

1. 消除 BRIGHT MINDS 风险因素。

2. 检查并纠正甲状腺功能低下。

3. 咨询有营养学知识的医生，优化你的叶酸、维生素 B_{12}、维生素 D、同型半胱氨酸及其他营养素的水平。

4. 检查你的 ω-3 指数，使其达到 8% 以上。可以每天补充 1400 mg 或更多，EPA 与 DHA 的比例约为 60 : 40。我坚信，如果不补充这些营养，患者服药的疗效可能大打折扣。

5. 消除精加工食品以及人造色素、防腐剂、甜味剂。

6. 尝试脱敏饮食 3 周（详细步骤见上文）。

7. 增加蛋白质食物，降低碳水化合物，在饮食中添加彩色蔬菜。

8. 消除自发消极想法。

9. 锻炼身体。

10. 开始服用以下膳食补充剂：

    - 姜黄素，不是姜黄根。可选用 Longvida 姜黄素，它比其他姜黄素更容易吸收。

    - 镁的甘氨酸盐、柠檬酸盐或苹果酸盐。剂量建议：每天 100～500 mg，外加 30 mg 维生素 B_6。

    - 柠檬酸锌或甘氨酸锌。剂量建议：30 mg（可耐受剂量：成人每天 40 mg，青少年每天 34 mg，幼儿剂量更小）。

    - 益生菌。

抑郁症可能是毁灭性的。在患者就诊期间，医生通常只会给患者开一些 5-羟色胺选择性重摄取抑制剂（SSRI）类药物，而不是先查找下病因但这通常很难治好抑郁症。如果上述干预措施无效，针对特定类型抑郁症，我将尝试其他的膳食补充剂或药物。

失眠

1. 关心你的睡眠质量，把它作为你的头等大事。

2. 避免任何伤害睡眠的事物，例如咖啡因、电子产品发出的蓝光、明亮又温暖的房间、噪声、酒精、晚间锻炼、消极思想、忧虑等。

3. 治疗那些影响睡眠的病症，例如不宁腿综合征、睡眠呼吸暂停、甲状腺功能亢进、孕酮不足或慢性疼痛。

4. 养成良好的睡眠习惯，例如屏蔽蓝光、关闭电子产品、祈祷、催眠、冥想、舒缓的音乐、洗个热水澡、清爽的房间和枕头、规律的睡眠时间表、薰衣草芳香疗法。

5. 开始服用以下膳食补充剂：

- 褪黑素。剂量建议：睡前 0.3～5 mg，逐渐增加剂量，直至对你有效。
- 镁。剂量建议：每天 100～500 mg。
- 锌。剂量建议：每天 15～30 mg。
- 5-羟色胺。剂量建议：如果处于忧虑状态，每天服用 100～200 mg。
- γ-氨基丁酸。剂量建议：每天 250～1000 mg。

失眠的人常常被开容易上瘾的安眠药，而没有去寻找失眠的原因或先尝试一些简单的策略。这些药往往有影响记忆力的副作用。如果上述简单的策略无效，可以尝试使用非成瘾性的促睡眠药物，例如小剂量的曲唑酮、加巴喷丁或阿米替林。

请记住，无论你使用的是药物还是膳食补充剂，或者是两者的组合，它们仅是亚蒙诊所"4 个环 BRIGHT MINDS"计划的一部分。不要指望仅仅服用天然或非天然的药物，就能治愈你的心理疾病。

药物治疗的利与弊

基于 40 年的精神病学研究和实践经验，我整理了如下的药物利弊清单。

优点

1. 对于较为严重的精神疾病，例如精神分裂症、双相情感障碍（我是说真正的双相情感障碍，具有创伤性脑损伤的患者常常被误诊为双相情感障碍）、严重的抑郁症、强迫症，药物通常是最有效和见效快的治疗方法。

2. 对于ADD/ADHD，如果给予正确类型的兴奋类药物，则起效快，效果好。兴奋类药物仅对7种ADD/ADHD类型中的2种起作用。

3. 盐酸哌唑嗪（Prazosin，一种降压药）通常对于创伤后应激障碍患者出现的噩梦症状有效，见效较快，也比较安全。

4. 医生在治疗精神疾病的药物方面受过训练，因此他们习惯于开处方。这成了常规医疗实践的一部分。

5. 医疗保险通常会覆盖这些药物。

缺点

1. 精神类药物比膳食补充剂具有更大的副作用，大多数都带有"黑匣子"警告。这是美国食品药品监督管理局（FDA）规定的处方药标签中最为严肃的警告，有证据表明此类药物具有严重的不良作用。

2. 它们通常比膳食补充剂贵得多，尽管它们往往在医疗保险内。

3. 一旦开始使用，许多药物通常很难停用。停用抗抑郁药和抗焦虑药时比较耗时、痛苦。

4. 一旦开始服药，许多人会依赖它们，不再去做有益大脑的其他事情。

5. 一些药物会改变大脑，因此你需要一直服用它们，才能感觉自己的状态是正常的。

6. 听起来很糟糕，服用处方药可能会影响你的保险费用。我知道许多人因服用某些药物而被拒保，或要求支付更高的医疗保险费。

7. 对于ADD/ADHD，如果开出了兴奋类药物而不考虑你

的疾病类型，则弊大于利。例如，对于其余 5 种 ADD/
ADHD，兴奋类药物反而会使病情加重。

重要说明：停止服用任何药物之前，请咨询你的医生。

膳食补充剂的利弊

在 30 多年的临床实践基础上，我深入研究了膳食补充剂对大脑的作用，编制了以下利弊清单。

优点

1. 对症开出后通常会有效。

2. 与大多数处方药相比，它们的副作用很小。

3. 它们比药物便宜得多。

4. 你不必告诉保险公司自己在使用它们，因此不会影响你的保费。

5. 当人们开始服用膳食补充剂来改善健康状况时，通常会同时采取其他的健康策略。

缺点

1. 尽管它们比药物便宜，但保险公司往往不报销它们。

2. 许多人没有意识到膳食补充剂也会产生副作用，需要谨慎使用。某种事物来自自然，并不意味着它是无害的。砷和氰化物都是自然界有的，但它们对身体都没有好处。例如，圣约翰草曾是我最喜欢的天然抗抑郁药之一，但它可能会引起晒伤，并且还可能降低其他药物（如避孕药）的功效。"太好了！抑郁了吗，去买点圣约翰草，现在你却发现自己意外怀孕了，完全是计划外的结果。"

3. 膳食补充剂的主要问题之一，是缺乏质量控制。不同公司的产品质量存在差异，因此你需要找到值得信赖的品牌。

4. 另一个缺点是，许多人可能从商场或药店的售货员那里获得信息，但这些信息往往存在许多错误，或者是来自互联网的二手信息。你需要训练有素且有专业素质的人士为你提供建议。

尽管膳食补充剂有一些局限性，但它们的益处明显，风险较小，因此值得考虑，尤其是当你获得了全面的、有研究结果支持的信息。

知情同意

在医学院的第一年，所有学生都学会了知情同意原则。当涉及任何医学或脑健康/心理健康状况的诊疗时，医生不应该手把手地告诉患者该怎么做，而是为患者提供各种诊疗选择，并告知每种选择的利弊。这一点很关键。太多的医生只告诉患者他们倾心的治疗方案，而不是所有的方案。医生不是患者的父亲、母亲或老板，他们应该是患者的医疗伴侣。作为患者，有权知道有哪些医疗选择。

第十七章
不能测量就无法改变：
预防始于了解重要的健康指标

如果无法测量，就无法改进。

——彼得·德鲁克

要终结精神疾病，必须知道大脑和身体的功能是否正常，如果不正常，则必须对其优化。我已经在我出版过的几本书中都阐述过这一点，了解重要的健康数值至关重要。每年都要检查下这些指标，在身心不适时也有必要查下。根据 BRIGHT MINDS 风险因素，你需要了解的重要数字如下。

血液循环和血管因子（第五章）

每周锻炼时间：争取每周锻炼 5 天，每次 30 分钟或更长。

血压：良好的血压对大脑健康至关重要。高血压与较低的脑功能相关，这意味着决策容易出错。最近，美国心脏协会和美国心脏病学会公布了修订后的医学指南。指南中指出血压高于 130/80 mmHg 的任何人，都会被诊断为 1 期高血压。以前，140/90 mmHg 以上才被视为高血压。"高血压前期"的类别已不复存在。这意味着美国的高血压人数比以往任何时候都多：一半的男性和 38％的女性，即 1.03 亿男性和 7200 万女性患有高血压。血压方面的数字主要有：

最佳血压

收缩压 90～120 mmHg

舒张压 60～80 mmHg

1 期高血压

收缩压 130～139 mmHg

舒张压 80～89 mmHg

2 期高血压

收缩压≥140 mmHg

舒张压≥90 mmHg

低血压：血压太低也不好

收缩压＜90 mmHg

舒张压＜60 mmHg

血脂指标：胆固醇和甘油三酯（脂肪）会影响流向大脑的血液。胆固醇过高或过低对大脑都有害。令人惊讶的是，老年人较高的胆固醇水平与较高的认知能力和较低的痴呆风险相关。胆固醇正常水平是：

- 总胆固醇 135～200 mg/dL。低于 160 mg/dL 与抑郁、自杀、凶杀和各种原因的死亡有关，因此 160～200 mg/dL 是最佳范围。
- 高密度脂蛋白≥60 mg/dL。
- 低密度脂蛋白＜100 mg/dL。
- 甘油三酯＜150 mg/dL。

可以让你的医生开单检查 LDL 胆固醇的粒径，因为较大的颗粒比较小的颗粒危害小。如果你想了解更多胆固醇的信息，可以阅读斯蒂芬·西纳特拉和乔尼·鲍登撰写的《胆固醇神话》。

全血细胞计数（CBC）：这项测试可测出你的红细胞和白细胞数目。红细胞计数低的人可能会感到焦虑和疲倦，并且容易出现记忆力问题。红细胞增大可能受饮酒影响。过多的白细胞预示着感染。

同型半胱氨酸（血检）：高同型半胱氨酸水平（＞10 μmd/L）

与动脉粥样硬化（动脉硬化、狭窄）和心脏病发作、中风、血凝增多、阿尔茨海默病风险增加相关。同型半胱氨酸水平还可以揭示你是否缺乏叶酸（见下文）。

退休和衰老（第六章）

常规代谢检查（血检）：可以显示肝脏、肾脏、水盐代谢方面的健康状况。

铁蛋白（血检）：这是体内铁存储量的一项指标。高水平预示着有炎症（第七章）或胰岛素抵抗（第十四章）。低水平与贫血、不宁腿综合征、ADD/ADHD、动机和精力不足有关。$50\sim100$ ng/mL 的水平较为理想。由于月经，女性通常比男性具有较低的铁储备。一些理论认为，这是女性比男性寿命更长的原因之一。如果结果较低，可以服用铁剂。如果过高，献血会有所帮助。

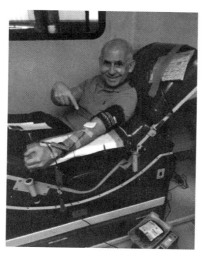

亚蒙博士在献血

炎症和肠道健康（第七章）

C 反应蛋白（血检）：它反映了人体的炎症水平。炎症与抑郁症、痴呆症和疼痛综合征等慢性疾病有关。C反应蛋白正常范围是 $0 \sim 1.0$ mg/L。

ω-3 指数（用一滴血）：它测量的是红细胞中 ω-3 脂肪酸 EPA 和 DHA 的总量，间接反映了它们在大脑中的水平。该指标是经过临床验证的脑健康生物标志物。要力争达到 8% 以上的水平。当 ω-3 指数较低时，认知能力下降的风险会增加 77%。

维生素 B$_{12}$（血检）：它对正常的大脑功能至关重要。维生素 B$_{12}$ 缺乏会造成严重且不可逆的损害，特别是对大脑和神经系统。仅比正常水平稍低就会引发疲劳、抑郁和记忆力减退等症状。维生素 B$_{12}$ 会因为服用其他药物而消耗，尤其是那些损害胃和肠道功能的药物，例如防止胃酸倒流的质子泵抑制剂。它的缺乏会引起躁狂和精神错乱等症状，甚至会被误诊为痴呆症。正常范围是 $211 \sim 946$ pg/mL，最佳范围是 >600 pg/mL。

遗传学（第八章）

了解你的遗传风险：绘制你的家谱，并注意家族中发生的任何遗传问题。

进行基因检测：Genomind（www.genomind.com）和 GeneSight（www.genesight.com）是亚蒙诊所医生常用的两家基因检测公司。

叶酸（血检）：它有助于 DNA 和其他遗传物质的合成。基因调控过程离不开叶酸，并且在细胞和组织快速生长时（例如在婴儿期、青春期和孕期）尤其重要。叶酸与维生素 B$_6$ 和维生素 B$_{12}$ 及其他营养物质相互协同，控制着血液中同型半胱氨酸的水平。导致叶酸含量低的原因有：酒精中毒、炎症性肠病（IBD）、乳糜泻、某些药物等。正常水平为 $2 \sim 20$ ng/mL，最佳范围是 >3 ng/mL。

头部创伤（第九章）

你所经受的脑震荡的次数，无论有没有丧失意识。

毒素（第十章）

你每天/每周消耗了多少酒精，吸了多少烟，抽烟的频率，以及使用毒品（包括大麻）的频率。

有针对重金属和真菌的测试，但一般不需要做。除非你有相关症状，或知道自己经常接触它们。

精神风暴（第十一章）

QEEG/SPECT 测试：现在还没有与"精神风暴"相关的特定数字。如果怀疑自己有这方面的问题，这 2 项测试非常管用。

免疫/感染（第十二章）

CBC：白细胞计数。

红细胞沉降率（ESR）：炎症指标，这种炎症在自身免疫病中很高。

抗核抗体（ANA）：抗体可抗击感染，但 ANA 常常会攻击人体自身的组织。ANA 通常在自身免疫病患者体内较高。

维生素 D（血检）：维生素 D 含量过低与肥胖、抑郁、认知障碍、心脏病、免疫力下降、癌症等相关。血检测试的是 25 -羟基维生素 D 的水平。正常的维生素 D 水平为 30～100 ng/mL，最佳范围为 50～100 ng/mL。

神经激素（第十三章）

甲状腺素检查（血检）：如果人体甲状腺激素水平异常，则可以解释焦虑、抑郁、健忘、体重问题和嗜睡等症状。甲状腺功能低下会降低大脑活动，从而削弱人的思维能力、判断力和自我控制；并且让人很难控制体重。甲状腺功能亢进与焦虑、失眠和情绪激动有关。如果你有这些症状，请不要只检测 TSH水平，该结果反映的是促甲状腺激素释放激素的水平。即使你有还未确诊的甲状腺问题，TSH 水平也可以正常。因此，可以要求医生检测数个项目：

- TSH——根据美国临床内分泌学家协会的说法，超过3.0 就属于异常，需要进一步检查。
- 游离 T_3——活性甲状腺素；给你做检测的化验室会出示正常范围。
- 游离 T_4——非活性甲状腺素；给你做检测的化验室会出示正常范围。
- 甲状腺抗体。
- 甲状腺过氧化物酶抗体（TPO）。
- 甲状腺球蛋白抗体（TG）；给你做检测的化验室会出示正常范围。
- 肝功能测试——95％的 T_4 在肝脏中被激活，因此拥有健康的肝脏至关重要。
- 铁蛋白水平——铁蛋白像公共汽车一样将 T_3 运输到细胞中。铁蛋白必须高于 50 $\mu g/L$ 才能发挥此功能。

重要提示：甲状腺检查对于诊断可能会有所帮助。医生应该综合判断病情，而不是看着血检结果"正常"就不管了。我见到太多甲状腺功能减退的患者，甲状腺功能检查显示低下，但"在正常范围内"而未接受任何治疗。这有点像说人体维生素 D 含量是 31ng/mL 时（正常范围是 30～100 ng/mL）就是正常的。不要对结果有误读，在评估病情时患者的感觉和身心功能（例如低能量、便秘、头发干燥、皮肤干燥、认知能力差、体温低）比所谓的正常范围更重要。以上所有检测都可能是"正常"的，但仍有人健康出问题。

皮质醇（唾液）：最好一天中测试 4 个间隔（以了解你的每天周期）：起床时、午餐时间、晚餐时间以及入睡前。理想情况下，早晨的皮质醇水平较高（唤醒你），白天和晚上的皮质醇水平逐渐降低，使你晚上可以入睡。当皮质醇水平过高时，你会感到紧张不安；当它们太低时，你会感到精疲力竭，有空间压迫感或呆滞。

DHEA-S（血检）：其正常血液水平因性别和年龄而异。

女性的典型范围：

18～19 岁：145～395 mcg/dL。

20～29 岁：65～380 mcg/dL。

30～39 岁：45～270 mcg/dL。

40～49 岁：32～240 mcg/dL。

50～59 岁：26～200 mcg/dL。

60～69 岁：13～130 mcg/dL。

70 岁及以上：17～90 mcg/dL。

男性的典型范围：

18～19 岁：108～441 mcg/dL。

20～29 岁：280～640 mcg/dL。

30～39 岁：120～520 mcg/dL。

40～49 岁：95～530 mcg/dL。

50～59 岁：70～310 mcg/dL。

60～69 岁：42～290 mcg/dL。

70 岁及以上：28～175 mcg/dL。

游离睾酮和总睾酮（血检）：保持正常水平的睾酮，对身心健康和性生活幸福很重要。过多会引起行为问题，例如攻击性；过少与抑郁、记忆力减退和性欲低下有关。

成年男性的正常水平：

总睾酮：280～800 ng/dL，最佳值为 500～800 ng/dL。

游离睾酮：7.2～24pg/mL，最佳值为 12～24 pg/mL。

成年女性的正常水平：

总睾酮：6～82 ng/dL，最佳值为 40～82 ng/dL。

游离睾酮：0～2.2 pg/mL，最佳值为 1.0～2.2 pg/mL。

女性的雌激素和孕激素：根据情况，用血液或唾液测试。月经期女性通常在其周期的第 21 天进行检测，而绝经后妇女则可以随时检测。雌激素负责润滑阴道，有助于维持性欲和记忆力等功能。孕酮可稳定情绪、促进睡眠，并有利尿作用。给你做检测的化验室会出示正常范围。

糖尿病（第十四章）

体重指数（BMI）：它是用体重与身高计算后的结果。最佳 BMI 数值在 18.5～25；超重范围在 25～30；超过 30 表示肥胖，超过 40 表示病态肥胖。只需手机搜索使用"BMI 计算器"，然后填入你的身高和体重即可算出 BMI。认真对待这个数字，因为超重或肥胖会让大脑变小，而大脑的大小非常重要！另外，肥胖会增加患抑郁症和阿尔茨海默病的风险。在近期一项研究中，40％的癌症与体重超标有关。

腰高比（WHtR）：这是另一项衡量体重健康的方法。一些研究人员认为，该数字比 BMI 更为准确，因为腹部脂肪过多非常危害健康。腹部脂肪堆积让人变得膀大腰圆，这些脂肪具有代谢活性，并且会产生各种激素来危害人体健康，例如让人血压升高，胆固醇和甘油三酯水平升高，以及糖尿病。

将腰围尺寸除以身高就是 WHtR 值。例如，腰围为 81 cm、身高 178 cm 的女性，将 81 除以 178 可获得 WHtR 约为 45.5％。一般来说，保持在 50％以下是有益的。换句话说，腰围应该小于身高的一半。测量腰围时，请使用卷尺！不要随口猜测或依赖裤子的尺寸，制衣商的尺寸可能会不准。以我的经验，90%的人会低估他们的腰围。

实验室检查：每年检查下空腹血糖、胰岛素和糖化血红蛋白（HbA1c）。如果有异常，就视为健康危机，必须重视它们。

- 空腹血糖。
  - 正常：70～105 mg/dL。
  - 最佳：70～89 mg/dL。
  - 糖尿病前期：105～125 mg/dL。
  - 糖尿病：126 mg/dL 或更高。
- 糖化血红蛋白：该检测可反映过去几个月的平均血糖水平，从而协助诊断糖尿病或糖尿病前期。正常人的结果在4%～5.6%，最佳值低于 5.3%。5.7%～6.4% 表示糖尿病前期。值较高通常表示有糖尿病。
- 空腹胰岛素：高胰岛素水平通常是由于饮食中富含碳水化合物而导致健康问题，包括脂肪肝、腹部肥胖、食欲过旺、血糖升高、痤疮、多囊卵巢综合征（PCOS）、女性出现男性脱发模式（正面、侧面脱发）、痛风、高血压、脚踝肿胀等。正常值为 2.6～25，最佳值＜10。值过高预示着有糖尿病。

睡眠（第十五章）

每晚你睡觉的小时数。

睡眠醒来次数：如果你怀疑自己可能患有睡眠呼吸暂停综合征，请进行睡眠测试。症状包括白天很疲惫、早晨头痛、烦躁不安。未经治疗的睡眠呼吸暂停综合征会使患抑郁症、痴呆症的风险增加 2 倍。

了解你的健康数字……然后呢?

知道重要的健康数字是第一步。优化它们,对于维护大脑健康、情绪、心情至关重要。如果这些数字中的任何一个异常,那么就可能出现脑健康/心理健康问题。去看社区医生或去综合性医院就诊,把这些数字优化到最佳范围。

定期评估自己的大脑功能,每年检查一下重要的健康数字。

第十八章
健康饮食很简单：
用"BRIGHT MINDS"食谱终结精神疾病

吃糟糕的食物不是奖励，而是一种惩罚。

——德鲁·卡里

不能通过饮食治疗的疾病，应采用其他手段治疗。

——迈蒙尼德，中世纪哲学家、医生

当我的侄女艾丽兹和艾米丽一开始住到我家时，艾丽兹痴迷于 Flamin 公司的奇多妙脆角（垃圾食品）。我们第一次去杂货店时就遇到了食品选择问题：艾丽兹想为自己和姐姐买奇多妙脆角，但我没买。相反，我教她阅读食品包装上的成分表，学会了解每种成分对身体、大脑、心理健康的作用：

植物油（玉米油、菜籽油或葵花籽油）——促炎。

糖——促进炎症、促进衰老、增加糖尿病。

味精（MSG）——容易引发精神风暴。

人造色素"诱惑红"——容易引发精神风暴。

她看着我，好像我是一个不愿满足她愿望的坏人。几个月后，我们又和好了。当时我们去了萨默斯之家，这是科罗纳德尔玛的当地人经常光顾的一家餐厅。艾丽兹点了鲑鱼沙拉，她喜欢上了它！此后 2 年她的饮食习惯有了显著改善，精神状态比以往任何时候都更好。当她偷偷吃垃圾食品后，她会注意到垃圾食品如何消耗精力并扰乱自己的思维。

越来越多的研究得出结论：脑健康/心理健康疾病患者的饮食中，缺乏支持脑健康所需的营养成分。越来越多的证据表明，营养治疗有助于预防、治疗和改善抑郁症、双相情感障碍、精神分裂症、焦虑症、ADD/ADHD、自闭症、成瘾和饮食失调。科学界终于开始重视饮食与脑健康/心理健康的紧密联系。2015年，18位科学家组成的一个研究小组得出结论："营养缺陷是精神疾病流行和高发的关键因素，新颖且有说服力的证据表明，饮食对精神病学及心脏病学、内分泌学和胃肠病学同样重要。"

在本章中，我将简化一些可用的食谱，告诉你哪些食物可以改善大脑功能，哪些食物应该少吃。我之前写过许多基本的饮食原则，但是在这里，我将饮食与心理健康联系起来。饮食方面的健康信息有很多冲突，但是也有很多共识。如果你遵循这11条BRIGHT MINDS原则，那么你的脑健康/心理健康将在几天内得到改善。

1. 多吃有益身心健康的食物。
2. 选择高质量的能量食品；如果需要减肥，则不要吃太多。
3. 补充水分，但不要喝含糖饮料。
4. 每顿饭都要有高质量的蛋白质，以平衡血糖，消除过旺的食欲。
5. 食用和烹饪含优质脂肪的食物。
6. 选择益智的碳水化合物（种类丰富、低升糖指数、高纤维）。
7. 食用一些有益的草药和香料。
8. 使你的食物尽可能纯净（不含人造甜味剂、色素、防腐剂，不要买超市的塑料包装食品），吃之前看下食品成分表。
9. 如果遇到任何脑健康/心理健康或身体问题，可尝试脱敏饮食：逐项消除任何潜在的变应原，例如糖、味精、麸质、玉米、大豆、奶制品等。坚持一个月看是否有所改善。

10. 间歇性禁食来增强你的大脑。

11. 坚持有益身心的生活习惯。找到有益健康的食物，多吃它们。

BRIGHT MINDS 原则第 1 条： 多吃有益健康的食物。

如果你坚守这个原则，将非常有助于终结你或家人的精神疾病。你需要对自己诚实，这是在为自己的脑健康而战。几乎你去过的每个地方——学校、工作场所、购物中心、电影院、飞机场、球场等，都在售卖劣质、美味的垃圾食品，这会损害你的脑健康/心理健康并让人过早死亡。标准的快餐式饮食充满了促进炎症、诱发过敏的食品。里面还有人造化合物，会损害大脑并使其过早老化，增加抑郁症、ADD/ADHD、焦虑症、糖尿病、高血压、心脏病、癌症、痴呆症的患病风险。严重破坏健康的食物有：

- 精加工的食品。
- 有农药残留的食品。
- 升糖指数高的食品。
- 低膳食纤维的食品。
- 人造食品。
- 含人工色素和甜味剂的食品。
- 激素催长的肉制食品。
- 有抗生素残留的食品。
- 塑料容器盛放的食品。

这些低劣的"食品"正在破坏民众的脑健康/心理健康。但食品公司向专业运动员和教练员支付了巨额广告费，让他们在镜头前喝可口可乐、百事可乐或佳得乐（富含糖、人造色素和防腐剂），然后广告投放到电视上或手机游戏的界面，有效地推销给了儿童和青少年。他们还把垃圾食品与有趣的小玩具捆绑销售，带动孩子们来消费，促进了糖尿病和炎症。这绝对不是什么让人幸福的食品。我的侄女告诉我，她就读的初中有几天曾经让必胜客或麦当劳提供午餐，这些食物食用后会让人出现脑雾，难以集中精力。真是防不胜防，一不小心我们就在破坏孩子们的身心健康。

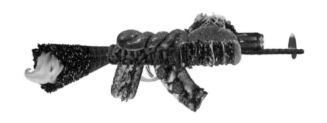

破坏人体健康的大规模"杀伤性武器"

许多公司还吹嘘他们的食物会上瘾："打赌你不能忍住只吃一种。"他们聘请的食品科学家将脂肪、糖和盐混合，制造出完美的"质地""松脆性""融化性"和"香气"，从而触发大脑中的成瘾"极点"，使大脑对垃圾食品乐此不疲。就像"吸毒"一样，你已经沉迷于这些低质食品。这就是人们说他们"喜欢"糖果、甜甜圈、糕点、炸薯条和面包的原因之一，而且很难去主动放弃它们。他们不是为了生存而吃饭，只是为了短暂的大脑愉悦。而在另一边，公司人为制造的上瘾行为让利润越来越多。一位妇女告诉我，她宁愿患阿尔茨海默病，也不愿放弃甜食。我想知道读高中时她是否会和坏男孩约会；爱上伤害你的东西无异于寻求虐待，这需要加以阻止才对。正确的认知是，没有任何食物比配偶、子女或子孙后代的健康更重要。

我们必须做得更好，因为我们的孩子无法承受太多疾病的损害。美国的医疗保健费用中，有75％用于慢性、可预防的疾病，其中大部分是营养上的缺陷所致。

有一项关于饮食和抑郁的有趣研究，研究人员前往澳大利亚的两个偏远岛屿，一个岛屿消费丰富的快餐食品和较少的鱼类，另一个则没有快餐食品而有较多的鱼类。消费快餐的岛上，16％的人患有中度至重度抑郁症；没有快餐的岛上，只有3％的人患抑郁症。这也与$\omega-6/\omega-3$脂肪酸的比例相关。这表明饮食习惯就可以使抑郁症的患病风险增加了500％！

吃有益健康的食品。

不吃或少吃：你"喜爱"但会增加脑健康/心理健康问题的食品。

BRIGHT MINDS 原则第 2 条：选择高质量的能量食品；如果需要减肥，则不要吃太多。

摄取能量很重要。如果你情绪低落、压力大或焦虑时倾向于通过进食缓解，体重也超重了，那么最好计算下一天中消耗的总热量。相比热量，食品的质量更重要。例如，如果你每天只吃800 cal 的夹心饼，短期内可以减肥，但长期下来肯定会让你生病。我的家族有人是肥胖症，但我并不超重，因为我很在乎自己的健康。为了抵御肥胖症，我每天都会称量自己的体重，所以我知道自己体重的变化规律。每当体重多了几千克时，我就会通过手机上一个简单的应用程序来加强锻炼。一些专业人士告诉你吃能量高的食品不增重，不要相信。你吃得多，那么就会变得肥胖。摄取的热量就像金钱，我不喜欢浪费钱，对于我的饮食行为也是如此。希望你像我一样是一个有自己价值观的消费者，只吃那些高品质的食物。

吃这些：一些热量低的优质食物。

不吃或少吃：劣质能量的食物会增加你的脑健康/心理健

康风险。

BRIGHT MINDS 原则第 3 条：补充水分，但不要喝含糖饮料。

每天喝 8～10 杯水来保持适当的水分。人的大脑成分中80％是水，即使轻度脱水也会对你的情绪产生负面影响，同时会使你焦虑、紧张、抑郁、愤怒、精力耗尽、丧失专注力。实际上，脱水 2％就会损害注意力、短时记忆和身体机能。它还与脑萎缩及脑功能有关。飞行员脱水时在驾驶舱内的行动力较差，这与工作记忆、空间定向和认知表现有关。

用水代替含糖饮料。仅仅减少含糖饮料和果汁，从美国标准饮食中每天就可以减少 400 cal 的热量！因此你可以多吃一些健康食品，以此减肥。实际上，这些减掉的卡路里相当于每年减重 18 kg！

算好每天的饮水量，限制任何会使你脱水的物质（咖啡因、酒精和利尿药）。运动出汗时，务必补充水分。

饮用：水、普通苏打水、加水果切片的水（温泉水）、加甜叶菊的水、椰子水、凉茶、绿茶和红茶（如果含咖啡因则少喝）。

不喝或少喝：富含卡路里的饮料、鸡尾酒、能量饮料、苏打水和减肥饮料，所有这些都会增加脑健康/心理健康风险。

BRIGHT MINDS 原则第 4 条：每顿饭都要有高质量的蛋白质，以平衡血糖，消除过旺的食欲。

蛋白质有助于平衡血糖，使人保持饱腹感，并为许多神经递质的合成提供基础。蛋白质对于细胞、组织和器官的生长和功能不可或缺。蛋白质是人体中含量仅次于水的物质。在亚蒙诊所，我们认为每餐或每 4～5 小时可以吃一点蛋白质，以平衡血糖水平并减少过度的食欲。与吃高碳水化合物、高糖分的食物相比，蛋白质可以让人有更久的饱腹感，并燃烧更多的卡路里。

你的身体可以产生某些种类的氨基酸，但不是全部氨基酸。人体无法制造的氨基酸必须来自食物，这些被称为必需氨基酸。它们是血清素、多巴胺等神经递质的前体，在脑健康/心理健康中起着重要作用。它们需要不断地从饮食中获得，因为人体无法储存它们以备用。植物性食品如坚果、种子、豆类以及一些谷物和蔬菜，仅包含人体所需的 20 种氨基酸中的一部分，鱼、家禽和大多数肉类含有全部的 20 种。

少量、优质蛋白质对健康至关重要，但不是越多越好。我们的身体没有设计成一次可以有效处理大量的蛋白质。摄入过多会导致身体压力增多和炎症。这会加速衰老，诱发疾病，加重肾脏和肝脏的负担。

质量比数量更重要。高质量的动物蛋白不含激素和抗生素，来自自由放养和吃草的牲畜。它比工业化农场饲养的动物肉类更贵，但是为了脑健康/心理健康，值得去消费。与来自放养的肉类相比，工业养殖肉中不健康脂肪的含量高达 30％，会诱发很多心血管疾病。

吃这些含有健康的蛋白质的食物：

- 鱼。
- 羊肉。
- 火鸡。
- 鸡。
- 牛肉。
- 猪肉。
- 豌豆和其他豆类。
- 生坚果。
- 高蛋白蔬菜，例如西兰花和菠菜。

不吃或少吃：有农药、激素或抗生素残留的劣质肉类；不要吃过多肉类，这会让你的身体不堪重负。

BRIGHT MINDS 原则第 5 条：食用和烹饪含优质脂肪的食物。

大脑的干物质重量中，60%是脂肪。低脂饮食不利于脑健康。多食用健康脂肪，例如牛油果、坚果、瓜子或可持续养殖的鱼肉。脂肪不是敌人，脂肪对脑健康/心理健康至关重要。例如，ω-3脂肪酸可减轻抑郁症状。梅奥诊所的一项研究中，多脂饮食的人患阿尔茨海默病的风险降低了42%；那些吃蛋白质饮食的人风险降低了21%；但是那些以碳水化合物为主的饮食（例如面包、面条、土豆、大米和糖）的人风险增加了近400%。食糖或碳水化合物变成了糖，而不是脂肪，才是问题所在。但是，并非所有脂肪都有相同的营养价值。避免会增加抑郁症的反式脂肪（存在于薄脆饼干、烘焙食品、预制比萨饼等食物中）。还应避免ω-6脂肪酸含量高的脂肪，例如许多精制植物油，这些脂肪会增加炎症。

吃这些含有最健康的脂肪的食物：

- 牛油果。
- 可可脂。
- 椰子。
- 放养牛肉、野牛肉和羊肉。
- 坚果（核桃会降低抑郁症风险）。
- 橄榄。
- 有机散养家禽。
- 海鲜——凤尾鱼、北极鲑、鲶鱼、鲱鱼、帝王蟹、鲭鱼、野生鲑鱼、沙丁鱼、鲈鱼、鲷鱼、鳎鱼、鳟鱼、金枪鱼、蛤、贻贝、牡蛎和扇贝。

・瓜子。

最健康的油：

・牛油果油。

・椰子油。

・亚麻籽油。

・澳洲坚果油。

・橄榄油。

・芝麻油。

・核桃油。

不吃或少吃：

・未去芥酸的菜籽油。

・玉米油。

・工业化农场饲养的动物脂肪和奶制品。

・加工肉。

・红花油。

・豆油。

・反式脂肪。

BRIGHT MINDS 原则第 6 条：选择"益智"的碳水化合物（种类丰富、低升糖指数、高纤维）。

我认为"益智"碳水化合物是富含营养物质的碳水化合物，可以平衡血糖并减少食欲。大多数蔬菜和豆类都属于低升糖指数（不太可能引起血糖升高）食品。苹果、梨和浆果等许多水果也是如此。迅速升高血糖的低纤维的碳水化合物（糖块、面包、意大利面、土豆和大米）大量摄入会危害健康，因为它们会促进炎症，引发糖尿病和抑郁症。

瑞典的一项研究比较了无谷物饮食（古法）和地中海饮食对血糖的影响，该饮食部分依赖于全谷物。12 周后，古法组的血糖水平降低了 26%，显著低于降低了 7% 的地中海组。研究结束时，古法组的所有患者血糖均正常，而地中海组则不然。含有较多高升糖指数的食物，导致抑郁和疲劳的发生率更高。膳食纤维是一种特殊的碳水化合物，可增强消化，降低患结肠癌的风险，并有助于平衡血压和血糖。许多人膳食纤维的日均消费量太少了，每天不到 15 g。女性应每天摄取 25～30 g 纤维，男性应每天摄取 30～38 g。西兰花、浆果、洋葱、亚麻籽、坚果、绿豆、花椰菜、芹菜和地瓜（一个地瓜皮中的纤维比一碗燕麦片更多）等高纤维食物非常有益于健康，让人更快达到饱腹状态，也更耐饿。

五颜六色的蔬菜和水果有益于脑健康/心理健康，可提供各类营养成分、维生素、微量元素和抗氧化剂。它们可以提高体内抗氧化剂的含量，从而降低认知障碍和抑郁的风险。抗氧化剂可中和体内产生的自由基。许多疾病都有自由基在起作用，包括心血管疾病、自身免疫病、阿尔茨海默病、帕金森病、精神分裂症、抑郁症。添加抗氧化剂可帮助许多人抵御焦虑症和抑郁症等疾病。

这是根据氧自由基吸收能力（ORAC）值排列的富含抗氧化剂的食品和香料清单。

丁香：290 000＋

牛至（干）：175 000＋

迷迭香：165 000

肉桂：131 000＋

鼠尾草（干）：119 000＋

巴西莓：102 000＋

可可粉：80 000＋

欧芹（干）：73 000＋

罗勒（干）：61 000＋

姜根：14 000＋

核桃：13 000＋

熟洋蓟：9400＋

蔓越莓：9000＋

芸豆：8600＋

黑莓：5900＋

蓝莓：5000＋

树莓：5000＋

石榴：4400＋

熟的紫甘蓝：3000＋

熟的西兰花：2000＋

最近的一项研究发现，幸福感与你吃多少水果和蔬菜有关。你吃的水果和蔬菜越多（一天最多吃8份），你就越快乐。这很容易做到，没有任何抗抑郁药可以这么快地起作用！我建议蔬菜与水果的比例为2∶1。

吃这些"益智"的碳水化合物——种类丰富、低升糖指数、高纤维的蔬菜、水果和豆类。

不吃或少吃：高升糖指数、低纤维的食品，例如面包、面条、土豆、米饭和糖块。它们会增加脑健康/心理健康的风险。

BRIGHT MINDS 原则第7条： 食用一些草药和香料。

天然草药和香料与药物一样强大。古希腊希波克拉底曾列出500多种草药和香料的药效，认为既可以预防疾病，又能够延年益寿。与通常具有令人震惊的副作用的药物不同，草药和香料的副作用极小。发展中国家中80％的人口仍将天然植物或草药作为主要的药物来源。

当今大多数药物尽管经过化学处理，但实际上都是来自植物。例如，许多止痛药都来自罂粟种子。

草药和香料具有双重作用：营养和风味。它们维持你的健康并诱惑你的味蕾。我想知道为什么我们不可以将它们存储在药品柜（当做药品）而是香料柜中。我们使用的调味料来自某些植物，这些植物让人类祖先冒着生命危险或花了很多代价才获得，然后用来缓解疼痛、恢复活力或者帮助康复。

以下是一些草药和香料的简短清单，可以预防 BRIGHT MINDS 风险因素：

- 多项研究发现，在治疗重度抑郁症方面，藏红花提取物与抗抑郁药一样有效。
- 咖喱中使用的姜黄含有一种化合物，这种化合物证明能减少大脑中导致阿尔茨海默病的斑块。
- 科学证据表明，迷迭香、百里香和鼠尾草有助于增强记忆力。
- 肉桂有助于改善注意力和调节血糖，它的抗氧化剂含量较高，还是一种天然的壮阳药。
- 大蒜和牛至可促进大脑的血液循环。
- 生姜、辣椒和黑胡椒中的辛辣味来自姜油、辣椒素和胡椒碱，这些化合物可促进新陈代谢，并有壮阳作用。

吃这些：能够降低风险因素的草药和香料。

不吃或少吃：危害脑健康的人工色素和调味品。

BRIGHT MINDS 原则第 8 条：使你的食物尽可能纯净（不含人造甜味剂、色素、防腐剂，不要超市的塑料包装食品），吃之前看下食品成分表。

尽可能食用有机、无激素、无抗生素、草饲和自由放养的肉类。你不仅是吸收你所吃的食物，同时也吸收你所吃的动物它们所吃的。即使每种食物中的农药残留很低，但这些农药也会在你的大脑和体内储积。尽可能消除食品中的添加剂、防腐剂、人造色素和甜味剂。这意味着你必须阅读食品标签，加以鉴别。如果你不知道某个食品中含有什么，或者该食品已经面目全非，请不要食用。同样，食物的储存方式也很重要。许多食品和饮料用塑料容器盛放，会有有害物质渗入食品中并引发健康问题。慎重选择你吃下的每种食物，你的大脑会感谢你。

或许你无法负担有机食品和可持续饲养的肉类。环境工作组每年都会列出有机食品和农药残留量较低的食品清单。这是近 2 年的清单。

农药残留水平最低的 15 种食物：

· 牛油果。

· 甜玉米。

· 菠萝。

· 白菜。

· 洋葱。

· 甜豌豆（冷冻）。

· 番木瓜。

· 芦笋。

· 芒果。

· 茄子。

· 哈密瓜。

· 猕猴桃。

· 香瓜。

· 菜花。

· 西兰花。

12 种农药残留量最高的食物（不要食用它们，请购买同类的有机食品）：

· 草莓。

· 菠菜。

- 油桃。
- 苹果。
- 葡萄。
- 桃子。
- 樱桃。
- 梨。
- 番茄。
- 芹菜。
- 土豆。
- 甜椒。

鱼肉是健康蛋白质和脂肪的重要来源，不过重要的是，要考虑到某些鱼类的环境毒性。以下是一些通用规则，可指导你选择更健康的鱼：

1. 鱼越大，鱼肉中含汞的可能性就越多，所以选择较小的鱼。
2. 从安全的角度考虑，多选择几种鱼类，最好是 ω-3 含量高的鱼类，例如野生阿拉斯加鲑鱼、沙丁鱼、凤尾鱼、无须鳕和黑线鳕。

吃这些：干净、完整的、可持续养殖的食物。

不吃或少吃：用农药、激素和抗生素饲养的食物，或含有人造甜味剂、人造色素和防腐剂的食品。

BRIGHT MINDS 原则第 9 条：如果遇到任何脑健康/心理健康或身体问题，可尝试脱敏饮食：从食谱中去掉任何潜在的变应原，例如糖、味精、麸质、玉米、大豆、奶制品等。 坚持做一个月看是否有所改善。

在亚蒙诊所，我们发现细微但重要的食物过敏问题可以导致大脑炎症，从而引发许多脑健康/心理健康问题。食物过敏可能会延迟，食用一些食物可能几天后身体才有反应。传统医学倾向于忽略身体对食物的这些反应。但是，我们认为这些食物问题会导致新陈代谢紊乱，从而导致许多"精神"症状，包括疲劳、脑雾、思维迟钝、烦躁、躁动、攻击性、焦虑、抑郁、双相情感障碍、ADD/ADHD、学习障碍、自闭症、精神分裂症、痴呆等。

要测试食物过敏是否与你的心理健康问题有关，可以遵循脱敏饮食的办法。主要注意饮食中的乳制品、麸质、玉米、糖、大豆，为期1个月。请参阅下文中的说明，详细介绍了如何实施脱敏饮食。

荷兰的研究人员展示了脱敏饮食非常有效的一个例证。他们的研究表明，脱敏饮食可以使儿童的ADD/ADHD、对立违抗性障碍（ODD）迅速地得到改善。这些儿童仅吃米饭、火鸡肉、羊肉、蔬菜、水果、茶、梨汁和水。食谱中没有奶制品、麸质或含糖食品，也没有食品添加剂或人造色素。在该研究中，遵照脱敏饮食的儿童85％表现出了改善，高于50％的儿童不再有ADD/ADHD病情；67％的ODD儿童被治愈。研究人员重复了这项研究，结果很相似。在另一项使用类似饮食的研究中，患者的身体症状（头痛和腹痛）和睡眠也得到了很多改善。

权威医学期刊《柳叶刀》上的一项研究表明，食品添加剂和色素可能会导致儿童患上多动症。我们认为成年人也会受到食品添加剂和色素的影响。这项研究纳入了近300名儿童，发现食品添加剂和色素会导致儿童患上多动症，低龄儿童和高龄儿童都有相关症状。这些影响不仅发生在患有ADD/ADHD的儿童身上，也发生在没有明显行为问题的儿童身上。

多年来，脱敏饮食一直是抵御脑健康/心理健康问题的重要武器之一。如果我们让患者尝试1个月的脱敏饮食，结果通常会有很大的不同。当然我们都是独一无二的，除非有人对这些食物过敏，否则并非每个人都必须回避这些食物。我发现食品过敏检测并不可靠。要看你对某些食物是否敏感的最好方法就是脱敏饮食：先从饮食中去除所有潜在的变应原，然后一次只放回一种食物。

为什么你应该限制或避免一些食物

1. **糖**：食用糖时，即使它是天然的蜂蜜或蜂糖，也会使血糖骤升然后骤降，从而影响你的情绪和幸福感。高糖饮食会加剧炎症，引起疲劳和过度的食欲，导致侵略行为的脑细胞放电，影响记忆力和学习能力。

前 15 名含糖高食品

由于三分之二的超市食品都添加有糖，在购物时务必阅读食物标签，并了解糖的不同别名。

1. 蔗糖
2. 糖蜜
3. 焦糖色
4. 大麦麦芽
5. 玉米糖浆或玉米糖浆固体
6. 甘蔗汁
7. 高果糖浆
8. 蜂蜜
9. 山梨糖醇
10. 果糖
11. 红糖
12. 麦芽糖
13. 浓缩果汁
14. 麦芽糊精

15. 葡萄糖

务必阅读食品标签！

2. 人造甜味剂：包括阿斯巴甜、糖精和三氯蔗糖，均会导致胰岛素水平升高，从而增加抑郁症、阿尔茨海默病、心脏病、糖尿病和其他健康问题的风险。它们与代谢综合征有关，也会导致肥胖症。

3. 麸质：存在于面包、谷物和面食中，以及色拉酱、鸡汤、调味料包、素食汉堡。它引发了越来越多的健康问题，包括乳糜泻、1 型糖尿病、桥本甲状腺炎等。所有这些病都是自身免疫病。根据乳糜泻研究中心的数据，大约有 1800 万美国人对麸质过敏。麸质过敏和乳糜泻与许多脑健康/心理健康问题有关，包括：

- 焦虑症。
- 抑郁。
- 情绪障碍。
- ADD/ADHD。
- 自闭症。
- 精神分裂症。

采用无麸质饮食往往会改善精神健康状况。研究发现，无麸质饮食可以改善一部分精神分裂症患者的症状，甚至完全缓解。无麸质饮食也会使一些自闭症、ADD/ADHD、抑郁症患者的症状减轻。一项涉及 1139 名受试者的 13 项研究总结表明，无麸质饮食可显著改善抑郁症状。证据很明确：如果你患有脑健康/心理健康方面的疾病，尝试无麸质饮食是一个好主意，看这样是否能够减轻你的症状。

明智贴士

当与胃酸结合时，小麦中的麸质、乳制品中的酪蛋白、大米中的白蛋白、玉米中的玉米醇溶蛋白会变成外啡肽，外啡肽对大脑产生鸦片制剂样的作用，让人很难停止进食。

彼得·克雷默和保罗·布雷森，2名意大利的研究人员，发表了一篇名为"面包和其他食物与精神疾病"的有趣文章。他们认为，由于缺乏消化病学和营养学方面的培训，心理学家和精神科医生通常无法理解食物对患者的影响。他们以面包为例说道：

1. 使肠壁和血脑屏障更通透，诱使食物微粒和毒素进入血液。
2. 引发免疫系统攻击这些物质，从而导致脑雾、抑郁、炎症和过敏反应。
3. 释放阿片类化合物，引起脑健康/心理健康问题，包括对垃圾食品的渴望。

值得注意的是，不仅小麦中的麸质，还有乳制品中的酪蛋白、大米中的白蛋白和玉米中的玉米醇溶蛋白等，都有类似鸦片的成瘾作用。这就是人们为什么很难停止食用它们的原因。克雷默和布雷森认为，在过去的50年中美国人的乳糜泻和麸质过敏血液标志物增加了3倍，而在过去20年中芬兰人的血液标志物增加了1倍。他们的结论是："有证据表明，麸质过敏可能会给弱势个体带来精神障碍，例如精神分裂症、双相情感障碍、抑郁症、焦虑症和自闭症……无谷物饮食虽然难以维持（特别是对于那些最需要的人），但可以改善许多人的心理健康，并且可以完全治愈一部分人的精神疾病。"

在脑部SPECT扫描中，患有乳糜泻（严重的麸质过敏）的患者显示出较低的血流，尤其是大脑的前部（这一脑区负责注意力、冲动控制）。不再食用麸质后，流向额叶的血液有所改善。多达40%的小脑性共济失调（严重的体脑协调问题）患者也涉及麸质，如果消除麸质，病情也会得以改善。如果你想保持脑健康和身体协调，请远离含麸质的食物！

少吃谷物会减少精神分裂症吗？

如果像小麦麸质这样的谷物成分是精神分裂症的病因之一，那么精神分裂症在不以谷物为食的社会中应该很少见。对于这一观点，F. C. 道汉博士及同事的一篇论文通过人类学家的研究做了验证：调研报告涉及的人群有吃谷物的和不吃或少吃谷物的。"在巴布亚新几内亚、马拉塔、所罗门群岛、密克罗尼西亚的雅普地区，超过65 000名原住民成年人接受了密切观察。其中仅发现了2个症状明显的慢性精神分裂症。"然而，当他们开始吃小麦、大麦、啤酒和大米时，精神分裂症患者的比例上升到了西方社会的水平。

道汉博士还发表了一项研究，将59名接受无牛奶、无麸质饮食的患有精神分裂症的男性与56名继续食用牛奶和麸质的对照组进行了比较。无牛奶、无麸质组出院的速度约为对照组的2倍。当在无谷物饮食中秘密添加麸质后，正向结果没有了。

4. **大豆**：来自大豆的一种蛋白质，可能会带来 BRIGHT MINDS 风险因素，这包括：

   · 高浓度的凝集素、碳水化合物结合蛋白可能具有毒性、致敏性和致炎作用（毒素、炎症）。

   · 大量的 ω-6 脂肪酸（炎症）。

   · 植物雌激素可能会促进癌症的发展、女孩的性早熟以及男性的阳痿（神经激素）。

5. **玉米**：玉米油中的脂肪酸是所有谷物中最不健康的脂肪酸，并且可能带来 BRIGHT MINDS 风险因素，原因是：

   - $\omega-6s$ 高，而 $\omega-3s$ 低（炎症）。
   - 损害肠壁、引发肠通透性问题（炎症）。
   - 除草剂农达（Roundup）残留，这是对人体细胞毒性最强的物质之一。它与 ADD/ADHD、抑郁症、帕金森病、多发性硬化、甲状腺功能减退、癌症、肝病有关（毒素）。

6. **牛奶**：牛奶也可能带来 BRIGHT MINDS 风险因素。例如，它会转化为半乳糖和葡萄糖，从而提高血糖水平并可能导致炎症和肥胖。牛奶蛋白（酪蛋白）是一种兴奋性毒素，可以导致脑部炎症和神经退行性疾病（炎症）。

如何遵循脱敏饮食

1. 剔除 6 类潜在的食物变应原（糖、人造甜味剂、麸质、大豆、玉米、牛奶）一个月。

2. 一个月后，每 3～4 天重新引入一种食物。每天至少吃 2～3 次重新引入的食物，持续 3 天，看是否有过敏反应。

3. 查找症状，症状可能在几分钟内或最多 72 小时后发生（如果你很快有症状，那么立即停止食用该食物）。对食物的过敏反应包括：

   - 脑雾。
   - 健忘。
   - 情绪问题（焦虑、抑郁和愤怒）。
   - 鼻塞。

- 胸闷。
- 头痛。
- 睡眠问题。
- 关节疼痛。
- 肌肉疼痛。
- 疼痛。
- 烦躁。
- 皮肤反应。
- 消化和肠功能异常。

4. 如果你对某种食物有反应，请记下它，并在 90 天内避免吃到它，甚至不再碰它。这将使你的免疫系统有平息的机会，而肠道有治愈的机会。

当我们的患者遵循脱敏饮食时，通常会产生很大的影响。请记住，除非你对某些食物过敏，否则没必要永远失去这些食物。

吃这些：清洁无害的食物。

不吃或少吃：糖、人造甜味剂、防腐剂、色素、麸质、玉米、大豆、乳制品。

BRIGHT MINDS 原则第 10 条：间歇性禁食来增强你的大脑。

养成有益大脑的饮食习惯，晚餐和第二天早餐之间可以间隔 12 个小时左右。间歇性禁食或"限时就餐"显示可以显著改善记忆力、情绪、脂肪、体重、血压和炎症标记物。每晚禁食 12～16 小时，大脑中会开启"自噬"这个生物过程，帮助大脑"清除"白天所积累的垃圾。这能够让人清晰地思考，同时精力充沛。这种禁食的做法很简单：如果你在下午 6 点吃晚餐，下次吃饭定在第二天早上 6～10 点之间。你的大脑将有时间清理自己。

在就寝前 2～3 小时内不要进食，可降低罹患心脏病和中风的风险。健康人群睡觉时血压下降至少 10％，但深夜进食者的血压却保持较高水平，并且有可能引发心血管问题。新的研究表明，如果你午餐吃得较多，那么晚餐可以少吃点儿，这样更有助于减肥。

BRIGHT MINDS 原则第 11 条：坚持有益于身心健康的做法；找到有益健康的食物，多吃它们。

我们都是习惯的奴隶。一旦大脑习惯去做某事，它就会想再做一次，无论它是否对你有好处。改变食谱的秘诀是找到你所爱的同时有益健康的食物。营养丰富的餐食不会让人乏味，往往吃起来也很不错。一旦消除了掺有糖、盐、不健康脂肪和人造化合物的精制食品，10 天左右你的味蕾就会恢复活力，开始赞叹完整食物的味道。

这是我心爱的食谱（4 种早餐、4 种午餐、4 种零食、4 种晚餐、2 种饮料）。你也可以根据上述规则列出自己的食谱。下文就是我的食谱。

早餐

1. 薄荷樱桃水果泥（美味可口）
2. 超级简单的煎饼（美味可口）
3. 美味、低碳水化合物的华夫饼
4. 一分钟牛油果蛋卷（方便快捷）

午餐

1. 辣味可可鸡块（很喜欢）
2. 羽衣甘蓝柑橘沙拉

3. 健脑香煎小牛肉（富含多种营养成分）

4. 嫩鸡胸肉（孩子们爱吃，甚至是"大孩子"）

零食（放在车内、口袋或随身包中）

1. 坚果或植物的种子（尤其是南瓜子）

2. 混合坚果

3. 鹰嘴豆泥或牛油果混合碎蔬菜

4. 全脂黄油果仁

晚餐

1. 鸡肉，地瓜，芦笋

2. 香煎三文鱼配蔬菜

3. 花椰菜比萨饼

4. 小扁豆蔬菜汤

饮料

1. 用新鲜水果丁调味的水，例如桃子、橘子或西瓜

2. 苏打水加甜叶菊

有健脑作用的食物明星

表 18 - 1 中是根据 11 个 BRIGHT MINDS 风险因素而确定的食谱。可以关注你自己的风险因素。

表 18 - 1　简单易行的健康食谱

改善血流	
吃这些	不吃或限制
草药和香料：辣椒、肉桂、香菜、迷迭香、姜黄	咖啡因、酒精
	含糖汽水
甜菜、甜菜汁、芹菜、萝卜、绿色蔬菜、彩色蔬菜	焙烤食品
	用植物或动物油脂油炸的食物
南瓜子、杏仁、榛子、瓜子	速溶咖啡

退休和衰老	
吃这些	不吃或限制
富含抗氧化剂的草药和香料：丁香、牛至、百里香、肉桂、迷迭香、姜黄	糖
	高升糖指数食物
富含抗氧化剂的食物：可可、浆果、洋蓟、石榴、橄榄油、绿茶	烧烤食品
	反式脂肪
可增强记忆力的富含胆碱的食物：虾、鸡蛋、扇贝、鸡肉、火鸡、牛肉、鳕鱼、鲑鱼、香菇、鹰嘴豆、小扁豆、羽衣甘蓝	铁蛋白含量高的红肉

炎症	
吃这些	不吃或限制
抗炎香料：姜黄、辣椒、姜、丁香、肉桂、牛至、南瓜派	低质量的 $\omega - 6$ 脂肪酸、玉米、大豆、精加工食品等
富含 $\omega - 3$ 的食物：鲑鱼、沙丁鱼、牛油果、亚麻籽	
富含益生元的食物：芦笋、奇亚籽、豆类、卷心菜、洋蓟、大蒜、洋葱、韭菜	
富含益生菌的食物：酸菜、泡菜、开菲尔奶酪、味噌汤、泡菜、螺旋藻、康普茶	

遗传病	
吃这些	不吃或限制
富含多酚的食物：巧克力、绿茶、蓝莓、羽衣甘蓝、洋葱、苹果、樱桃、白菜等	含有大量饱和脂肪的高升糖指数食品，如快餐比萨饼、肋眼牛排和土豆泥、加了糖浆和培根的煎饼 精加工的奶酪、微波爆米花

头部创伤	
吃这些	不吃或限制
支持脑部康复的香料：姜黄、薄荷 富含胆碱的食物：虾、鸡蛋、扇贝、沙丁鱼、鸡肉、火鸡肉、金枪鱼、鳕鱼、牛肉、羽衣甘蓝、球芽甘蓝 富含 ω-3 的食物	酒精 咖啡因 糖 油炸食品 精加工食品

毒素	
吃这些	不吃或限制
补肝的食物：绿色多叶蔬菜、芸薹属植物（彩色卷心菜、抱子甘蓝、花椰菜、西兰花、羽衣甘蓝）、橘子、蜜橘 补肾的食物：水、坚果、种子，例如富含镁的腰果、杏仁和南瓜子，绿色蔬菜，蓝莓 滋养皮肤的食物：绿茶、多种水果和蔬菜、牛油果、橄榄油、野生鲑鱼	抑制排毒的食物 加工肉，例如培根和烟熏火鸡肉 常规养殖产品（农药和除草剂残留）、乳制品（激素和抗生素残留）、肉类（激素、抗生素、谷物喂养）、养殖鱼类（谷物喂养、含多氯联苯） 含过量的磷酸盐的食品（精加工奶酪、鱼罐头、精加工肉类、调味水、汽水、非乳制奶精、瓶装咖啡饮料、冰茶）

精神风暴

吃这些	不吃或限制
富含 γ-氨基丁酸的食物（稳定大脑的电生理活动）：西兰花、杏仁、核桃、扁豆、香蕉、牛肝、糙米、大比目鱼、无麸质全燕麦、橙子、米糠、菠菜	高升糖指数食品 味精 含色素染料的食品

免疫和感染

吃这些	不吃或限制
增强免疫力的香料：肉桂、大蒜、姜黄、百里香、姜、香菜 富含大蒜素的食物：生大蒜、洋葱、大葱 富含维生素 C 的食物：橘子、蜜橘、猕猴桃、浆果、红色和黄色甜椒、深绿色叶菜类蔬菜（如菠菜和羽衣甘蓝）、西兰花、抱子甘蓝、花椰菜、白菜、西红柿、豌豆 富含维生素 D 的食物：多脂鱼类，包括鲑鱼、沙丁鱼、金枪鱼，蛋，蘑菇（舞茸、香菇），牛肝，鱼肝油 富含锌的食物：牡蛎、牛肉、羊肉、菠菜、香菇、意大利蘑菇、芦笋、芝麻、南瓜子 蘑菇：香菇、白色洋菇、褐菇（有机珍宝菇） 富含硒的食物：坚果（尤其是巴西坚果）、种子、鱼、草食肉类、蘑菇	西式饮食：快餐和精加工食品 苏打水和减肥汽水 酒 糖包括糖块、蜂蜜等 高 ω-6s：存在于大多数植物油中（玉米、大豆、向日葵、红花等） 油炸食品 有农药残留的食物，尽可能选有机种植的 农药残留的食物 牛奶 麸质

神经激素问题

吃这些	不吃或限制
富含木质素或膳食纤维的食物：绿豆、豌豆、胡萝卜、种子、巴西坚果。木质素在消化道中能结合有害的雌激素，把它们从粪便中排出而不是重新吸收。膳食纤维可以改善肠道细菌的组成，因此有害的雌激素代谢产物可以从体内排出。它还可以减少睾酮向雌激素转化，维持睾酮的健康水平	糖和简单的碳水化合物 用激素或抗生素饲养的动物蛋白 精加工食品 麸质

支持激素生成的香料：姜黄、姜、大蒜、鼠尾草、香菜、茴香籽、红三叶草、啤酒花

鸡蛋：许多激素都是由胆固醇生成的，因此请确保饮食中有足够的胆固醇

增强睾酮的食物：石榴、橄榄油、牡蛎、椰子、芸薹（包括白菜、西兰花、抱子甘蓝、花椰菜）、大蒜

增强雌激素的食物：大豆、亚麻籽、葵花籽、豆类、大蒜、山药、富含维生素 C 和维生素 B 的食物、甜菜、欧芹、大茴香、红三叶草、甘草、啤酒花、鼠尾草

增强甲状腺功能的食品（富含硒）：海藻、海带、芸薹属植物、玛咖

大豆蛋白

兴奋性毒素：它们可以杀死神经元，包括味精、阿斯巴甜、水解植物蛋白、三氯蔗糖

降低睾酮水平的食品和饮料：留兰香茶、豆制品、甘草

糖尿病

吃这些	不吃或限制
香料：肉桂、鼠尾草、肉豆蔻 平衡血糖的富含纤维的食物：覆盆子、西兰花、菠菜、扁豆、绿豆、梨、西葫芦、卷心菜、青豆、牛油果、椰子、无花果、洋蓟、鹰嘴豆、大麻、奇亚籽 最佳蔬菜：低升糖的如芹菜、菠菜、西兰花、芸薹（西兰花、抱子甘蓝、花椰菜） 最佳水果：低升糖指数的如苹果、橙子、蓝莓、覆盆子、黑莓、草莓	高升糖指数的食物：低纤维食品如白面包和小麦面包、意大利面、白土豆、大米 糖：无营养益处，可消耗铬和其他有价值的维生素和微量元素 玉米 精加工食品 干果：李子、杏子、无花果、小红莓、葡萄干、枣 高升糖指数的水果：菠萝、西瓜、成熟的香蕉

睡眠问题	
吃这些	不吃或限制
增强睡眠的香料：姜根 富含褪黑素（睡眠激素）的食物：浓缩樱桃汁、酸樱桃、核桃、姜根、芦笋、西红柿 富含 5 - 羟色胺的食物：将含色氨酸的食物（例如鸡蛋、火鸡、海鲜、鹰嘴豆、坚果和种子）与健康的碳水化合物（例如地瓜、藜麦）组合在一起，以引起胰岛素快速反应，从而将色氨酸转运到大脑。黑巧克力也可以增加血清素 洋甘菊、百香果茶	酒精，包括红酒，烈性白酒对大脑不利，睡觉打鼾者喝酒会更糟 咖啡因，包括黑巧克力（包含可可碱） 能量饮料 辛辣食物，特别是在晚上 葡萄柚，可能会导致夜间胃部灼热 含利尿药的食物：芹菜、黄瓜、萝卜、西瓜（它们会让你多上厕所） 含有酪胺的食物会增加去甲肾上腺素（一种刺激性的神经递质）：西红柿、茄子、大豆、红酒、陈年奶酪 不健康的高脂食物，例如汉堡、薯条和芝士比萨，这些食物都有很难消化的饱和脂肪 辣椒、豆豉，它将让你的胃肠道产气 高蛋白食物，它们不易消化

第十九章

如何做出显著改变：
家庭、学校、企业等社群的大脑健康

你很难通过对抗现实来改变它。要想改变它，请先构建一个新模型，使现有模型废弃。

——R. 巴克敏斯特·富勒

大脑健康问题不仅影响了患者，也影响了患者周围的人。在美国，每年有将近 100 万个家庭因此破裂。当我刚开始做患者的脑成像时，我意识到需要关心患者家庭中的所有人。患者的家庭生活中不仅仅有患者一个人，因此我们需要了解他的家人。例如，我的侄女艾丽兹和艾米丽就受到她们父母的精神疾病的严重影响，她们的母亲塔玛拉受到她们外祖父母的大脑健康的影响。如果你与抑郁、焦虑或滥用药物的父母一起生活了很长时间，那么经受的压力会重塑你的大脑，使你更容易变得抑郁或滥用药物。如果你的配偶或成年子女患有脑健康/心理健康问题，那么你就会知道这对家庭中的每个人都会产生影响。

很少有人谈论脑健康/心理健康问题给家庭造成的巨大损失：从被人抹黑到各种慢性压力、经济压力，以及经历的种种伤心和悲伤。家人间的互相帮助是康复过程中非常重要的部分。

如果我们想要真正终结精神疾病，必须通过以下方式全力支持家庭中的每个人：

- 鼓励交流。人们看不出你的想法，他们并没有你的经历。因此除非你告诉他们，否则他们并不知道你经历了什么。

这是一些交流时很管用的话语：

"我很在乎你。"

"我一直和你在一起。"

"能说说你的感受吗?"

"你和别人聊天会更舒服吗?"

教给每个人一些脑健康的基础知识。只关注患者往往会有挫败感，让人感觉很失败。

让人们知道，寻求帮助是力量的标志，而不是软弱的标志。想象一下，如果一家企业遇到了问题，而管理者一味地忽略这些问题或者否认这些问题，那么该企业将很快破产。当忽略脑健康/心理健康问题时，也会发生同样的事情。这是许多家庭关系破裂的原因之一。

- 谨慎使用严厉的做法。严厉的要求适用于大脑正常的人，但是对于有心理问题的人而言，严厉的要求就像在计算机出现问题时将其砸碎。这可能会造成持久的伤害。

- 当一个家庭成员遭受挫折时，要教导其他家庭成员保持好奇心，不要斗气和随意论断。就像你在本书中看到的，人类行为比大多数人想象的要复杂得多。

社会中的脑健康教育

2017 年，我受邀去白宫讨论美国的监狱改革、毒品情况和精神疾病。就像我们的社会可以反对我们"制造"精神疾病一样，我们的社会也可以合作来增进公民的脑健康认知并终结精神疾病。我的主要提议是，发起一项全国性的运动来传授脑健康知识，普及到学校、监狱、康复机构、工作场所等地方。该提议基于我创建的 3 个大型项目，具体内容如下。

1. 大脑成长 25

在 2005 年，我和杰西·佩恩博士开设了一门高中和大学课程，教学生如何关爱自己的大脑。课程名字就是"大脑成长25"（www. brainthriveby25. com）。我们已经在美国以及其他7个国家（地区）教授了该课程。独立研究表明，它减少了毒品、酒精和烟草的使用，减少了抑郁症，提高了青少年的自尊心。在课程中，我们教孩子关爱自己的大脑，内容包括大脑的基本事实、大脑发育、性别差异、药物和酒精对大脑的影响、营养学、压力管理、消灭负面情绪等，以及如何举办一个健脑派对。这门流行的课程改变了不少人的生活。

在全国范围内的学校讲授脑健康课程，我相信一定会对年轻人产生巨大的影响，帮助他们预防脑疾病/精神疾病。像我的侄女艾丽兹和艾米丽这样的年轻人很多，若能消除他们的精神疾病，将有助于他们的子孙后代不再受到精神疾病的困扰。

明智贴士

"大脑成长25"项目减少了毒品、酒精和烟草的使用，减少了抑郁症，提高了青少年的自尊心。

以下是一些参加过"大脑成长25"课程的学生的推荐语：

"整个童年中我父亲一直说我很愚蠢。现在，我寻求着如何自信地生活，这门课程对我产生了巨大的影响。我的内心变得强大起来，生活也变得健康向上。"

"我曾沉迷于社交媒体，这损害了我的情绪处理和控制冲动的能力。现在我戒除了手机瘾，总体感觉好多了。"

"我的梦想是成为一名音乐家，但我对音乐界的毒品和酒精文化深感不安。现在我知道了毒品对人体和大脑的巨大危害，那么远离毒品就很容易做到。"

2. 丹尼尔计划

我们与沃伦牧师、穆罕默德·奥兹博士、我的朋友马克·海曼博士一道,根据4个环的原则共同制定了"丹尼尔计划"。

第一周就有15 000人报名参加。在第一年他们总共减掉了250 000磅,获得了更好的精力、注意力、创造力、睡眠和情绪,并减少了压力、血压、血糖、性功能障碍及许多精神药物。我们一起撰写了一本在《纽约时报》和国际畅销书排行榜都排第一的《丹尼尔计划:40天实现健康生活》。丹尼尔计划已在全球成千上万的教堂中得到了实施。

就像你在本书中所看到的那样,糖尿病是一种BRIGHT MINDS风险因素,会带来脑健康/心理健康问题。如果所有教堂都采用简单易行的策略来预防这些风险因素,例如为大脑提供健康食品和鼓励体育锻炼等,那么就可以帮助数以百万计的人减轻焦虑和抑郁症状,提高专注和注意力等。并且,如果每个人都与家人和朋友分享他们的经验,那么在全国范围内的脑健康/心理健康问题将得到很大改善。

"我不再服用抗抑郁药,我的情绪很稳定,心态也变积极了。"

"我刚做完化疗。每个人都惊讶于我的精力充沛和头发的恢复速度。跑步时一个比我小10岁且未患癌症的朋友被我甩在了后边,他还没有参与丹尼尔计划。"

"我不再需要服用高血压药……接下来我会摆脱2型糖尿病和胆固醇药物。"

"虽然在教堂里讨论性生活很奇怪,但是我的性生活确实大大改善了!"

丹尼尔计划帮助人们一起变得更好。

3. "工作中的 BRIGHT MINDS" 计划

像许多美国人一样，你要面对工作产生的压力，应对低落的情绪。你忙得不可开交，无法按时到达办公室，收件箱里满是紧急邮件。在到达你的隔间之前，你会经过休息室或小卖部。在那里你看到了薯片，昨天庆祝活动后剩下的蛋糕，加了人造奶精和糖的咖啡，以及一碗夹心软糖。这些令人不悦的事物只会使你的大脑承受更多的压力，注意力很难集中，情绪像过山车一样，无疑增加了你的 BRIGHT MINDS 的风险。这很难说是一种成功，也许工作环境不应该是这样。

"工作中的 BRIGHT MINDS" 计划是为公司或组织提供的系列工具，旨在创造一个更加积极、高效的工作环境，使员工更加快乐、压力减轻、事业成功、同时促进员工的脑健康。当这个计划被纳入员工整体的福利计划当中时，这种对大脑有益的方法被证明有助于改善员工的免疫系统和减少旷工。想象一下，如果每个工作场所都提倡符合脑健康的生活方式，那么就可以大大减少脑健康/心理健康问题。

这个计划改变了很多人的工作和生活，这里是一小部分推荐语。

"对我来说，发现亚蒙博士的 'BRIGHT MINDS' 计划恰逢其时。我的母亲最近被诊断出患有痴呆症，这意味着我罹患痴呆症或阿尔茨海默病的风险很高。亚蒙博士的 BRIGHT MINDS 方法让我知道了记忆力衰退和行为异常的风险因素。我可以做出一些应对来减轻风险。首先可以从简单易行的事情开始，例如消除咖啡因，做到健康饮食和经常运动，补充一些膳食补充剂等。这么做后我看到自己的胆固醇和甘油三酯开始下降了。得知可以做些事情来延缓记忆力衰退，我很受鼓舞。我很高兴自己知道亚蒙博士的项目，接下来我还有很多时间去改善自己的脑健康。"

"万分感谢亚蒙博士，我和公司同事曾与他会过面。他激励我做自己最好的'版本'。他教我如何爱护自己的大脑和身体。自从我开始上他的课以来，我不再责怪自己以前没做好。我不再食用不健康的或化学性的食物。而且，我不再论断别人和自己的胡思乱想，这曾让我深受其扰。我已经瘦了 8 kg，达到了我的体重目标！我很开心！"

"6 个月前我启动了'工作中的 BRIGHT MINDS'计划。我不知道它会对我的生活产生多大影响。由于亚蒙博士建议'了解你的健康数字'，我去做了系列检查。结果显示我的心血管系统存在严重问题，我的大脑和心脏都有健康风险。作为一个没有明显症状的 50 岁女性，如果没有亚蒙医生的鼓励，我永远不会提前了解自己的健康风险，进而过上安宁的生活。感谢亚蒙博士，感谢我们公司参与的这项精彩计划！"

为了消除精神疾病，我们必须创造出一种在我们自身、在我们的家庭、在我们的社区、在我们的团队中的脑健康文化。

致　谢

　　许多人都参与了本书的创作。感谢他们所有人，特别是成千上万来到亚蒙诊所就诊的患者和家庭，允许亚蒙诊所参与到他们的身心康复过程中。

　　感谢亚蒙诊所杰出的员工们，他们每天都在为患者竭诚地服务。特别感谢弗朗西斯·夏普，他帮我编排了这本书，使其更加通俗易懂。感谢我的朋友和同事帕里斯·基德博士、罗布·约翰逊博士和娜塔莉·布乔兹的投入、关心和鼓励。还要感谢扬·朗·哈里斯和廷代尔出版社对本书的信任和推广，让全球的读者都可以读到它。感谢我的编辑安德鲁·文利·康弗斯，使本书的文字无可挑剔。

　　感谢我出色的妻子塔娜，我做出的一切成绩都离不开她的支持。感谢我的家人，"忍受"着我对脑健康事业的痴迷。我爱你们。

医学免责声明

本书中的内容来自作者多年的临床经验和临床研究。毋庸置疑，书中的信息并不能取代有资质的医学专家的诊断和治疗。如果你觉得自己的症状需要医学干预，那么请尽快去看医生。书中的病例都是真实存在的，但为了保护患者隐私，名字已用化名取代，患者的生活或工作场所的名字也有所改动。

图书在版编目（ＣＩＰ）数据

重塑脑健康：告别精神疾病的革命指南／（美）丹尼尔·亚蒙著；魏玉保译. — 长沙：湖南科学技术出版社，2023.5

书名原文：The End of Mental Illness：How Neuroscience Is Transforming Psychiatry and Helping Prevent or Reverse Mood and Anxiety Disorders,ADHD, Addictions,PTSD,Psychosis,Personality Disorders,and More

ISBN 978-7-5710-1983-9

Ⅰ．①重… Ⅱ．①丹… ②魏… Ⅲ．①精神病－诊疗 Ⅳ．①R749

中国国家版本馆 CIP 数据核字(2023)第 005931 号

湖南科学技术出版社通过大苹果版权代理公司独家获得本书中文简体出版发行权

著作权合同登记号：18-2023-021

CHONGSU NAO JIANKANG GAOBIE JINGSHEN JIBING DE GEMING ZHINAN

重塑脑健康 告别精神疾病的革命指南

著　者：〔美〕丹尼尔·亚蒙

译　者：魏玉保

出 版 人：潘晓山

责任编辑：刘羽洁　邹　莉

出版发行：湖南科学技术出版社

社　址：长沙市芙蓉中路一段 416 号泊富国际金融中心

网　址：http://www.hnstp.com

湖南科学技术出版社天猫旗舰店网址：

　　　　http://hnkjcbs.tmall.com

邮购联系：0731-84375808

印　刷：湖南省众鑫印务有限公司

　　　　（印装质量问题请直接与本厂联系）

厂　址：湖南省长沙市长沙县榔梨街道保家村

邮　编：410129

版　次：2023 年 5 月第 1 版

印　次：2023 年 5 月第 1 次印刷

开　本：710mm×1000mm　1/16

印　张：23.25

字　数：282 千字

书　号：ISBN 978-7-5710-1983-9

定　价：79.00 元

（版权所有·翻印必究）